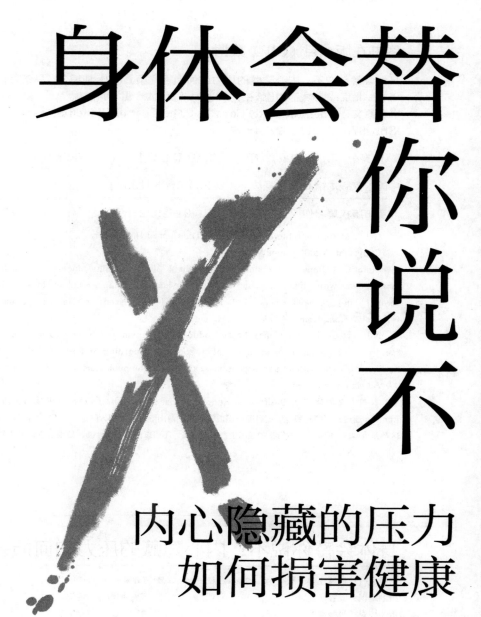

When
the
Body
Says
No

The
Cost
of
Hidden
Stress

身体会替你说不

内心隐藏的压力如何损害健康

［加］加博尔 · 马泰（Gabor Maté）著

李汉婕 侯灿 薛飞 周惠敏 译

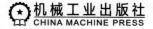

机械工业出版社

CHINA MACHINE PRESS

图书在版编目（CIP）数据

身体会替你说不：内心隐藏的压力如何损害健康／（加）加博尔·马泰著；李汉婕等译 . —北京：机械工业出版社，2023.4（2024.5 重印）

书名原文：When the Body Says No: The Cost of Hidden Stress

ISBN 978-7-111-72754-5

I. ① 身… II. ① 加… ② 李… III. ① 身心健康 IV. ① R395.6

中国国家版本馆 CIP 数据核字（2023）第 039133 号

北京市版权局著作权合同登记 图字：01-2022-6777 号。

身体会替你说不：内心隐藏的压力如何损害健康

出版发行：机械工业出版社（北京市西城区百万庄大街 22 号 邮政编码：100037）	
策划编辑：向睿洋	责任编辑：向睿洋
责任校对：张爱妮 王 延	责任印制：单爱军
印 刷：保定市中画美凯印刷有限公司	版 次：2024 年 5 月第 1 版第 3 次印刷
开 本：170mm×230mm 1/16	印 张：18.75
书 号：ISBN 978-7-111-72754-5	定 价：79.00 元

客服电话：（010）88361066 68326294

版权所有·侵权必究
封底无防伪标均为盗版

科学发现的本质不是首次看到什么，而是在先前已知和至今未知的事物之间建立起可靠的联系。这种紧密联系的过程能最大限度地推进准确的理解和真正的进步。

——汉斯·塞利（Hans Selye）博士
《生活的压力》（*The Stress of Life*）

推荐序

假如眼睛不只长在一个方向

记得 18 年前，我到德国进修学习的第一个周末，就有幸随我的科主任一起参加了当年德国的心身医学医师年会。会议间歇期有许多德国医生过来跟我聊天，好几位不约而同地问我："为什么要到德国来学习心身医学？心身合一的理念不正源自中医的思想吗？"这是个好问题，它引导着我去思考：我们在看待身心健康的观念上为什么会发生这样的时空错位？

我耐心体会和思索了多年后领悟到，人类在对身体和心理健康的认识上，其实经历了一个系统论—还原论—系统论的循环上升过程：从早期具有整合观念的系统论的中医思维取向，到后来转向强调精细化因果关系的还原论的西医思维，之后再次回到系统论的心身医学整合观念。不过，现代心身医学对于心身一体的见地，已经不完全等同于传统的"情志致病"的内涵。

我们当前对于心身健康的认识，仍然处在还原论占据主导的分崩离析的状态中。固然，中国传统医学的理念中很早就有"情志致病""心身合一"的观念，但是现在绝大多数医师并不能深刻地理解和践行这个基本的理念，常常以"精益求精"的态度在自己医学专科的领域内寻找解决疾病的答案，忽视情绪、情感、动机、认知等心理因素在发病中的影响。

心身合一观念体现的是对身体健康的一种系统论的思维，在一个系统内，各种成分之间是相互影响的，一个状态的出现往往是相关的多种因素相互作用的结果，而不是单一的线性因果关系的结果。

身体上的症状可以通过调理心理上的情绪和认知来解决，比如成语故事"杯弓蛇影"就是一个用领悟性的心理治疗解决躯体症状的典型案例。

情绪、认知上的心理问题也可以借助身体的干预解决，比如一个丧失亲人后持续哀伤抑郁的人，如果做一些身体力行的仪式化活动，或许可以缓解抑郁，调节心理状态。

我在第四军医大学上学的时候，尽管在军医系，但也学习了200多个学时的中医学，理论学习和临床实践加起来前后用了一年的时间，这个过程对提高医学生的临床整合思维能力是很好的训练。

传统中医看待患病状态的基本思路是对一个人要进行多维度的整体评估理解，并进行辨证施治。古人对于疾病的治疗理念是通过调整人的身心平衡，来让人恢复整体的协调状态。但从另一方面看，这个倾向又容易忽视对因果关系和微观因素的深入分析探索。

现代西方医学的学科体系建立在还原论思维方式的基础上，追求的是对身体这个实体对象具体客观的分析探究。这样就会注重于把人作为一个生物体来对待，对其结构和功能加以区分，从功能系统到功能器官，组织形态到细胞结构，再到基因和分子，进行无限深入细致的探究。试图从最细微的因果关系中找到关于疾病的确切答案，即所谓的实证医学、精准医疗。这一方面促进了对人体深入细致的科学认识，另一方面也使得各种探索之间的距离越来越远，各个专业和学科之间相互理解变得困难。医生的工作重点不在于对眼前这个有情感、有想法的人的关怀，而在于器官或者细胞病变。

不可忽略的是，很多心理治疗师、咨询师也会沉浸在自己的心理学流派理论内寻找对策，而忽略了身体状态其实就是心理状态的另一种表达形式。

为什么我们在人的心身健康上会出现这种只见树木不见森林的执念倾向呢？用精神分析的方式阐释，这可能源自个人和群体自恋的需要。自恋的需要会使人追求内在强大的控制感，是那种幻想中自以为得到了的掌控感，在这种感受中自大和全能的心理需要得到满足。这往往会诱导人对自己所发现的、拥有的、理解的、认识到的内容产生绝对正确的和高价值的自我评判，进而会促使人在自己关注的方向和目标上更加专注和投入地去建功立业。个人会把内心的幻想和需要投射到自己眼前的目标上，却以为眼前的对象就是自己从外界所发现的或者创造的。自己内心自大需要的迫切感也会附着在这个投射的过程中，使得对捕获目标变得更加迫切。个人的注意力会由此而缩窄，忽视其他信息，无视他人的价值和贡献，忽略前人的发现，选择性地忽视别人已经说明、介绍、解释过的理论，甚至把拾到的牙慧当成自己的独到见解，以为只有自己知道的才是真理，误以为只有自己才拥有发现价值的眼睛，所以就宁愿相信眼前所见，否认自己目光不及的其他存在的意义和价值。

眼睛让人看见了前方，前方的发现不断"诱惑"着眼睛去追逐。假如眼睛不只长在一个方向，那么也就不存在前方和后方、先进与落后，那么它开阔的视野会不会帮助人更容易突破自恋的误区？

该书作者加拿大医生加博尔·马泰博士就具备这样开阔的视野。由李汉婕医生主译的该书，对于常见的心身障碍现象，既有心理治疗的阐释，也有生物医学的解读，还有神经科学的见解，是一部用全方位的视野整合看待心身互动的佳作，读后令人醍醐灌顶。建议对心身健康感兴趣的读者开卷为快。

张天布

中国医师协会心身医学专委会副主任委员

中国心理卫生协会精神分析专委会副主任委员

2022 年 7 月于西安终南

When the Body
Says No

前　言

　　人们总是觉得身心不可分离。不幸的是，现代性却将这两者劈开，将我们对自己整体的感知和被我们的思想认为是真理的东西分成了两部分。在这两种不同的认识中，后一种经常以微弱的优势占据上风，这是我们的损失。

　　现代科学研究发现再次验证了古老智慧中的直觉感知，因此，将其呈现在读者面前，是我的荣幸，也是我写这本书的首要目的。我的另一个目的，就是给如今这个被压力所驱动的社会竖立一面镜子，让我们能够意识到，我们如何以无数种无意识的方式促成了自己痼疾的产生。

　　这本书并不提供处方，但我确实希望它能够成为读者们产生自我转变的一个催化剂。处方来自外部，而转变发生在内心。每一年都有很多书提供各种简单的"处方"：身体的、情绪的、心理的。我并不想再写一本这样的书。处方假设某些问题需要修复，而转变为现存之物带来治愈——变得完善和完整。建议和处方也许有用，但对我们来说更为宝贵的，是深入了解我们自己以及我们身体与思想的运作。对真相的追求启发我们顿悟，并促进转变。你若寻求治愈，那么从第一页的第一个个案开始，我就会揭晓答案。正如伟大的生理学家沃尔特·卡农（Walter Cannon）所说，智慧存在于我们的身体内。我希望本书能够帮助人们找到我们都拥有的那些内在智慧。

本书的一部分例子是从已出版的名人传记或自传中摘取来的。大部分则来自我的临床实践或访谈录音，涉及的人士均同意我引用他们的医疗和个人经历。出于对隐私的保护，我对姓名及其他信息做了更改。

为了避免让这本书对普通读者来说过于学术化，我尽量少使用注释。每一章的参考文献都在书末附上。

欢迎读者将意见发至我的电子邮箱：gmate@telus.net。

When the Body
Says No

目　录

第 1 章

医学的"百慕大三角":心身的统一性

———

玛丽是我治疗了 8 年的一位女性患者，40 岁出头，本地人，身材瘦小，为人温和谦逊，已婚并育有 3 个孩子。她很爱笑，笑里透着一丝羞涩和不自信，却让人难以忘怀。每当脑海中浮现她微笑的脸庞，我总是心生温暖，但是想到她所遭受的痛苦，我的心又被紧紧揪住。

一场疾病夺去了她的生命，最初的情况看起来并不复杂：手指上针扎的伤口几个月都没愈合。非常不幸地，这是雷诺现象，即手指上供血的小动脉变窄，导致组织缺氧，形成坏疽。玛丽在一年内反复住院和接受手术治疗，因为疼痛太剧烈而要求截肢，但截肢之后病情依然持续恶化，连最强效的麻醉剂也无法缓解剧痛。

雷诺现象有时单独出现，有时伴随其他疾病一同出现。吸烟者患此病的风险更高，而玛丽从青少年时期开始就频繁抽烟。她反复戒烟后终于成功了，但是手指的血液循环还是没有恢复正常。雷诺现象只是先兆，更糟糕的情况还是出现了：玛丽随后被诊断患有硬皮病，这是一种自身免疫性疾病。自身免疫性疾病包括类风湿关节炎、溃疡性结肠炎、系统性红斑狼疮，以及许多一直以来未被视为自身免疫性疾病的病，比如糖尿病、多发性硬化，甚至阿尔茨海默病。这些疾病的共同点在于，它们是由自身免疫系统对身体器官的攻击引起的，这些攻击导致了关节、结缔组织乃至很多器官的损伤，可能是眼睛、神经、皮肤、肠道、肝脏或者大脑。硬皮病是免疫系统的一种"自杀式"攻击，会导致皮肤、食管、心脏和肺部等组织硬化。

究竟是什么导致了这场身体的内战？

医学教科书完全从生物学视角去解释，认为疾病一小部分是由体内毒素导致的，但最大的影响因素是遗传易感性。这种只关注身体的思维定式在医学实践中更为明显。无论是作为专家还是作为家庭医生的我，都从未考虑过她特殊的人生经历、生病前的心理状态对病程和结果的影响，而只是单纯地治疗身体症状本身：让她服用消炎止痛的药物，做手术去除坏疽和改善血液循环，进行物理治疗来恢复行动能力等。

突然有一天，我脑海中闪过一种强烈的直觉：也许玛丽需要被倾听。于是我与她约谈了一个小时，让她讲讲自己的故事。她讲述的内容揭示了一切问题。在她那温顺、胆怯的外表下，隐藏着大量压抑的情绪。玛丽小时候曾受到虐待、抛弃，辗转于不同的寄养家庭。7 岁时的场景深深印刻在她的脑海中：幼小的玛丽蜷缩在阁楼的角落，紧紧抱着妹妹们，楼下喝醉的养父母在大声吵骂。"我是那么害怕，"她说，"我必须保护妹妹们，但是没有人会保护我。"甚至对结婚 20 年的丈夫，她也从未提起过这些创伤。她从小就学会不向任何人表达任何感受，包括自己。表达自我、表现出脆弱和质疑，对于童年的她来说都是冒险行为。只考虑别人，不考虑自己，她才会感觉安全。小时候的玛丽被迫去承担保护他人的责任，而她现在依然无法从中跳脱出来。她从未意识到自己也有权利被照顾、被倾听和被关注。

玛丽是这样形容自己的：她没有能力说"不"，一直强迫自己对别人的需求负责。即使已经病入膏肓，她最关注的还是丈夫和即将成年的孩子们。硬皮病是身体对她无尽责任感的终极反抗吗？

也许玛丽的身体正在做她心理上无法做到的事：抛弃永远将他人置于自己之上的期望——这种期望在童年时被人强加于她，又在成年后被她强加给自己。1993 年我在《环球邮报》（*The Globe and Mail*）医学专栏所写的第一篇文章中描述玛丽的情况时提到："当我们无法学会拒绝时，身体最终会帮我们说出来。"当时我引用了一些医学文献来讨论压力对免疫系统产生的负面影响。

情绪的应对方式可能成为硬皮病等慢性疾病的影响因素，这种观点让很多医生非常愤怒。一位加拿大的风湿病专家给报社编辑写信，对我的文章及其发表提出了严厉的谴责，她批评我经验不足，没有做过任何研究。

专家会无视心理和身体之间的联系，这不足为奇。我们在理解健康和疾病的过程中，总是受到二元论的影响，想要将心身整体一分为二。我们想在不考虑心理的情况下单独理解身体，从而单纯地去描述人类的健康及其他方面，仿佛它们是在我们成长、生活、工作、游戏、爱情和死亡的环境之外独立形成的。大部分医生在受训时就深受这种思路的影响，并将其应用于实践。

与许多其他学科不同，医学还没有吸取爱因斯坦相对论的宝贵经验：观察者所在的位置会影响观察到的现象，从而影响观察的结果。压力研究的先驱、捷克籍加拿大学者汉斯·塞利曾指出，科学家未经验证的假设能够决定他们的发现成果，同时也会限制他们的发现。他在《生活的压力》中写道："大多数人没有充分认识到，科学研究的精神和从中吸取的教训在多大程度上取决于发现者的个人视角，在这个如此仰仗科学和科学家的时代，这一基本问题尤其需要被关注。"[1] 塞利作为医生坦诚地揭露了这一现象，但即便 20 多年过去了，现在还是很少有人能够理解他的话。

越专业的医生，对身体某一部位或器官的研究就越深入，而难以整体地去理解人本身。我在撰写本书时采访过的很多患者几乎一致表示，专家和家庭医生几乎从未请他们探索过自己的主观生活感受；即使探索了，与医生交流这些感受也是不被鼓励的。在和我的专家同事们谈论患者时，我发现，即使已经保持了多年的医患关系，他们很多人也并不了解患者疾病之外的生活和经历。

在本书中我会集中讨论压力对于健康的影响，尤其是那些早年形成的压力，它们隐藏得如此深入和巧妙，以至于就像真实自我的一部分。我会尽量将收集到的科学证据呈现出来，但对我来说更重要的是与读者分享那些独特的个人经历，也许这些故事在许多人看来只是"传闻"，并不具有说服力。

只有那些勒德分子[⊖]才会否认严格应用科学方法给人类带来的巨大好处。但是，实验研究或数据分析并不能证实所有的必要信息。我们不能将疾病的所有方面都简化为通过双盲研究和最严格的科学手段就能验证的事实。伊万·伊里奇（Ivan Ilyich）在《医学的局限性》（*Limits to Medicine*）一书中这样写道："医学并不能完全呈现治愈、痛苦和死亡的意义，就好像化学分析无法描述陶器的艺术价值一样。"如果不接纳人类以往的经验和见解，我们就会把自己限制在一个狭窄的认识领域。

我们已经错过了一些宝贵的东西。史上最伟大的医生之一威廉·奥斯勒（William Osler）在 1892 年就怀疑类风湿关节炎（与硬皮病有关）是一种应激相关障碍。尽管自其文章发表的 110 年来有很多科学证据支持他的观点，然而现代风湿病学几乎无视了这一点。这种狭隘的科学研究方法引导着医学实践。我们太急于抛弃前人的见解，把现代科学放到如此高的地位，让它成为我们命运的仲裁者。

美国心理学家罗斯·巴克（Ross Buck）指出，在现代医学技术和药剂学发展之前，大多数医生都依赖于"安慰剂效应"。他们需要说服每位患者相信

⊖　反对机械化和自动化的人。——译者注

自己能够康复。为了使治疗起效，医生必须倾听患者，建立良好的医患关系，并且相信自己的直觉。现在的医生已经丧失了这种能力，他们几乎完全依赖于"客观"的测量、诊断技术和"科学"的治疗。

这样看来，那位风湿病专家对我的指责并非意外。但令人震惊的是，几天后编辑收到了一封支持我的信，这封信来自卡尔加里大学临床医学教授诺埃尔·B. 赫什菲尔德（Noel B. Hershfield）。信中写道："心理神经免疫学这一新兴领域的发展已经日渐成熟，越来越多不同领域的科学家都证明，大脑和免疫系统有着非常紧密的关系……人们的情绪性格和面对持续压力的反应，可能会引起许多医学上可治疗但病因不明的疾病，比如硬皮病、大多数的风湿类疾病、炎症性肠病、糖尿病、多发性硬化，以及大量出现在每个医学专科中的其他疾病……"

这封信意外揭示了一个新的医学领域：心理神经免疫学。据我所知，这是一门关于心身交互的科学，一门关于人类发展过程中以及毕生的健康和疾病中情绪和身体不可分割的统一性的科学。这个名词看起来复杂，其实很好理解，这门学科研究心理（思维和情绪）与神经系统的密切互动方式，以及二者如何与免疫防御密切联系。有些人也称之为心理神经免疫内分泌学，以此说明内分泌或者激素是身体整体反应系统的一部分。新兴研究正试图在细胞层面上揭示这一系统是如何运转的。这些新的发现，正是基于那些我们早已知道但又遗忘了的知识。

几个世纪以来，很多医生逐渐认识到，情绪强烈地影响着疾病的产生和康复。他们通过研究和撰写著作去挑战主流的医学观念，然而这些理念、探索和见解一再地消失在医学的"百慕大三角"中。以往一代又一代医生和科学家对于心身关系的理解还没有被大众了解，就消失得无影无踪。

1985 年，权威的《新英格兰医学杂志》（*New England Journal of Medicine*）上的一篇社论专横自恃地声称："现在是时候承认，把疾病看作心理状态直接反映的观点无异于民间传说。"[2]

　　这样的断言显然是站不住脚的。正如赫什菲尔德博士在致《环球邮报》的信中所说，作为新兴学科，虽然心理神经免疫学还没有进入医疗实践的领域，但它已经开始获得承认了。

　　只要简单浏览一下医学图书馆或者网络，你就能够在论文、期刊或者教科书中看到这一新兴领域的发展趋势。很多信息已经通过通俗书籍和杂志广泛传播。普通大众其实在很多方面领先于专业人士，他们不会被固有的正统观念所禁锢，更能接受这一理念——人不能够被简单拆分，人类有机体这个奇妙的整体也不只是各部分的简单组合。

　　我们的免疫系统与日常经历息息相关。例如，健康的年轻人会有正常运作的免疫防御，但研究表明，处于期末考试重压下的医学生的免疫防御系统是被抑制的。孤独感对学生免疫系统的负面影响最大，甚至影响到他们未来的健康和幸福。对一组精神分裂症住院患者的研究也显示，孤独感与免疫力降低显著相关。就算没有进一步的研究证据（其实还有很多），我们也必须考虑慢性压力的长期影响。考试的压力是短期并且显而易见的，但许多人一生都像是在面对一个强大的、苛刻的考官，而且必须不惜一切代价去取悦这个考官。许多人尽管不孤独，但生活在缺乏情感的关系中，无法认识或尊重自己最深层的需求。情感隔绝和压力会影响许多人，即便他们觉得生活已经足够好了。

　　压力是如何转化为疾病的？压力是人们面对强烈情绪刺激时产生的一连串复杂的物理和生化反应。从生理角度看，情绪本身就是人体神经系统的电、化学物质和激素的释放。情绪会影响主要器官的功能、免疫防御的完整性、生物物质的全身循环等，这些因素也会反过来影响情绪。就像玛丽在童年时不得不寻求保护一样，这种情绪的抑制会解除身体对疾病的防御。压抑将情感从意识中分离，并将其置于无意识领域，这会扰乱和迷惑我们的生理防御，因此本应保护身体的防御出了问题，成了健康的毁灭者。

我在温哥华医院姑息治疗科做医疗协调员的七年间，遇到了许多情感经历与玛丽非常相似的慢性病患者。来我们这里治疗癌症或神经退行性过程（例如肌萎缩侧索硬化[⊖]）的患者也呈现了类似的动态和应对方式。在私人家庭医生的实践经历中，我也遇到了很多疾病：多发性硬化、肠道炎症性疾病（如溃疡性结肠炎和克罗恩病）、慢性疲劳综合征、自身免疫性疾病、纤维肌痛、偏头痛、皮肤病、子宫内膜异位症等。我在这些患者中观察到了相同的模式：几乎所有重症患者在他们人生中的重要领域里都没有学会说 "不"。虽然从表面上看，很多人的人格和境遇与玛丽的截然不同，但潜在的情绪压抑是一个无处不在的致病因素。

我有一名身患绝症的中年男性患者，他是一家公司的总裁，他的公司主要销售治疗癌症的鲨鱼软骨。他住进姑息治疗科时，癌细胞已经扩散到了全身。他在去世前还一直服用鲨鱼软骨，尽管他并不相信这真能治病。鲨鱼软骨闻起来很臭，这种刺鼻的气味即使离得很远也能闻到，更别提吃进嘴里了。"我讨厌它，"他告诉我，"但如果我不吃，我的合伙人会非常失望。"我劝他："你有权利不再为他人的失望负责，只过好自己生命的最后时光。"

人们习惯的生活方式可能会导致他们生病，我想这是个敏感问题。在吸烟和肺癌的问题上，行为和疾病间的联系是显而易见的。但是涉及情绪和多发性硬化、乳腺癌或关节炎时，它们之间的联系就比较难证明了。被疾病煎熬的同时，患者还因为 "自己就是这样的人" 而感到被冒犯了。一位接受乳腺癌治疗的 52 岁大学教授质问我："你为什么要写这本书？我得癌症是因为我的基因，而不是因为我曾经做的任何事情。"

《新英格兰医学杂志》1985 年的社论指出："我们不应去责备患者，将他们的疾病和死亡视为个人失败。当患者为疾病所困扰时，他们不应该再背负需

⊖　肌萎缩侧索硬化，又称卢·格里格病，因罹患此病并去世的北美著名棒球运动员卢·格里格（Lou Gehrig）而得名，在英国则被称为运动神经元病。

要对结果负责的重担。"

　　我们之后将回到这个恼人的假定指责问题上来。在这里我只想指出，指责和失败并不是问题所在。这样的说法只是在混淆视听。正如我们会看到的，指责患者，除了道德上存在缺陷，从科学角度来看更是毫无根据的。

　　《新英格兰医学杂志》的社论混淆了指责和责任。在我们所有人都讨厌被指责的同时，我们都希望能够成为对自己更加负责的人，也就是说，有能力对我们的生活环境有意识地做出回应，而非仅仅做出反应。我们希望成为掌握自己生活的权威：负起责任，能够做出影响自己的可靠决定。没有觉悟的责任感并不是真正的责任感。西方医学方法最大的一个弱点就是将医生视为唯一的权威，而病人往往只是治疗或者治愈的接受方。人们真正承担责任的机会被剥夺了。当我们屈服于疾病和死亡的时候，我们当然没理由被指责。任何一个人都可能在任何时间被病痛压垮，但我们越了解自己，就越能免于成为被动的受害者。

　　我们不仅要在理解疾病的时候考虑到身体和心理的联系，在理解健康的时候也要如此。在多伦多大学精神病学系任教的罗伯特·蒙德（Robert Maunder）博士曾经撰文论述心身关系对于疾病的影响。他在采访中告诉我："尝试识别和解决压力带来的问题比忽略压力的问题更有益于健康。"[3] 在治愈的过程中，每一点信息，每一个真相，都有可能是至关重要的。如果情绪和生理机能存在着一种联系，却没有被公之于世的话，人们就会失去一种强有力的治疗手段。

　　在这里，我们面临着语言的不足。即使讨论身体和心理二者之间的联系，也意味着两个不相干的实体在以某种方式相互联系。然而在生活中并不存在这样的分离：没有缺乏心理的身体，也没有不在身体中的心理。因此，有人建议用"心身"（mindbody）这个词表达这种真实的状态。

　　在西方，心身合一的思想出现得并不算晚。在柏拉图的一篇对话录中，苏格拉底引用了一个色雷斯人对于他的希腊同僚的批评："这就是希腊医生不知道如何治愈这么多疾病的原因，他们对整体一无所知。这是如今在人体治疗上所犯的最大的错误，即把心灵从身体中分离开来。"[4] 早在心理神经免疫内分泌学出现的 2500 年前，苏格拉底就提出我们不能将心灵从身体中分离出来！

　　我撰写本书不仅仅是为了巩固一些我最初在写玛丽硬皮病的文章里就已经阐述的见解。我学到了很多，并且深深地感谢数以百计的医生、心理学家和研究者。他们绘制了以前从未被描绘过的心身地图。写这本书的过程也是我对自己压抑的情绪的探索。在调查情绪压抑对癌症的作用时，因为要回答一个不列颠哥伦比亚省癌症机构咨询员的问题，我开始了自我探索的旅程。很多恶性肿瘤患者似乎都有着对于心理和身体痛苦的自动否认，以及对于例如生气、悲伤和拒绝等不适情绪的否认。"你和这个问题之间的个人联系是什么？"那个咨询员问道，"是什么使你对这个专题这么感兴趣？"

　　这个问题让我想到 7 年前的一个晚上。当晚，我去养老院看望 76 岁的母亲。她患有进行性肌萎缩——一种在我们家族中遗传的肌肉萎缩疾病。她只能在别人的帮助下坐起来，所以已经没法住在家里了。她的 3 个儿子和其他亲戚经常去养老院看望她，直到她去世——那时我刚开始写这本书。

　　回到故事中。当天早上我因为膝盖软骨撕裂做了手术，所以去养老院的时候走路有些瘸。这是我忽略了每次我在水泥地上慢跑时身体都用疼痛来提醒我的后果。当我打开母亲房门的那个瞬间，我自动地用若无其事的正常步态走到她的床前和她打招呼。这突然出现的隐藏我瘸腿的想法并不是有意识的，我的行动在我意识到之前就已经发生了。后来我开始好奇，究竟是什么促使我采取了这种没有必要的行为。之所以说没有必要，是因为我的母亲应该会平静地接受她 51 岁的儿子在膝盖手术后 12 个小时内一瘸一拐。

　　所以究竟发生了什么？即使在这样一种无害的情况下，我保护母亲免受痛苦的冲动也是一种根深蒂固的本能反应，与我们两人当时的需求几乎没有关系。这种压抑是一种记忆，是一种动态的再现，在我意识到这一点之前就已经铭刻在我发育中的大脑中。

儿时的我是从纳粹种族灭绝中幸存下来的。我人生第一年的大部分时光是在纳粹占领的布达佩斯度过的。我的外祖父母在我五个月大时，在奥斯维辛集中营被杀害。我的姨妈被驱逐出境并且再无音信。我的父亲身陷一座服务于德国和匈牙利军队的强迫劳动营。我和母亲在布达佩斯的犹太人居住区艰难度日。有几周她必须离开我才能让我免于饿死或病死。无须花费多少想象力也能理解，每天承受着这种非人类所能承受的压力，我的母亲很少能够露出温柔的笑容或是全神贯注，而这些正是一个发育中的婴儿建立安全感和感到无条件被爱所需要的。事实上，我的母亲告诉我，很多时候她感到非常绝望，照顾我成了她起床的唯一动力。很小的时候我就认识到自己必须争取关注，同时尽量少为母亲增加负担，而且最好将焦虑和痛苦都压抑起来。

在健康的母婴互动中，母亲能够无条件地养育自己的孩子，而孩子本身并不需要做出什么努力。我的母亲没能给我提供这种无条件的关怀。她既非圣人也不完美，所以即使我们家并没有生活在这种恐怖的环境中，她也很可能无法完全成功地做到这一点。

在这种情况下，我变成了母亲的保护者——首先是保护她免于意识到我的痛苦。最初这种婴儿时期的自动防御机制，很快就发展成了固定的人格特性。51 年之后，我在母亲面前依然要隐藏我哪怕一点点的身体不适。

我过去从未考虑过在这个层面上展开"身体会替你说不"这个课题。这开启了一次智性的探索，探索有助于解释人类健康和疾病的理论。虽然这是一个被他人探索过的领域，但总是存在着更多可研究的地方。那个咨询员的询问让我直面自己生活中的情绪压抑问题。我意识到，隐藏瘸腿仅仅是一个小例子。

所以在本书中，我不仅引述了我从他人身上和学术期刊中了解到的知识，也描述了我从自己身上得到的经验。这种压抑的机制在所有人的身上都存在着。我们都是某种程度上的自我否认者和自我背叛者。大多数时候我们都没有意识到这些，就像我在"决定"掩饰自己的瘸腿时那样。

　　健康或患病是一个程度问题，也是一个需要考虑各种致病因素（如遗传或环境隐患）的问题。所以，当我提出压抑是压力的主要来源和疾病的重要促成因素时，我并不想指责他人"造成自己生病"。我写这本书旨在促进学习和疗愈，而不是增添已经在我们的文化中泛滥的指责和羞耻感。也许我对于指责的问题有些过于敏感，但大多数人都是如此。羞耻是负面情绪中最深的一种情绪，是我们几乎不惜一切代价想要逃避的。不幸的是，我们对羞耻的持续恐惧削弱了我们看清现实的能力。

　　尽管许多医生付出了最大的努力，确诊 8 年之后，玛丽还是由于硬皮病的各种并发症在温哥华医院去世了。虽然玛丽的心脏已经非常脆弱，呼吸也已微弱，但她直到生命的最后仍然保持着柔和的微笑。每隔一段时间，她都会要求我安排长时间的私人访问，只是想和别人聊聊各种大大小小的事。她曾说，我是唯一一个倾听过她的人。

　　我有时想，当玛丽还是一个被虐待、受惊吓、感到需要对小妹妹负责的小孩时，如果有人在那里听到她，看见她，理解她，她的生活会变成什么样子。也许，如果有人始终如一地陪伴她，她本可以学会重视自己，表达自己的感情，在人们从身体或情感上突破她的底线时表达自己的愤怒。如果那是她的命运，如今的她会不会安然无恙？

第 2 章

好到过分的小女孩：多发性硬化与压力

————

"充满压力"远不足以形容娜塔莉在 1996 年春夏的生活状态。那年 3 月，她 16 岁的儿子在一家戒毒康复机构待了 6 个月后出院。他在过去的两年内吸毒、酗酒，频繁被学校开除。"还好，我们让他参加了一个住院治疗项目，"现年 53 岁、曾从事护士工作的娜塔莉说，"我的儿子才回到家没多久，丈夫和我就相继确诊了。"7 月，娜塔莉的丈夫比尔因为恶性肠道肿瘤接受了手术。术后他们得知癌细胞已经扩散到了他的肝脏。

娜塔莉不时感到疲劳、头晕，且伴有耳鸣。这些症状往往持续时间不长，不需治疗也会消失。在她确诊前的一年里，她感到了前所未有的疲劳。6 月的一次眩晕促使她做了 CT 扫描，结果是阴性的。2 个月后，娜塔莉脑部的磁共振成像显示出多发性硬化的特征性异常，包括炎症病灶，即神经细胞旁的髓鞘组织受到损伤并且留下了瘢痕。

多发性硬化是最常见的所谓脱髓鞘疾病。这种疾病会损坏中枢神经系统细胞的功能，其症状取决于炎症和瘢痕发生的部位。主要受攻击的部位通常是脊髓、脑干和视神经（将视觉信息传递给大脑的神经纤维束）。如果脊髓出现了损伤，那么可能出现的症状包括四肢或躯干的麻木、疼痛或其他不适，还可能出现肌肉不自主地收缩或肌无力。在大脑的下半部分，髓鞘的缺失会导致复视、言语障碍或平衡问题。视神经炎症会导致患者暂时性失明。疲劳是一种常见的症状，一种远远超过普通疲倦的压倒性疲惫感。

娜塔莉从秋天到初冬持续出现头晕的症状。这期间她照顾着做完肠部手术在恢复期的丈夫，帮助他度过了 12 周的化疗。在那之后一段很短的时间里，比尔能够继续做房产中介的工作。他在 1997 年 5 月接受了第二次手术，切除肝脏中的肿瘤。"在那次切除了他 75% 肝脏的手术后，比尔的门静脉[⊖]里长了一个血栓。他差点因此丧命。"娜塔莉说，"他变得又傻又睪。"比尔于 1999 年去世，在此之前，他的妻子承受了远超出预想的情感痛苦。

科罗拉多州的学者研究了 100 名复发缓解型多发性硬化患者，他们的发作期和无症状期交替出现。这正是娜塔莉患有的硬化类型。生活质量严重受损（如明显的人际关系困难或经济拮据）的患者病情恶化的可能性提高了四倍。[1]"1996 年圣诞节期间，我仍然经常感到头晕，但那之后我又感觉百分之百恢复了。"娜塔莉说，"那时我只是走路有些许不自然。尽管因为比尔肝切除后产生的问题，我在 7 月和 8 月之间带他去了四次急诊，但我状态一直都很好。那时我和比尔以为他在好转，我们对不再出现并发症也充满了希望。然而之后我的病情又恶化了。"当娜塔莉认为她可以放松一点，丈夫已不再迫切需要她的帮助时，病情暴发了。

"我的丈夫是那种觉得自己不想做就不做的人。他一直都如此。当他生病的时候，他理所当然地觉得自己不用做任何事。他会坐在沙发上，打着响指招

⊖　门静脉是将血液从腹部器官输送到肝脏的主要血管。——译者注

呼人。这时候你就需要为他服务。我的孩子们甚至都对他失去了耐心。终于，他在秋天的时候好转了一些，我就送他出城去朋友家住几天。我对他说，'你需要出去走走'。"

我问她："那你需要什么？"

"我当时受够了，我对比尔的朋友说，'带他去打几天高尔夫'。然后他来接比尔走了。两小时后我就意识到自己的病情恶化了"。

她从这段经历中得到了什么启发？娜塔莉迟疑地告诉我："我需要知道该在什么时候从一直帮助他人的模式中脱身。但我真的做不到。如果有人需要帮忙，我必须去帮助他们。"

"不管自己的情况如何吗？"

"是的。5 年过去了，我依然没有学会调节自己的步伐。我的身体不断对我说'不'，但我却一直这么走下去了。我还是没有吸取经验教训。"

在娜塔莉维持婚姻关系的日子里，她的身体有很多理由说"不"。比尔酗酒严重，经常令她陷入很尴尬的境地。"当他喝多的时候，会暴露自己的丑恶，"她说，"会变得爱争吵、咄咄逼人，大发脾气。比如当我们在外面参加派对时，如果他不高兴了，他会在公众场合挑起事端；我一般都会转身走开，然后他就会因为我没有支持他而生气。我在被诊断出多发性硬化的 48 小时内就明白了，比尔不会一直陪伴我、帮助我。"

度完高尔夫假期后的几个月里，比尔的身体恢复了活力。他和一个家人都认识的女性朋友发生了关系。娜塔莉说："我当时在想，'看看我为你做了什么。我牺牲了自己的身体健康。整个夏天我都只是在照顾你。你在死亡边缘徘徊时，我在医院里连续坐了 72 个小时，等待结果。你回家后我一直照顾你，而这就是你对我的回报。这对我简直是当头一棒'。"

心理压力会增加患上多发性硬化的风险，这并不是新鲜的观点。法国神经学家让－马丁·沙可（Jean-Martin Charcot）是第一个在临床上对多发性硬化做出全面描述的学者。他在 1868 年的一场讲座中提到，患者会将"长期持续的悲伤或烦恼"与症状的出现联系起来。5 年之后，一位英国医生也报告了一个与压力有关的案例："从病因学上来说，有必要提及这个可怜人私下向护士所做的另一番陈述——她病发的原因是她将丈夫和另一个女人捉奸在床。"[2]

为了撰写这本书，我访谈了 9 位多发性硬化患者，其中 8 位都是女性（此病症的大约 60% 患者为女性）。娜塔莉故事中的情绪模式在每一位患者身上都很明显，只不过可能没有那么戏剧化。我访谈所采集到的证据和已经发表的研究是一致的。一篇发表于 1970 年的研究文章指出："许多该疾病的研究者都表示，从临床上的经验来看，情绪压力在某种程度上与多发性硬化的产生有关。"[3] 长期以来，医学观察人士一直认为，与父母过多的情感卷入、缺乏心理独立性、对爱和情感的过度渴求，以及无法感受或表达愤怒，都是导致该疾病自然发展的可能因素。1958 年的一项研究发现，在近 90% 的病例中，"在出现症状之前……患者经历了创伤性的生活事件，威胁到了自身的'安全系统'"。[4]

1969 年的一项研究观察了来自以色列和美国的 32 名患者的心理过程所产生的影响。在这些多发性硬化患者中，85% 的人在经历了高度压力事件之后，出现了后来被诊断为多发性硬化的症状。应激源的性质是多种多样的：亲人的死亡或生病、突然面临失去生计来源、导致一个人生活发生永久性变化或出现适应障碍的家庭事件。长期的婚姻冲突是一种应激源，需要承担越来越大的工作责任是另一种。"患者共同的特点……"研究报告的作者写道，"是逐渐认识到自己无力应付困难的局面……产生无能或失败的感觉。"[5] 这些压力在不同的文化背景中普遍存在。另一项研究将多发性硬化患者与一组健康对照组进行了比较。在患者组中，严重威胁性事件的发生率是对照组的 11 倍，婚姻冲突的发生率是对照组的 6 倍。[6]

在我采访过的 8 位女性多发性硬化患者中，只有 1 位仍处于第一段长期恋情中；其他人则有过分居或离婚。其中 4 名女性在发病前曾受到伴侣身体或心理上的虐待。在其余的案例中，她们的伴侣在情感上是疏远的、不可靠的。

◦

洛伊丝是一名记者，她在 1974 年被诊断出患有多发性硬化时只有 24 岁。几个月后她出现短暂的复视，随后腿上出现了针刺般的感觉。此前的两年里，她和一个比她大 9 岁的男人住在北极的一个原住民小村落里。她将他形容为一位精神不稳定的艺术家。后来他因为双相情感障碍住院治疗。"我崇拜他，"她回忆道，"他很有才华，我觉得自己什么都不懂。也许我有点怕他。"

洛伊丝觉得在北极的生活极其困难。"对于一个生活安逸的西海岸女孩来说，这就像搬到廷巴克图[⊖]（Timbuctoo）一样。多年后，我去看了一位心理医生，他说，'你能活着离开那里真是幸运'。那里充斥着酗酒、死亡和谋杀，是与世隔绝的地方。我害怕我的伴侣，害怕他的评判和他的愤怒。这本应是一场持续几个月的艳遇，却持续了几年。我尽我所能坚持下去，但最后他把我甩了。"

那里的生活条件很差。"我们有一个户外厕所，在零下四五十摄氏度的天气里，那太糟糕了。然后他让步了，找了一个桶（当地人称之为蜂蜜桶），我可以在晚上往里面小便，因为女人比男人小便次数多，对吧？"

"这也算一种让步？"我问她。

是的，没错。我们需要把那个桶推出去，倒干净，但他不想这样做。一天晚上，他把它扔到雪地里，叫我用户外的厕所。我还得挑水——我们没有自来水。那时我没有别的选择。如果我想和他在一起，我就得忍受这些。

⊖　西非马里共和国城市通布图的别称，在西方文化中指代"极端偏远之地"。——译者注

"我记得我说过，我最希望从他那里得到的是尊重。我不知道为什么，但这对我来说很重要。我极度想要得到尊重，所以我才愿意忍受那么多。"

洛伊丝说，在她早年的生活里，尤其是在她与母亲的关系中，也存在着这种对于认可的强烈需求。"我把母亲一直以来对我生活的掌控权移交给了他……告诉我应该穿什么，如何装饰我的房间，从头到尾，事无巨细。我是一个好得令人难以置信的小女孩。这意味着为了得到认可而压制自己的欲望或需求。我一直在努力成为父母希望我成为的那种人。"

芭芭拉是一位久负盛名的心理治疗师，治疗过许多慢性病患者。她自己也患有多发性硬化。她极力反对这样的说法：源自她童年经历的压抑在根源上与多发性硬化的炎症和瘢痕斑块有关。

芭芭拉的多发性硬化出现在 18 年前。在她邀请一名曾在教养所接受自己治疗的反社会型男子到家里住了两周后不久，第一个症状就暴发了。"他经历了很多心理治疗，"她说，"当时我的想法是给他一个改过自新的机会。"事与愿违，这位患者给芭芭拉的家庭和婚姻造成了严重破坏。我问芭芭拉，她是否认为对一个问题严重的人发出做客邀请反映了她对于边界问题的重大决策失误。

"呃，是也不是。我原以为没什么，因为那只是一个为期两周的约定。但很明显我再也不会这么做了。现在我很会与他人建立界限，以至于有一个患者叫我'划界女王'。她也是一位心理医生，所以我们拿这个问题开玩笑。不幸的是，我在学会与他人建立界限前走过了一条很曲折的路。有时我认为我的多发性硬化是对我如此愚蠢的一种惩罚。"

这种把疾病视为惩罚的说法引出了一个很关键的问题，即慢性病患者经常被指责或自我指责在某种程度上理应承受他们所遭遇的不幸。如果压抑或压力的观点确实暗示着疾病是一种惩罚，那么我同意芭芭拉对这种观点的反对意见。但是，寻求科学上的理解不同于诉诸道德和个人判断。我们说不明智地邀请一个有潜在危害的人进入自己的家是压力的来源，并在疾病的发病过程中发挥了作用，只是在指出压力和疾病之间的关系。这是在讨论一种可能的后果——不是作为惩罚，而是作为生理上的现实。

芭芭拉坚持说，她和父母之间的关系是一种相互关爱的健康关系。"母亲和我相处得很好。我们一直很亲密。"

"划清与他人的界限是我们在性格形成时期学会的。"我说，"那么，为什么你不得不在经历重重困难后才学会呢？"

"我知道界限是什么，但我母亲不知道。这就是大多数时候我们争吵的原因——她不知道她从哪里放手，我从哪里着手。"

芭芭拉把一个情绪不稳定且危险的男人引入她的家庭中，这在研究中会被定义为一个重要的应激源，但在此之前由无法划清界限带来的慢性压力并不那么容易被识别。童年期心理界限的模糊会成为成年期生理压力的一个重要来源。个人界限模糊的人如果生活在压力之下，身体的激素和免疫系统就会持续受到负面影响，被他人侵犯成为他们日常生活中长期存在的部分。然而，他们已经学会将这一现实排除在意识之外。

一部备受推崇的内科学教科书指出："引起多发性硬化的单一或多种病因仍然未知。"[7] 大多数研究都驳斥了传染性起源的说法，尽管该病由一种病毒引起的可能性是存在的。遗传因素可能也存在一定影响，因为一些种族似乎不会患上这种疾病，例如北美的因纽特人和南非的班图人。但是基因并不能解释谁会得这种病或者为什么会得这种病。加州大学洛杉矶分校多发性硬化诊所的前负责人、神经学家路易斯·J. 罗斯纳（Louis J. Rosner）写道："虽然多发性硬化的易感性可能遗传，但这种病本身是无法遗传的。专家认为，即使是拥有所有必需基因的人也不一定会患上多发性硬化。这种疾病一定是由环境因素引起的。"[8]

磁共振成像研究和尸检的结果使问题复杂化了。它们在一些从未表现出任何明显发病迹象或症状的人身上也发现了中枢神经系统脱髓鞘的特征表现。为什么具有相同的神经病理学特征，有人患病，有人却没有？

罗斯纳博士提到的"环境因素"可能包括什么呢？

罗斯纳博士关于多发性硬化的导读堪称卓越，只是没有将情绪压力归入导致发病的因素。相反，他得出的结论是，这种疾病最好从自身免疫的角度来解释。他解释说："一个人对自己的身体组织过敏，并产生攻击健康细胞的抗体。"他忽略了大量将自身免疫过程与压力和性格联系起来的医学文献，在后面的章节中我会更全面地论述这一重要联系。

1994 年，芝加哥大学医院神经科进行了一项研究，主题为神经系统－免疫系统的相互作用及其在多发性硬化中的潜在影响。[9]研究使用大鼠作为对象，证明了当"战或逃"（flight-or-fight）反应被阻断时，人工诱导的自身免疫性疾病会恶化。如果没有得到干预，动物本身对压力做出正常反应的能力就能够保护它们。

压力相关文献中描述的多发性硬化患者，以及我采访的所有患者，都曾处在类似上述研究中不幸的实验动物的位置：由于童年被迫面临急性和慢性的压力，他们表现出必要的"战或逃"行为的能力受到了损伤。根本的问题不在于外部压力（比如研究中列举的那些生活事件），而是在特定环境条件下产生的无助感——既不允许有正常的战斗反应，也不允许有逃跑反应。由此产生的内在压力被压抑了，因而被忽视了。最终，有未满足的需求或必须满足他人的需求不再被视为压力。一切都像是常态，一个人就这样解除了武装。

韦罗妮克现年 33 岁，3 年前被诊断出患有多发性硬化。"我经历了一次大发作，"她说，"我不知道这是病发了……我的脚疼，麻木和刺痛感上行到上胸部，然后又下移，持续了大约 3 天。我觉得那很酷——我戳自己，什么也感觉不到！我没有向任何人提起过。"一位朋友最终说服她去看病。

"你感到麻木和疼痛，从你的脚一直到你的上胸部，你没有告诉任何人。这是为什么呢？"

"我认为这不值得告诉任何人。如果我告诉我父母，他们会很苦恼。"

"但如果其他人从脚到胸都感到麻木和疼痛，你会忽略它吗？"

"不，我会很快带他去看医生。"

"你为什么对自己比对别人更差呢？你怎么看？"

"不知道。"

最启发我的是韦罗妮克对多发性硬化发作前是否经历过任何压力的回答。"不见得是坏事。"她说，"我是被收养的。承受妈妈 15 年的催促后，我开始寻找我的亲生父母，尽管我并不想这么做，但是听从妈妈的要求总比和她争论轻松得多——一直以来都是这样！

"我找到了他们，并见到了他们，我的第一印象是，呃，我们不可能有血缘关系。对我来说，了解我的家族史是很有压力的事情，因为我不需要知道我可能是因乱伦强奸而出生的孩子。但事实好像就是这样的。没有人会告诉我全部的事实，我的生母什么也不想说。

"而且那段时间我失业了，等待失业金的救济。几个月前我把男友赶出家门，因为他一直酗酒，我再也无法忍受他了。他不值得我丧失自己的理智。"

以上就是这位年轻女性描述的"不见得是坏事"的压力：养母不顾韦罗妮克自己的意愿，持续不断地向她施加压力，要求她找到她功能失调的亲生家庭并与之团聚；发现她的出生可能是乱伦强奸的结果（韦罗妮克的生母当时 16 岁，罪犯是她的嫡亲兄弟）；经济困难；和酗酒的男朋友分手。

韦罗妮克十分亲近她的养父。她说："他是我的英雄，他总是支持着我。"

"那你母亲给你施压的时候，你为什么不去找他帮忙呢？"

"我从来都不能单独和他相处。我总是要经过她才能找到他。"

"你父亲是怎么处理这一切的？"

"他只是袖手旁观。但我看得出他不希望这样。"

"我很高兴你觉得和你爸爸很亲近。但也许你应该去找一个新的英雄——一个可以为你示范自我肯定的英雄。为了痊愈，或许你该希望你成为自己的英雄。"

〜

1987 年，天才的英国大提琴家杰奎琳·杜普雷（Jacqueline du Pré）死于多发性硬化并发症，终年 42 岁。当她的姐姐希拉里后来想知道压力是不是导致杰奎琳患病的原因时，神经学家坚定地向她保证，压力与杰奎琳的病情无关。

正统医学的观点至今几乎没有改变。"压力不会导致多发性硬化。"多伦多大学多发性硬化诊所最近出版的一本小册子告诉患者，"即便如此，多发性硬化患者最好避免压力。"这一声明具有误导性。当然，多发性硬化不是由任何单一因素导致的，它的出现无疑取决于许多相互作用的影响因素。但是，"压力并不是导致这种疾病发生的主要因素"这样的说法会更确切吗？ 学术研究和我们所观察的人们的生活经历都强烈地表明，并非如此。杜普雷的生平便是例证，她的患病和死亡是教科书般的范例，说明了情绪压抑产生的压力引发的毁灭性影响。

人们经常在杜普雷的演奏会上哭泣。有人评论说，她与观众的交流"非常激动人心，令人着迷"。她的演奏充满激情，有时激烈得令人难以承受。她开辟了一条直通情感的道路。与她私下的形象不同，她在舞台上表现得无拘无束：发丝飞扬，身体摇摆，更像是典型摇滚乐的华丽作风而不是古典乐的克制做派。"她看起来像是一个甜美、端庄的挤奶女工，"一位观察者回忆道，"但抱住大提琴时的她就像着了魔一样。"[10]

直到今天，杜普雷的一些演奏录音，尤其是埃尔加大提琴协奏曲，依然无出其右，而且很可能会一直保持下去。这组协奏曲是埃尔加在第一次世界大战后带着沮丧情绪创作的最后一部重要作品。"一切美好、善良、干净、新鲜和甜蜜的东西都远去了，永远不会回来。"他在 1917 年写道。那时他已经七十多岁了，余日无多。"杰奎琳能够生动地表现出一个步入生命之秋的人的情感，这是她非凡而又不可思议的能力之一。"她的姐姐希拉里·杜普雷在她的书《家族中的天才》（*A Genius in the Family*）中写道。[11]

非凡的，是的。不可思议的吗？也许不是。杰奎琳·杜普雷虽然没有意识到这一点，但在她 20 岁的时候，她也走进了生命之秋。短短几年之后，她的疾病断送了她的音乐生涯。遗憾、失去和放弃都是她无法言说的情感经历的一部分。她理解埃尔加，因为她也经历过同样的痛苦。他的形象总是令她感到不安。"他的人生是悲惨的，希拉里，"她告诉姐姐，"他病了，但他克服了一切，仍然拥有灿烂无比的灵魂，这就是我从他的音乐中感受到的。"

杰奎琳从自己最初的经历开始诉说自己的故事。她的母亲艾丽斯刚生下杰奎琳，仍住在妇产科医院时，就经历了自己父亲的死亡。从那时起，杰奎琳与母亲的关系就变成了一种共生的依赖关系，任何一方都无法摆脱这种依赖。这个孩子既不被允许仅仅当个孩子，也不被允许长成一个大人。

杰奎琳是个敏感的孩子，安静、害羞，有时有些淘气。据说，她一直很平和，只有拉大提琴时例外。一位音乐老师回忆说，她 6 岁时"非常有礼貌，教养也很好"。她对外呈现出一副愉快而顺从的面孔。杰奎琳就读的女子学校的秘书记得她是个快乐开朗的孩子。一位高中同学回忆说，她是一个"友好、快乐、合群的女孩"。

杰奎琳的内心世界完全是另一番模样。希拉里回忆说，有一天她妹妹突然哭了起来："学校里没人喜欢我。好可怕。他们都取笑我。"在一次采访中，杰奎琳把自己描述成"那些其他孩子无法忍受的孩子之一。他们常常拉帮结伙，高呼一些可怕的言论"。她是个略显别扭的年轻人，不善社交，对学习没有兴趣，话也不多。希拉里说，杰奎琳总是难以用语言表达自己。"细心的朋友们注意到，在杰奎琳阳光明媚的外表下，隐藏着一种初期的忧郁。"杰奎琳的传记作者伊丽莎白·威尔逊（Elizabeth Wilson）这样写道。[12]

杰奎琳一直对母亲隐瞒自己的感情，直到患病。希拉里回忆起儿时一段令人不寒而栗的经历，杰奎琳有一次神情紧张、遮遮掩掩地对她低语："希拉里，别告诉妈妈……当我长大了，我就不能走路或移动了。"我们如何理解这个可怕的自我预言？要么是某种不可思议的东西，要么是对杰奎琳潜意识深处的真实感受的投射，儿时的杰奎琳已经感受到了：她无法独立行动，被束缚住，充满活力的她瘫痪了。至于"别告诉妈妈"，是她已经意识到，试图将她的痛苦、恐惧和焦虑（她的阴影）传达给无法接受这种沟通的父母，是徒劳一场，于是她选择了放弃。很久以后，当多发性硬化发作时，杰奎琳对母亲一生的怨恨在无法控制的、不敬的愤怒中爆发了。这个温顺的孩子变成了一个充满敌意的成年人。

尽管杰奎琳·杜普雷热爱并渴望大提琴，但她身上的某些东西却抗拒大提琴演奏家这个角色。这个艺术大师的角色抢占了她真实自我的空间。演奏成为她唯一的情感交流方式，以及她维持母亲注意力的唯一方式。多发性硬化则成了她摆脱这一角色的一种方式——她身体说"不"的方式。

杰奎琳本身无法直接拒绝世人的期待。18 岁的时候，她已经引起了公众的关注，她非常羡慕另一位年轻的大提琴手，后者当时正经历着一场危机。"那个女孩很幸运，"她告诉一个朋友，"如果她愿意，她可以放弃音乐。但是我永远不能放弃，因为太多的人在我身上花了太多的钱。"大提琴使她飞到了难以想象的高度，但也束缚了她。尽管她惧怕音乐事业将对她造成的伤害，但她还是屈服于自己的天赋和家庭的需要。

希拉里谈到了杰奎琳的"大提琴之声"。由于杰奎琳的直接情绪表达方式在早期就被扼杀了，大提琴就成了她的声音。她把所有的紧张、痛苦、无奈，所有的愤怒，都倾注到她的音乐中。杰奎琳的一位大提琴老师在她十几岁时敏锐地观察到，她利用大提琴演奏来表达自己内心的攻击性。当她沉浸在音乐中的时候，那些在生活中其他地方被淡化或缺失的情感完全被激发起来。这就是为什么她的表演看上去如此吸引人，听起来又常常如此痛苦——用俄罗斯大提琴家米沙·梅斯基（Misha Maisky）的话来说，"几乎令人害怕"。

童年初次登台 20 年后，杰奎琳患上了多发性硬化。此时，她才向一位朋友讲述了她第一次登台时的感受。"此前，她面前一直有堵砖墙，挡住了她与外界的交流。但是当杰奎琳开始为观众演奏的那一刻，那堵砖墙消失了，她觉得终于可以说话了。这种感受在她表演时再也没有离开。"成年后的杰奎琳在自己的日记中写道，她从来都不知道如何用言辞说话，只能通过音乐表达。

与丈夫丹尼尔·巴伦博伊姆（Daniel Barenboim）的关系主宰了杰奎琳生命的最后阶段，直到多发性硬化结束了她的大提琴演奏生涯。巴伦博伊姆在以色列长大，是一个迷人的、有教养的、见多识广的阿根廷犹太人，20 岁出头时就成为国际音乐星系中的一颗超新星。他是一位广受欢迎的钢琴演奏家和室内乐家，同时也开始在指挥界崭露头角。当杰奎琳和巴伦博伊姆相遇时，他们之间的音乐交流是自发的、充满激情的，甚至是神秘的。二人的爱情和婚姻是天造地设的。仿佛一段童话般的浪漫故事，他们成了古典音乐界中最迷人的一对。

不幸的是，杰奎琳在她的婚姻中像在原生家庭中一样不能做真实的自己。熟悉她的人很快就注意到，她说话时带着一种奇怪的、"说不清道不明"的大西洋中部口音。她无意识地采用了丈夫的说话方式，这标志着她的人格与另一种更具支配性的人格的融合。希拉里写道，杰奎琳再一次让自己适应了别人的需求和期望："除了通过演奏音乐，她几乎没有机会展现自己丰富的性格。她只能成为环境所需要她成为的那个杰奎琳。"

当她尚未确诊的进行性神经系统疾病开始引发虚弱和跌倒等严重症状时，她遵循了一生都在采用的沉默模式。她没有告知丈夫，而是隐藏了自己的问题，假装是其他原因让她慢了下来。

"嗯，我只能说，我好像并没有感觉到压力。"杰奎琳在结婚初期的一次采访中回答了关于如何处理与丈夫私人和职业关系的问题，"我觉得非常快乐。我爱我的音乐，我爱我的丈夫，现在我似乎也有充足的时间留给两者。"然而不久之后，她就逃离了丈夫和她的事业。她开始认定丈夫站在她和真实的自己之间。她短暂地抛开了婚姻，通过与姐夫发生性关系来发泄她的不满——这是她无法确定界限的又一个例子。她非常抑郁，有一段时间不想做任何与大提琴有关的事。在她回归婚姻和音乐后不久，她就被诊断出患有多发性硬化。

杰奎琳·杜普雷的大提琴声是她发出的唯一声音。希拉里称这是她妹妹的救赎，然而它并不是，对观众来说或许如此，但对她无用。人们喜欢她充满激情的音乐演奏，但对她来说重要的人却从没有真正倾听过她。悲剧的是，她也对真实的自己充耳不闻。艺术表达本身只是一种表现情感的形式，而不是一种处理情感的方式。

在妹妹去世后，希拉里听了 1973 年英国广播公司录制的埃尔加协奏曲，由祖宾·梅塔（Zubin Mehta）指挥。这是杰奎琳在英国的最后一次公开演出。"她调了一会儿音，停顿了一下，然后开始了演奏。我突然意识到了什么。她放慢了节奏。几个小节过去，琴声开始变得鲜活清晰。我清楚地知道发生了什么事。杰奎琳在一如既往地用她的大提琴说话。我能听到她在说什么……我几乎能看到她脸上的泪水。她弹着自己的安魂曲，在向自己道别。"

第 3 章

压力和情绪胜任力

———

汉斯·塞利在《生活的压力》[1]一书中曾写道："从史前海洋生命诞生的那一刻起，生物与其所在的非生物的环境之间，生物与生物之间，持续着长期的交换。"与他人的互动，尤其是情绪互动，几乎在我们生命的每一刻都以无数微妙的方式影响着我们的生理功能。本书将为我们展示，这是决定健康的重要因素。理解我们的心理动力、情绪环境和生理之间的关系，对健康是至关重要的。"也许这看起来很奇怪。"塞利写道，"你可能觉得我们细胞的活动（例如炎症）与我们日常生活中的行为之间没有任何可以想象的联系。我不同意。"[2]

尽管自塞利的开创性工作以来已经经过了 60 多年的科学探索，但情绪对生理的影响仍远未得到充分认识。维持健康和治疗疾病的医学方法仍然假定身体和心理是彼此分离的，而且与它们所处的环境也是分离的。对压力的定义过于狭隘和简单又加深了这种错误的认知。医学思维模式通常认为，压力是由一些令人极为不安的孤立事件引起的，例如，经历突然失业、婚姻破裂或爱人去世。对许多人来说，这些重大事件是强有力的压力来源，但人们的生活中也存在着一些慢性的日常压力，这些压力更加隐蔽，对生理产生的长期影响更加有害。这种内部产生的压力看起来没有什么特别之处，却在隐隐作恶。

对于那些从幼年时期就习惯承受巨大压力的人来说，没有压力反倒会带来不安、无聊和无意义感。汉斯·塞利观察到，人们可能会对自己产生的应激激素——肾上腺素和皮质醇上瘾。这样的人渴望处在有压力的情况下，而会逃避那些没有压力的情况。

当人们表述自己在承受压力时，他们通常指的是在经历过度要求下产生的紧张不安，而这些要求一般来自工作、家庭、人际关系、财务或健康方面。但是，我们并不能用神经紧张的感觉来定义压力，严格地说，当人们产生压力时，他们并不总能感觉到神经紧张。我们所定义的压力并非主观感受，而是一组可测量的人体客观生理事件，涉及大脑、内分泌系统、免疫系统和许多其他器官。动物和人都可能在没有意识到压力存在的情况下经历压力。"压力不仅仅是神经紧张，"塞利指出，"在低等动物身上也会发生应激反应，甚至在没有神经系统的植物身上也会……事实上，处在深度麻醉下的无意识病人，甚至体外培养的细胞，也都能产生压力。"[3] 应激反应在完全清醒的人身上会非常活跃，即使这些人被无意识的情绪所控制，或者身体反应被隔绝。正如在动物实验和人体研究中所显示的那样，压力生理机制的触发未必会对行为产生可观察到的影响，主体本身也不一定存在对压力的主观意识。

那么，什么是压力呢？塞利创造了我们对这个词的现代用法，而且故作高傲地描述了"压力"这个词是如何分别被引入德语（der Stress）、法语（le stress）和意大利语（lo stress）中的。他认为压力是一种生理过程，是身体里一系列广泛的事件，与其产生的原因或主体的主观意识无关。压力由内部的变化（可见的或不可见的）组成，这种变化是在生物体感知到对其生存或健康的威胁时产生的。虽然神经紧张可能是压力的一个组成部分，但一个人可以产生压力而不感到紧张。反之，一个人也有可能在没有激活压力生理机制的情况下感到紧张。

塞利在寻找一个可以描述他在实验中观察到的身体变化的词语时，"偶然发现了压力这个词，这个词长期以来一直在日常英语中出现，尤其是在工程学中，用来表示作用力对抗阻力所产生的效果"。他给出了拉伸橡皮筋或钢弹簧在压力下出现的变化作为例子。这些变化也许能用肉眼观察到，也许只能在显微镜下观察到。

塞利的类比说明了一个重要的问题：当对生物体的要求超出了生物体合理的能力时，就会产生过度的压力。橡皮筋会断裂，钢弹簧会变形。应激反应可能由身体损伤引起，无论是感染还是受伤；也可能由情绪创伤或仅仅是这种创伤的威胁（甚至是纯粹想象层面的）触发。当威胁在意识之外，甚至当个人可能认为自己有"正面"的压力时，生理应激反应也可能被激发出来。

艾伦，一位47岁的工程师，几年前被诊断为食管癌（食管是食物从喉咙到胃经过的吞咽管）。当他描述自己确诊患有恶性肿瘤前一年所过的一种坚韧的、自我驱动的生活时，他说自己经历了"正面的压力"。然而这种"正面的压力"不仅损害了他的健康，还分散了他对生活中既有痛苦问题的注意力，而这些问题本身就是他身体系统中持续不断产生生理紊乱的原因。

艾伦的下段食管已经被切除了，胃的上部被肿瘤侵占的地方也被切除了。由于癌症已经扩散到肠道外的几个淋巴结，他接受了5个疗程的化疗。他的白细胞太少了，再接受一轮化疗就会要了他的命。

作为一个不抽烟也不喝酒的人，他对诊断结果感到震惊，因为他一直认为自己过着健康的生活。但很长一段时间以来，他一直觉得"胃不舒服"。他经常出现消化不良和胃灼热，这是胃食管反流的症状。食管内壁并不能承受胃中分泌的盐酸的腐蚀作用。这两个器官之间的肌肉瓣膜和复杂的神经机制确保食物可以从喉咙向下进入胃，而不允许胃酸反向流动。慢性反流会损伤下食道表面，渐渐发生恶性病变。

艾伦不是个爱抱怨的人，他只和医生提过一次上述问题。他反应快，说话快，做事快。他相当自信地认为，他边忙碌边吃东西的习惯就是导致胃灼热的原因。然而，压力和来自自主神经系统的神经输入紊乱也会导致胃酸过多，进而导致反流。神经系统的自主部分不受我们的意识控制，顾名思义，它负责许多自主的身体功能，如心率、呼吸和内脏肌肉收缩。

我问艾伦，在确诊之前，他在生活中是否有压力。"是的。我有过压力，但压力有两种，有好的也有坏的。"在艾伦看来，"糟糕的压力"是他与雪莱 10 年的婚姻中完全缺乏亲密感。他认为这是他们没有孩子的主要原因。"她有一些非常严重的问题。因为她不浪漫，和我不亲密，不能满足我的需要，我对婚姻的失望在我患癌症的时候达到了顶峰。我一直觉得这是主要的问题。"在艾伦看来，"正面的压力"来自他的工作。在确诊前一年，他每天工作 11 小时，每周工作 7 天。我问他有没有拒绝过任何事。"从来没有。其实我很喜欢人们请求我提供帮助。我几乎从未后悔过答应别人任何事。我喜欢做事，我喜欢承担责任。想要得到我的帮助，尽管开口。"

"那得了癌症之后呢？"

"我学会了对人说'不'——我经常这样做。我要活下去！我认为说'不'在我恢复的过程中扮演着很重要的角色。4 年前，他们告诉我，我只有 15% 的生存机会。我扪心自问，我想要活下去，于是我设定了一个 5～7 年的期限。"

"你这话是什么意思？"

"5 年对癌症患者来说是一个很神奇的数字，但我知道这只是一个大概的时限。我想也许我可以侥幸再多活 2 年。然后，7 年之后……"

"你是说 7 年之后你又可以像之前那样疯狂地过活了？"

"是的，也许吧。我不知道。"

"大错特错！"

"也许吧。我们以后再讨论这个吧。但现在我是个'好孩子'。真的。我对每个人都说'不'。"

～

压力体验分为三个组成部分。第一个部分是被生物体视为具有威胁性的事件，包括身体上的和情绪上的。这就是压力刺激，也叫应激源。第二个部分是处理系统，用来体验应激源和解释其含义。就人类而言，这个处理系统是神经系统，尤其是大脑。最后一个部分是应激反应，包括对感知到的威胁做出的各种生理和行为上的调整。

我们可以立刻看出，对应激源的定义取决于赋予它意义的处理系统。地震对许多生物体构成直接威胁，但对于细菌却没有任何威胁。相对于获得丰厚离职补偿金的高管来说，失业对月复一月单纯靠薪水过活的人造成的压力更大。

同样重要的是应激源作用的个体的个性和当前的心理状态。相比那些能在家庭领域、社会兴趣或精神追求中发现更多价值的同事，如果一个高管将自尊心和使命感与他在公司的地位完全挂钩，那么当他被解雇时，尽管他的财务安全能得到保证，他可能仍然会面临严重的压力。有些人将失业视为一个重要的威胁，而另一些人可能把它视为一个机会。应激源与应激反应之间没有统一的、普遍的关系。每一个压力事件都是单一的，都是当下的经历，但也有过去经历带来的影响。经历压力的强度及其长期后果取决于很多因素，因人而异。对我们每个人来说，对压力的定义取决于个人的性格，甚至更多取决于个人的生活史。

塞利发现，从生理上来说，压力主要影响身体的三种组织或器官：在内分泌系统中，明显的变化发生在肾上腺；在免疫系统中，压力影响脾、胸腺和淋巴腺；以及属于消化系统的肠内壁。解剖发现，受到压力后的老鼠肾上腺增大，淋巴器官萎缩，而且出现了肠溃疡。

所有这些影响都是由中枢神经系统通路和激素产生的。人体中有许多激素和可溶性化学物质，它们影响着器官、组织和细胞的功能。当一个器官分泌出的化学物质进入内循环，影响了另一个器官的功能时，这种化学物质就是内分泌激素。当人意识到威胁时，下丘脑会释放促肾上腺皮质激素释放激素（corticotropin-releasing hormone，CRH），它会经很短的距离到达垂体（位于头骨底部骨骼中的一个小内分泌腺）。在 CRH 的刺激下，垂体会释放促肾上腺皮质激素（adrenocorticotrophic hormone，ACTH）。

ACTH 又被血液带到肾上腺（隐藏在肾脏顶部脂肪组织中的一个小器官）。在这里，ACTH 作用于肾上腺皮质（一层薄薄的组织皮，作为内分泌腺发挥着功能）。在 ACTH 的刺激下，这个腺体会分泌各种皮质激素，其中最主要的是皮质醇。皮质醇或多或少地作用于身体的每一个组织——从大脑到免疫系统，从骨骼到肠道。它是人体对威胁做出反应的极其复杂的生理制衡系统的重要组成部分之一。皮质醇的直接作用是抑制应激反应，减少免疫活动，使其保持在一个对人体安全的范围内。

下丘脑、垂体和肾上腺形成的功能性联系称为 HPA 轴。HPA 轴是人体应对压力机制的中枢。我们将在后面的章节中探讨它与许多慢性疾病的联系。下丘脑与处理情绪的大脑中枢的沟通是双向的，因此情绪对免疫系统和其他器官发挥的最直接的作用是通过 HPA 轴实现的。

塞利所提到的同时出现肾上腺增大、淋巴组织萎缩和肠溃疡这三个特征，分别是由于 ACTH 对肾上腺的增强作用、皮质醇对免疫系统的抑制作用和皮质醇对肠道的影响。许多人在治疗哮喘、结肠炎、关节炎或癌症时服用皮质醇类药物，可能会有肠出血的风险，因此需要服用其他药物来保护肠道内壁。皮质醇的这种效应也有助于解释为什么长期处于压力之下会让我们更容易患上肠道溃疡。皮质醇还很容易导致骨质疏松。抑郁的人会分泌高水平的皮质醇，这就是为什么绝经后压力大、抑郁的女性更易患骨质疏松症和发生髋部骨折。

　　以上这种对应激反应的粗略描述并不是完整的，因为压力影响着身体里几乎所有的组织。正如塞利所指出的："大致上来说，应激反应不仅涉及大脑及其神经、垂体、肾上腺、肾脏、血管、结缔组织、甲状腺、肝和白细胞，还包括它们之间的多种交互关系。"[4] 压力会影响免疫系统中的许多细胞和组织（这些细胞和组织在塞利进行其开创性研究时大多不为人知）。另外，心脏、肺、骨骼肌和大脑中的情绪中枢也参与了对威胁做出的即时反应。

　　为了保持内部的稳定，我们需要对压力做出反应。应激反应是非特异性的，它可能是对任何攻击（物理、生物、化学或心理上）的反应，也可能是对任何感知到的攻击或者威胁的有意识或无意识反应。威胁的本质是破坏身体内环境平衡的不稳定性（内环境平衡是指生物体能够生存和行使功能的一个相对有限的生理状态范围）。为了做出"战或逃"反应，人体需要将血液从内脏转移到肌肉，让心脏跳得更快；大脑需要专注于威胁，忘记饥饿或性冲动；储存的能量需要以糖分子的形式被调动起来；必须要激活免疫细胞。这些任务是由肾上腺素、皮质醇等应激物质完成的。

　　所有这些功能都必须在一个安全范围之内完成：血液中过多的糖会导致昏迷；过度活跃的免疫系统很快就会产生有毒的化学物质。因此，应激反应不仅可以被理解为身体对威胁的反应，也可以被理解为身体在面对威胁时保持内环境平衡的尝试。在美国国立卫生研究院（National Institutes of Health，NIH）举行的一次有关压力的研讨会上，研究人员使用了"稳定的内部环境"这一概念，将压力定义为"一种不和谐的或内环境平衡受到威胁的状态"。[5] 根据这样的定义，应激源是一种"真实的或感知到的会扰乱内环境平衡的威胁。"[6]

　　所有的应激源有什么共同点呢？从根本上来说，它们都代表着生物体认为生存所必需的某种东西缺失了，或者说生物体面临着失去它。食物供应受到威胁是一个主要的应激源。对人类来说，失去爱的威胁也是如此。"可以毫不犹豫地说，"汉斯·塞利写道，"对人类来说，最重要的应激源都是情绪性的。"[7]

各种研究文献已经确定了三个普遍会导致压力的因素：不确定性、缺乏信息和失去控制。[8]慢性病患者的生活中一般同时存在着这三个因素。许多人可能会有一种错觉，以为自己能控制一切，但后来才发现，长久以来，他们所没有意识到的力量一直在驱动着他们的决定和行为。我在自身的生活经历中也发现了这个问题。对一些人来说，疾病的到来最终粉碎了他们控制生活的幻想。

加布里埃尔现年 58 岁，在当地的硬皮病协会中表现得很活跃。她脸上的皮肤紧致，完美洁白的牙齿上下嘴唇微微一动所产生的微笑，使得她那天生的大眼睛更加明亮有神。她纤细的手指透着硬皮病特有的蜡质半透明的光泽，但因为类风湿关节炎而有些变形了。几根手指像是偏离了中心，关节处也有肿胀。加布里埃尔在 1985 年被诊断出患有硬皮病。通常情况下，这种疾病的发作是缓慢而具有隐蔽性的，但她经历的第一个症状却是突然出现的像流感一样的症状——可能是因为她的硬皮病与更广泛的风湿性关节炎有关。她回忆道："我病得非常重，持续了将近 1 年的时间。头五六个月里，我几乎下不了床。我做任何事情都很费劲，因为哪里有关节哪里就疼痛。服用消炎药或泰诺在 3 ～ 4 周的时间里对我还有些效果，之后就不再有效了。然后我们会换药，尝试其他的方法。那时我吃不下饭，5 周内瘦了 30 磅⊖。我的体重降到了 91 磅……我在不同的文章中读到过，患有硬皮病的人是那些总是追求控制感的

⊖　1 磅 ≈ 453.6 克。

人。在我的一生中，我一直是负责的、包办所有事情的那个人。突然间，因为生病，我对一切完全失去了控制。"

压力对生命来说是一种至关重要的生理机制，如果说它是导致疾病的原因，似乎有些自相矛盾。为了解决这一明显的矛盾，我们必须区分急性压力和慢性压力。急性压力是身体对威胁的即时、短期的反应。慢性压力是指应激机制长时间处于激活的状态，而应激源又是无法避免的——要么是因为个体没有意识到这些应激源的存在，要么是因为他无法控制它们。

"战或逃"反应涉及神经系统的放电、激素的分泌和免疫系统的变化，能帮助我们在危险迫在眉睫时生存下来。在自然情况下，这些生理反应在紧急情况下是具有适应性的，但如果它们长期存在并且没有办法消退，就会对人体产生伤害，甚至是永久性的伤害。体内皮质醇水平长期偏高会破坏组织。肾上腺素水平长期偏高会升高血压，损害心脏。

大量的文献记载了慢性压力对免疫系统的抑制作用。在一项研究中，研究人员对两组研究对象的一种名为自然杀伤细胞（简称 NK 细胞）的免疫细胞的活动进行比较：一组研究对象是照顾阿尔茨海默病患者的配偶们，另一组是年龄与健康情况相匹配的对照组。自然杀伤细胞是对抗感染和癌症的前线部队，可以攻击入侵的微生物并杀伤恶性突变的细胞。第一组中这些照料者的自然杀伤细胞功能明显受到了抑制，即使对那些配偶早在 3 年前就去世了的人来说也是如此。得到较少社会支持的照料者的免疫功能受到了最大程度的抑制，就像最孤独的医学生在考试压力下免疫系统会受损最严重一样。

对照料者的另一项研究评估了流感疫苗接种的效果。在这项研究中，没有面临压力的对照组中 80% 的人对病毒都产生了免疫力，但在阿尔茨海默病照料者中只有 20% 的人产生了免疫力。持续照顾他人的压力抑制了免疫系统，使人容易患上流感。[9] 此研究还表明，压力会导致组织修复的延迟。与对照组相比，平均来说，阿尔茨海默病照料者的伤口要多用 9 天的时间才能愈合。

高水平的压力会通过 HPA 轴产生更多的皮质醇，皮质醇则会抑制参与伤口愈合的炎症细胞的活动。分别在免疫学考试举行前和暑假期间故意划伤一些牙科专业学生的硬腭后做出的比对发现，所有人的伤口都在暑假期间愈合得更快。在压力下，他们的白细胞产生的对愈合至关重要的物质更少。

压力、受损的免疫力和疾病之间的这种经常可见的关系，催生了汉斯·塞利所说的"适应之疾"（diseases of adaptation）的概念。有人认为，当早期人类不得不面对充满捕食者和其他危险的自然环境时，"战或逃"反应是不可或缺的。然而，在当代文明社会中，由于我们不再面临上述对生存的致命威胁，"战或逃"反应有时是在既没有必要也没有帮助的情况下被触发的。经常不恰当地触发身体的生理应激机制会导致疾病。

我们还可以从另一个角度来看待这个问题。"战或逃"的应激反应今天仍然存在，其目的与进化最初赋予它的目的是相同的：使我们能够生存下来。然而我们已经与旨在成为警报系统的原始直觉失去了联系。身体已做出了应激反应，但大脑却没有意识到威胁。我们让自己在生理上处于一种压力状态，但对痛苦只有微弱的感知或根本意识不到。正如塞利所指出的，当今大多数人（至少在工业化国家是这样）生活中的主要应激源是情绪上的。就像实验室里的动物无法逃脱一样，人们发现自己被困在不利于健康的生活方式和情绪模式中。经济发展水平越高，我们对自己的情绪状态就越麻木。我们不再能感觉到在我们身体里发生着什么，因此不能以自我保护的方式行事。压力的生理机制侵蚀着我们的身体，不是因为它已经失去了它的作用，而是因为我们也许不再具备识别它所发出的信号的能力了。

和压力一样，我们也常引用情绪这个概念，却往往不明其确切意义。和压力一样，情绪也是由几个部分组成的。心理学家罗斯·巴克将情绪反应根据我们对它们能认知到的程度分为三个层次，他称之为一类情绪、二类情绪和三类情绪。

三类情绪是主体的经验，来自我们内部，即我们的感受。在体验三类情绪时，我们会意识到一种情绪的状态，如愤怒、快乐或恐惧，以及伴随而来的身体上的感觉。

二类情绪是我们有意识或无意识的情绪体现，是他人所看到的。它是通过肢体语言来传达的——"非语言的信号、举止、语调、手势、面部表情、短暂的触摸，甚至这些事件发生的时机和词语之间的停顿。它们可能会造成生理上的改变，情绪传达者却通常意识不到"。[10] 一个人对自己所传达的情绪浑然不觉，但其周遭的人却可以清楚地解读，这是很常见的。不管我们的意图是什么，我们对二类情绪的表达是最能影响他人的。

父母最不能忍受的是孩子表达的二类情绪引发父母过多的焦虑。正如巴克博士所指出的，如果一个孩子的此类情绪表达被父母惩罚或抑制，那么他将来就会习惯性地压抑类似的情绪。这种自我关闭是为了避免羞愧和被拒绝。巴克写道，在这种情况下，"个体的情绪胜任力将受到损害……在未来会不知道如何有效地处理感受和欲望，他会因此产生一种无助感"。[11]

大量研究压力的文献表明，无论是真实的还是感知到的无助感，都是触发生物应激反应的强有力因素。习得性无助是一种心理状态，在这种状态下，即使真的有机会逃脱，受试者也无法从压力情境中解脱出来。人们经常发现自己处于习得性无助的情境中——例如，觉得自己被困在一段功能失调甚至虐待性的关系中、一份压力很大的工作中，或者一种剥夺了真正自由的生活方式中。

一类情绪包括由情绪刺激所引发的生理变化，如神经系统放电、激素的分泌和免疫系统的变化，这些变化使得我们对威胁做出"战或逃"反应。这些反应是不受意识控制的，也无法直接从外部观察到。它们自然地发生，可能产生于缺乏主观意识或情绪表达的情况下。这些应激反应在急性威胁下是适应性的，在长期被触发且个体自身无法以任何方式对抗威胁或避免感知到的威胁的情况下则是有害的。

罗斯·巴克写道，自我调节"在一定程度上涉及获得情绪胜任力，即以适当和令人满意的方式处理自己的情绪和欲望的能力"。[12] 在当代社会，"酷"——情绪的缺失，是一种主流的行为准则，孩子们经常听到的教导是"不要太情绪化"和"不要太敏感"，而理性通常被认为是情绪化的首选对立面。《星际迷航》（*Star Trek*）中的瓦肯人斯波克就是理性的理想文化象征。

情绪胜任力健全要求我们具有：

- 感受情绪的能力，这样当我们经历压力时就能对压力本身有所意识；
- 有效地表达我们情绪的能力，从而维护我们的需求，保持我们情绪边界的完整性；
- 区分与当前情况有关的心理反应和代表过去遗留问题的心理反应的能力。我们对这个世界的需要和要求必须符合我们目前的需求，而不是无意识的、童年时代未得到满足的需求。如果对过去和现在的区别认识不清，我们就会体验到一种失去感，或以为根本不存在的威胁会让我们有所损失；
- 对真正需要满足的需求的觉察，而不是为了获得他人的接纳或认可而去压抑它们。

压力是在没有满足以上这些标准的情况下产生的，并且会破坏内环境平衡。长期如此则会导致健康问题。纵观本书中每一个个案的病史，他们情绪胜任力的一个或多个方面都受到了损害，而他们本人往往并未留意到。

如果我们想保护自己不受潜在压力的影响及避免对健康造成危害，我们就需要对情绪胜任力进行培养。如果我们想从病痛中康复，我们就需要重新获得失去的情绪胜任力。我们需要培养孩子们的情绪胜任力，这会是最好的预防性药物。

第4章

"活埋"：肌萎缩侧索硬化与情绪压抑

———

亚历克莎和她的丈夫彼得来找我是为了咨询不同医生的意见。此前她被其他医生宣判了"死刑"，他们希望我能够推翻这个结论。

亚历克莎那时 40 岁出头，是一名小学教师。我们见面的前一年，她手上的小肌肉开始萎缩，越来越难抓握物体。她还会莫名其妙地摔倒。她向不列颠哥伦比亚省著名的发展心理学家戈登·诺伊费尔德（Gordon Neufeld）博士寻求帮助，他们是通过教育系统的咨询工作认识的。她认为这一切"只是压力"引起的，不愿意从医学角度考虑。

亚历克莎强迫自己继续工作，努力将日常活动量维持在合理限度之外，而大多数人病重到这种程度都会好好地照顾自己。诺伊费尔德博士回忆说："她的工作时间长得令人难以置信，而且工作职责也非常广泛。我从没见过有人把自己逼到这种地步。"由于握笔困难，亚历克莎经常在半夜才能批改完学生的作业。为了早点到校，用紧握在拳头里的粉笔在黑板上草草写下当天的板书，她早上5点半就要起床。随着病情的进一步恶化，她最终被转诊到肌萎缩侧索硬化国际权威专家安德鲁·艾森（Andrew Eisen）医生那里接受治疗。艾森医生通过进行电生理测试和临床检查确认，这名患者患有肌萎缩侧索硬化（本章后文简称为ALS）。现在，彼得和亚历克莎让我重新审查一遍她的病例，希望我能发现一些可能挑战专家观点的东西——或者更准确地说，希望我能支持他们的观点，即这些症状完全只与压力有关。然而对她的诊断是无可辩驳的——正如艾森博士所说："这是一个ALS的典型案例。"

在ALS中，运动神经元（启动和控制肌肉运动的神经细胞）会逐渐凋亡。没有神经放电的活动，肌肉就会萎缩。ALS协会的网站解释说："'a-myo-trophic'[⊖]源自希腊语。'a'的意思是没有或否定，'myo'指的是肌肉，'trophic'指的是营养——合起来就是'肌肉没有营养'。当肌肉没有营养时，它就会萎缩或衰弱。'侧索'指的是脊髓中负责为肌肉提供营养的部分神经细胞所在的位置。当这个区域退化时，就会留下瘢痕或硬化。"

最初出现的症状取决于病灶在脊髓或脑干的什么区域：患者可能会经历肌肉抽搐或痉挛，失去正常的语言能力或有吞咽困难，最终会丧失活动能力和肢体运动功能；有的患者还会丧失语言能力、吞咽能力和呼吸能力。尽管有过一些对康复病例的报道，但英年早逝通常是不可避免的。尽管有些人可能活得稍长一些，但大约50%的患者在确诊5年内就会去世。《时间简史》一书的作者、英国宇宙学家斯蒂芬·霍金（Stephen Hawking）几十年来一直被这种疾病困扰——等我们在后文中研究他的例子时再讨论其病因。与其他神经系统退行性疾病不同，ALS患者失去了对肌肉的控制能力，但智能却没有下降。卡尔加里市的心理学家苏珊娜·霍根（Suzannah Horgan）在一篇研究论文中指出："大多数患者的故事都反映了试图结合并掌控完整大脑和受损身体的压力。"[1]

⊖　amyotrophic意为"肌萎缩的"。——译者注

　　ALS 导致神经系统退化的原因尚不明确。有证据表明，这可能与免疫系统有关，涉及神经系统中起免疫作用的细胞的功能障碍。小胶质细胞对大脑起着保护的作用，但是当受到过度刺激时，它们可能会变得具有破坏性。1995 年发表于《科学美国人》（*Scientific American*）的一篇文章引用了一些初步的研究数据，指出小胶质细胞可能与多发性硬化、帕金森病和 ALS 的发生有关。[2]

　　亚历克莎和彼得在绝望中挣扎着，想要摆脱他们悲惨的处境。彼得是一名退休工程师，他会纠结于肌肉电生理学的细节，并引用一些没什么意义的研究，提出一些让专家觉得荒谬的理论。当我问他妻子一些问题时，他经常打断她；她回答的时候，也会斜眼瞅他，好像在等待得到赞同。很明显，彼得觉得亚历克莎即将死去这件事可怕得令人无法忍受，而且她似乎是为了他而非自己而否认这个诊断结果。我觉得自己不是在和两个独立个体交谈，而是在和一个拥有两具身体的人交谈。"亚历克莎无法进行独立思考。"诺伊费尔德博士说，"她不会说任何表明两人是独立个体的关于彼得的事。"

　　另一件令人感到痛苦的事情是，亚历克莎不会用情绪化的语言来表达自己。她根本不会运用直接表达自己情感的词汇：任何和情绪有关的问题，她都用想法来诠释，尽管表现得口齿伶俐，内容却是混乱的。"所有的情绪仿佛完全被冻结了。"诺伊费尔德的描述也证实了这一事实。

　　亚历克莎情感冻结的原因在于她对被抛弃的极度恐惧。被亲生父母抛弃后，她从未与养母建立起情感上的联系。"她们之间的关系非常空虚，从来就没有实质性地存在过。"诺伊费尔德博士说。他与亚历克莎在她生命的最后 3 年里变得很熟络。"她的养母还有一个孩子，而且更喜欢那个孩子。亚历克莎尽了最大的努力，也无法扭转这个局面。她在青少年时期与养母变得更加疏远，最终，她放弃了。在那之前，她拼命地想和养母建立深层的联系，但从未成功过。徒劳一场。亚历克莎觉得她的自我意识仿佛在一个深不见底的黑洞里。"她的第一次婚姻很快就破裂了。她从小就觉得自己必须照顾好每一个人。"她从来不给自己喘息的机会，"诺伊费尔德说，"她不给自己留出放松的空间。"

在一篇发表于 1970 年的研究文章中，耶鲁大学医学院的两位精神病学家沃尔特·布朗（Walter Brown）和彼得·穆勒（Peter Mueller）记录了 ALS 患者之间存在的一些惊人的相似之处："他们总是能唤起所有与他们接触的工作人员的钦佩和尊重。他们都会避免向他人寻求帮助。"[3]这项研究涉及对 10 位患者的访谈、临床评估和自我心理测试。作者们的结论是，ALS 患者都拥有两种终身的特殊行为模式，使其区别于他人：一种是无法寻求或接受他人的帮助，另一种则是长期排斥所谓的负面感受。研究指出："患者普遍持续勤劳地工作，不向他人求助，而且似乎有一种对恐惧、焦虑和悲伤……的习惯性否认、压抑或隔离……大多数人表示，保持快乐是很有必要的，（一些人）谈及自己恶化的病情时显得非常漫不经心，甚至还带着微笑。"7 年后由旧金山长老会医院发表的研究结果并没有证实这篇 1970 年的耶鲁大学论文所得出的结论。有人可能会说，尽管目前这一问题还没有定论，但耶鲁大学的研究与所有关于 ALS 患者的研究资料所说明的问题是一致的，无论是从观察得到的，还是来自临床医生的经验。心理学是一门拼命想把自己打扮成纯科学的艺术，心理学研究往往只能发现特定研究人员有独特眼光去发掘的东西。

"为什么 ALS 患者人都特别好？"几年前，克利夫兰诊所（Cleveland Clinic）的神经学家在慕尼黑举行的一次国际研讨会上展示了一篇有趣的论文。[4]它讨论了许多临床医生对患有 ALS 的人的印象：与患有其他疾病的人相比，他们几乎都拥有"人格上最能令人感到愉快的特征"。

克利夫兰诊所是一家针对 ALS 的转诊中心，对疑似 ALS 患者的治疗方案从电诊断测试（EDX）开始。EDX 通过测量电导率来检测作用于肌肉纤维的神经细胞（即运动神经元）是存活还是已死亡了。这篇论文的资深作者阿萨·J.

威尔伯恩（Asa J. Wilbourn）博士说，诊所员工普遍认为友善是 ALS 患者共有的性格特征。他的文章指出："这种情况频繁发生，以至于每当 EDX 技术人员完成他们的工作并传达结果时……他们通常会附带一些评论，例如'他人这么好，怎么会患有 ALS'。尽管他们与患者接触的时间很短，而且得出看法的方法明显不科学，但结果总是会证明这些看法是正确的。"

"有趣的是，当我们在慕尼黑介绍论文时，每个人都一副恍然大悟的样子。"威尔伯恩博士说，"'哦，确实如此，'人们评论道，'我也注意到了这一点——我只是从来没有认真考虑过这个问题。'这几乎是一个普遍的反应。在对大量 ALS 患者进行评估的实验室里，这已经成了一种常识。我认为任何与 ALS 打交道的人都知道，这是一个明显存在的现象。"

我本人在私人诊所和姑息治疗中接触到的 ALS 患者身上也具有类似的模式。情绪压抑是在患有 ALS 的名人身上都可以发现的特征，在大多数情况下表现为待人十分友好。除了物理学家斯蒂芬·霍金、棒球巨星格里格，还有教授莫里·施瓦茨（Morrie Schwartz），他在临终前几个月里参与了特德·科佩尔（Ted Koppel）的电视节目，成为一个备受公众尊敬的人物。畅销书《相约星期二》(*Tuesday with Morrie*) 包含着他的故事和智慧。

ALS 患者的生活史无一例外地涉及童年期的情感剥夺或丧失。ALS 患者的性格特征表现为毫不松懈的自我驱动，不愿承认自己需要帮助，以及否认身体或情感上的各种痛苦。所有这些行为和心理应对机制在发病前早已形成。大多数（但不是所有）ALS 患者明显都很友善，表现出一种强加给自我的想要符合他人（以及世界）期望的形象。他们的性格不像一般人是自发形成的，而似乎被困在一个角色中，即使这个角色会对其本身造成进一步的伤害。当童年早期的情感缺乏使得强烈的自我意识无从发展时，他们就会进入这个角色。自我意识非常薄弱的人往往会与他人建立起不健康的关系。

纽约洋基队一垒手格里格的例子就很具有启发性。不论生病还是受伤，格里格都坚决不下场，这让他赢得了"铁马"的绰号。早在 20 世纪 30 年代，在复杂的物理治疗和运动医学出现之前，他创造了连续参加 2130 场比赛的纪录——这一纪录维持了近 60 年。他似乎认为，仅在身体健康时发挥他惊人的天赋和专注于比赛是不够的，他对他的球迷和雇主太过于尽职尽责，以至于从来不让自己休息。据他的传记作者描述，他被困在了一个"忠诚的儿子、忠诚的团队成员、忠诚的公民和忠诚的员工的角色中"。[5]

一名队友回忆了格里格在右手中指受伤的情况下继续参加比赛的情景。"他每次击球都疼得厉害。当他接住球时，他几乎感到恶心。你可以看到他痛苦的表情。但他还是继续留下比赛了。"医生用 X 光检查他的手时，发现他的每一根手指都骨折过——有些甚至不止一次。早在因患有 ALS 而不得不退役之前，格里格的手就有 17 处位置不同的骨折。"他在比赛中疯狂地笑着，像个在一场令人精疲力竭的马拉松比赛中疯狂跳舞的人。"有人如此写道。当一名洋基队的新队员因患重感冒而感到身体很虚弱时，格里格那种对自己毫不留情的态度和对他人的关怀形成了鲜明的对比。为了安抚烦躁的球队经理，格里格把这位年轻队员带回家，让自己的母亲照顾他。母亲给这位"病人"喝了热红酒，然后让他在儿子的房间里睡觉。格里格则睡在沙发上。

大家形容格里格为典型的"妈妈的乖儿子"。他一直和母亲生活在一起，直到在 30 岁出头结婚，但母亲对这段婚姻表现出了明显的不满意。

斯蒂芬·霍金在 21 岁时被诊断出患有 ALS。他的传记作者写道："在剑桥大学的头两年里，他的 ALS 迅速恶化。行走这件事对他来说变得非常困难，仅仅是为了移动几英尺，他也不得不借助一根棍子。尽管他的朋友们尽了最大的努力来帮助他，但大多数时候他都拒绝接受任何帮助。他利用诸如墙壁和棍子等物体，艰难而缓慢地走过一个个房间和空地。在很多情况下，仅仅依靠这些支持物是不够的……有时霍金会头缠绷带出现在办公室中，因为他在来的路上重重地摔了一跤，撞了个大包。"[6]

加拿大人丹尼斯·凯（Dennis Kaye）因 ALS 去世，他在 1993 年出版了《笑吧，我以为我会死掉》（*Laugh, I Thought I'd Die*）一书。尽管知道作者的不幸，读者们依然笑得前仰后合——这完全符合凯当初写书的意图。和其他患有 ALS 的作家一样，他毫不畏惧不用手指或手写作的巨大挑战。"首先，让我开门见山地告诉你，ALS 不适合胆小的人。"他以"病弱者的生活方式"为题，开篇写道："其实我只把这本书推荐给那些真正喜欢挑战的人。"凯用固定在他的前额上的棍子敲出了这本书。下面是他对"ALS 患者的性格"的描述："人们很少看到'游手好闲的'或'懒惰的'这样的形容词与'ALS 患者'出现在同一句话中。事实上，ALS 患者所共有的唯一特征就是拥有充满活力的过去。几乎在每一个案例中，患者要么是典型的过度追求成就者，要么是长期的工作狂……我过去一直被称为工作狂，我想确实如此……不过严格说来，尽管我一直在工作，但我从未对工作上瘾，而是受到对无聊的厌恶、鄙视的驱使罢了。"[7]

另一位患有 ALS 的加拿大人伊芙琳·贝尔（Evelyn Bell）撰写了《无声的哭泣》（*Cries of the Silent*）一书。她佩戴着装在一个特殊玻璃框上的激光灯，让灯光照射在拼字板上，然后不厌其烦地把每个单词中的每个字母都指出来，再让志愿者助手写下来。对她来说，对一个目标投入如此之大的热情并不是什么新鲜事。她说她的生活一直"节奏狂热"。她是 3 个孩子的母亲，同时事业有成。"兼顾家务、养育子女、经商、园艺、室内装饰和司机工作是一项很大的挑战，但我很喜欢这些角色，并投入了大量的精力……在我持家的这些年里，我的营养品业务得到了广泛的发展，我享受着公司配备汽车和多次出国旅行的待遇。我在商业上取得了很大成功，连续多年在加拿大都排名前列。我想成为成功的母亲，并在我所从事的方方面面取得成功。"然而令人感到讽刺的是，伊芙琳·贝尔在提到这些之前才刚刚写道："我们都知道，金钱可以被取代，健康和婚姻却不能。"[8]

疾病经常使人们可以用不一样的角度来看待自己，重新评估自己的生活方式。一天，当丹尼斯·凯"颇为得意"地看着父亲和两名员工一起做着他一直以来独自完成的工作时，他突然意识到了什么。"很快，"他写道，"满足感变成了挫折感……我意识到，我几乎所有的成就都或多或少地与我父亲的抱负有关，而与我的抱负无关。我不想把这变成'脱口秀节目嘉宾的忏悔'，但从我还是个在暑假打工的孩子时开始，我就一直在帮助父亲实现目标和履行义务。除了十几岁时的那几年外，在过去的 14 年里，我一直在帮别人如期完成目标……突然，转眼间，我发现自己快 30 岁了，而且面临着自己的最后期限……大限将至。"

我最近遇到的一位 ALS 患者劳拉身上也有同样的强迫性责任感。65 岁的劳拉以前是一名舞蹈老师，她在自己位于西海岸的、像杂志照片一样的木头玻璃房子门口迎接了我。即使倚靠着她的助行器，她依然展示出了身为芭蕾舞者的美丽和优雅。4 年前，她在接受乳腺癌化疗时被诊断出患有 ALS。"我去听音乐会时，"她说，"突然就不能鼓掌了。我的手指抽筋了，不像平时那么灵巧。当我接受化疗后，情况似乎变得更糟了。有几次我摔得特别严重，其中一次摔断了颧骨和眉骨。"劳拉说话断断续续，但我从她声调近乎单一的讲话中仍能感觉到她活泼幽默的性格和对生活的热爱。

劳拉在经历对她来说非常紧张的一年之后出现了健康问题，在这一年里，她与第二任丈夫布伦特在家里努力经营着自己创办的膳宿业务。她说："我一直想开一家家庭旅社……我找到了这个合适的地方，但因为我们必须拿出超出我们实际支付能力的钱，所以压力很大。我为布伦特不得不承担我所带来的经济风险而感到内疚。第一年要装修，经历了很多困难。我们自己建了马车房。

我经营着生意，建了房子，还做了装修。在我们搬进来一年后，我发现了自己的肿块。"几个月后，她被诊断出患有 ALS。

　　劳拉的例子告诉我们，ALS 患者在身体发出反抗信号很久之后，依然难以摆脱自我强加的责任感。在接受我的访谈期间，劳拉负责家庭旅社的管家正在欧洲旅行。"其实我们 70% 的客户都是常客，"劳拉说，"你懂的，你会像朋友一样去了解他们。当我们告诉他们，海蒂不在，因此我们这个月不接待任何客人时，我感到很内疚。上个周末我们还是接待了三组客人入住，因为我不能对他们说'不'。他们都是常客，而且我很乐意见到他们。下个星期，我们还会接待一位曾多次来访的客人，一位商务客人。"

　　"不如你提出来，"我建议说，"'亲爱的客人：病情让我的生活非常困难。我不能再继续做照顾别人的工作。'"

　　"我可以这么说。但是那个女孩想来，我也真的很喜欢她。她知道我的情况，她说：'我会打扫我自己的房间，早上我吃一碗麦片就可以。'他们都这么说，可我不能让他们这么做。因为在早餐时间只供应一碗麦片粥是我做不出来的事。"

　　"你真的不用招待他们。他们自己会看着办的。"

　　她由衷地笑了出来。"你说得好像很简单。我得去报个班学习一下怎么做到，或者找你咨询一下。"

　　劳拉在很小的时候就被灌输了对别人的需求说"不"所应该产生的愧疚感。她 12 岁时，母亲患上了乳腺癌，4 年后去世了。⊖劳拉从青春期起就负责照顾妹妹和弟弟，他们分别比她小 5 岁和 10 岁。甚至在那之前，她就已经习惯去揣摩父母的心思了。

　　⊖　劳拉的家族中遗传有乳腺癌基因，她的妹妹比她早 6 个月确诊。乳腺癌是本书下一章的主题。

"我母亲是一名舞蹈老师，所以我很小的时候就开始跳舞，一直跳到现在。我参加了皇家温尼伯芭蕾舞团，但最后因为个子太高离开了，后来我和一个朋友开了一所舞蹈学校，教孩子跳舞。"

"坚持跳芭蕾舞意味着对自己的生活要求很高。你小时候喜欢这样吗？"

"有时候吧。有时我很讨厌这样。我讨厌不能在星期六下午和朋友一起去看演出，总是错过生日派对。"

"那你是怎么解决这个问题的？"

"我母亲让我做选择，我选择去跳舞，因为我知道她更希望我这么做。"

"那你自己更想做什么呢？"

"我本想和我的朋友们一起去玩的。"

母亲去世后，劳拉成了一家之主，不仅要照顾弟弟妹妹，在某些方面还成了父亲的伴侣。"他会说，'劳拉，你今晚要做什么'。我会说，'我要和我最好的朋友康妮一起去看演出'。他会说，'哦，那我找个保姆看着弟弟妹妹，然后我和你一起去吧'。我所有的朋友都喜欢来我家，因为他们喜欢我爸爸。他对每个人都很好。"

"你觉得你爸爸和你还有你的朋友们一起玩怎么样？"

"呃，哪有青少年想让爸爸在身边转来转去呢！"

"你有没有说过，'爸爸，我只想和我的朋友们待在一起'？"

"不……我不喜欢他在身边，但我不想伤害他的感情。"

劳拉的第一任丈夫是一个死性不改的好色之徒，她嫁给他是为了逃离自己的家庭。当她怀着第三个孩子时，他离开了她，没有给予她任何经济上的支持。他们是青梅竹马。

"他有了外遇？你忍受了多久？"我问她。

"4 年。我有 2 个孩子，我相信婚姻。"劳拉慢慢地拿起纸巾擦眼泪，"我从来没有谈起过这个。"

"这对你来说仍然很痛苦。"

"我不知道为什么，已经过去很久了……对不起，我确实很情绪化。"

"情绪化对你来说是一种怎样的体验？"

"我觉得很讨厌，因为这对我来说没有任何好处。"

"在你的生活中，你觉得情绪化是一件不舒服的事情吗？"

"嗯，如果你变得很情绪化，通常是因为发生了不好的事情或悲伤的事情，所以谁会喜欢情绪化呢？"

从某种意义上说，劳拉是对的。对一个孩子来说，如果没有人能接受他的悲伤或愤怒并提供一些安慰和包容，那么这些情绪就是无用的。一切都必须被严格地控制在心底。ALS 的身体僵硬症状很可能是这样做所产生的后果。也许神经系统只有有限的能量来压制迫切需要释放的强烈情感。可以合理地假设，在某些特定的易感人群中，神经可能会失去自我修复的能力。ALS 会不会是神经系统疲惫不堪、无法自我修复的结果呢？

"为什么 ALS 患者作为一个气质惊人一致的群体而存在这一事实没有在文献中被讨论过？"克利夫兰诊所的神经学家在慕尼黑的报告中问道。"可能主要原因在于，它是建立在主观评价的基础上的，缺乏科学的验证手段。因此，正如我们的精神病学同事所说的，'善良'是极其难以被量化的。"或许如果研究人员能更仔细地获取患者的生活史，那么许多现在被遗漏的有用信息都能被发掘出来。本章的例子恰好说明了这一点。

无论一个人多么真诚地想要把善良的外表当作真实的自己，愤怒和痛苦在善良的外表之下都是存在的。两年前被诊断出患有 ALS 的一名男子的姐姐说："我的母亲还健在，我也非常爱她，但她非常专横跋扈，对情感的理解很肤浅，对他人的需求和欲望麻木不仁。她不允许你有任何自我。和我的母亲在一起时，你很难找到自我认同。当我想到我弟弟的病时，我想到我们几个子女都为了成为独立的个体而努力过。这很艰难，但我们做到了——除了我的弟弟，不知怎么的，他没能办到。我现在 54 岁了，他 46 岁了。上次我见他时，他对我说'我恨妈妈'。可是，他是我们当中对我母亲最好的那一个。尽管他得了 ALS，几乎不能走路，但他会去妈妈那里给她送汤。当他在妈妈面前的时候，他始终是一个可爱的小男孩，那个他一直在做的好孩子。而我不是。"

こ

38 岁的乔安妮很漂亮，有着一头乌黑秀发和明亮忧郁的蓝眼睛。她在去世前几个月住进了我们的临终关怀病房。她曾是一名舞蹈演员。有一天在舞池中，她的四肢突然莫名其妙地不听使唤了，这被追溯为 ALS 发病的开端。乔安妮为自己与生俱来的自如且具有创造性的行动能力而感到自豪，她认为这个诊断是她能想到的对自己最具毁灭性的打击。"我宁愿死于某种可怕的癌症。"她说。她的病已经到了晚期，她想让我答应在她病危的时候帮她死去。我保证我们不会让她遭受痛苦或呼吸困难。这是我凭良心做出的承诺，并且不会违背大多数从事姑息治疗工作的医生和护士所达成的共识——对安乐死的原则性拒绝。

当你照顾一个弥留之人的时候，你可以很快而且很深入地了解他们。乔安妮和我谈了很多次。她曾经告诉我："我这一生从童年起就做过很多次被活埋的梦。梦里我躺在我的棺材里，被封闭在地下，无法呼吸。3 年前，当我被诊断出患有 ALS 时，我去了 ALS 协会的办公室。墙上贴着一张海报，上面写着'患有 ALS 就像被活埋一样'。"

我相信乔安妮反复出现的噩梦并不是巧合，也不是超自然的预感。孤独、被限制、绝望、被诅咒一般，以及得不到任何人的倾听，这是她童年心理状态的真实写照。在与父母或兄弟姐妹的关系中，她从未体验到自己是一个活着的、自由的人。我不由得猜测，在她的原生家庭中，将她推入这种局面的到底是多少代人积攒起来的压力。事实上，在她生命的最后阶段，她的父母和兄弟姐妹都没有来看望过她。由热心照料者组成的新家庭在乔安妮临终前几周里陪伴着她，直到她咽下了最后一口气。在她生命的最后几天里，她一直在沉睡。我遵守了诺言，她最后并没有受苦。

———

来自维多利亚的苏·罗德里格斯（Sue Rodriguez）当着一名加拿大议员的面，公然违抗法庭，自杀身亡。她也是一个在情感上与家人十分疏远的人。她的传记作者、记者丽莎·霍布斯–伯尼（Lisa Hobbs-Birnie）描述了她被确诊患有 ALS 的那一天的情形。

> 苏感到膝盖发软，两腿仿佛瞬间变成了水一般。她知道 ALS 是什么，也看过物理学家兼天文学家斯蒂芬·霍金的纪录片，了解他的病情。她试图想象自己有一个不能坐起来、走路、说话、大笑、写作或拥抱孩子的身体……她靠在了墙上。她听到了一种可怕的声音，像受伤动物的叫声一般原始，这是她以前从未听到过的。她看到路人惊恐的表情，才慢慢意识到，那声音是从她自己的嘴里发出来的……
>
> 她打电话告诉了她的母亲和继父——多伊和肯·撒切尔。多伊说："肯和我知道了。"
>
> 苏觉得自己被遗弃了，开始感受到一种止不住的悲痛。[9]

苏是她父母在 10 年内生下的 5 个孩子中的老二。她一直像个局外人一样。她的母亲没有来由地认为是苏自己做出了这个选择。"几乎从她出生的那一刻起，"她的母亲说，"她就不像其他人那样觉得自己是家庭的一分子。她的病只是使情况变得更糟罢了。"在苏生命的最后几个月时间里，母女俩只偶尔通过电话。多伊被女儿们和其他人形容为"不懂得照顾他人"的人。

霍布斯－伯尼写道："当苏从医院打电话告诉母亲她的诊断结果时，母亲表现出了一种她常有的粗暴反应，这不仅体现出她缺乏照顾孩子的能力，也体现出她们缺少正常的母亲和女儿之间所应该有的那种互动。"随着苏病情的恶化，这种情况并没有好转。据比她小 14 个月的弟弟说，情感交流对罗德里格斯一家来说是十分陌生的。他是兄弟姐妹中唯一一个和他垂死的姐姐保持定期联系的人。他说家里的大多数人都不乐于表露自己的情感。

这不是一群奇怪的、没有感情的人。问题不在于缺乏情感，而在于痛苦和未代谢的情绪太多了。罗德里格斯一家通过压抑情绪来处理情感创伤。家族中几代人的经历让他们陷入了这种应对模式。苏的父亲汤姆 45 岁时死于酒精性肝硬化，是这种过度痛苦的早期受害者。他是一个自尊心很低、一生都被别人控制着的人。

作为一个身患绝症、育有一名幼童的母亲，是什么驱使苏·罗德里格斯在高度公开的法庭诉讼和媒体宣传活动上将她日渐减少的身体和精神资源发挥到极致的？她口齿伶俐，个性迷人，有着美丽的笑容，人们视她为拥有不屈不挠的勇气和精神的斗士，她成了许多人心目中的英雄。人们普遍认为，她是在为自己可以选择在某一时刻以某种方式死亡的权利而战。

在苏·罗德里格斯的故事中存在着比死亡自主权更复杂的问题，尽管死亡自主权在她充满戏剧性的故事中属于吸引公众想象力的那一部分。在一个自信而坚定的斗士受欢迎的表象背后，她是一个担惊受怕又很孤单的人，她所得到的支持并不系统，与其分居的丈夫和家人都是那样的疏远。这是一个有着很多层次的故事。然而，向大众公开的那一层通常是故事最表浅的一层。

传记作者认为，苏·罗德里格斯是"一个有着强烈信念和自我意识的女人。她能控制自己的生活，而且更愿意控制自己的死亡"。然而现实是充满矛盾的，对所有 ALS 患者来说都是一样。坚定的信念并不一定意味着强烈的自我意识——现实或许恰恰相反。强烈的信念可能只是一个人在无察觉地努力建立自我意识，以填补内心的真空。

苏·罗德里格斯困扰重重的个人关系史表明，她从未对自己的生活拥有过切实的掌控。她一直在扮演各种角色，却从未接近真实的自我。她痛苦地向法庭和公众发问："谁拥有我的生命？"——这是她对自己一生的总结。她为控制自己的死亡而发起的战斗成了她最后的也是最伟大的事迹。丽莎·霍布斯－伯尼写道，当苏·罗德里格斯开始打官司的时候，"她很快就成为一个全国瞩目的人物。她欣然接受了这个角色，就好像她的一生都在为这个角色做准备，事实也的确如此"。

当苏·罗德里格斯被诊断出患有 ALS 时，她将自己的绝望处境与她所认为的 ALS 患者斯蒂芬·霍金所拥有的相对优势进行了比较。霍布斯－伯尼写道："她收到了关于姑息治疗的小册子，这些小册子描述了那些'被充满爱的家庭包围'的病人，或者那些从'精神生活'中找到快乐的病人。她想，'什么充满爱的家庭？什么精神生活？让斯蒂芬·霍金这样的天才过精神生活吧。对我来说，如果不能移动自己的身体，就没有生活可言'。"

～

科学专家也许会质疑斯蒂芬·霍金"当代爱因斯坦"的公众地位，但没有人会质疑他的才华、独创性和知识分子的无畏精神。自从他 20 岁时出现预示着 ALS 发作的轻微言语障碍以来，他不屈不挠的意志一直支撑着他的生活和工作，深受人们的钦佩和仰慕。1963 年，霍金被预测最多只能再活两年。他曾在一次前往瑞士的旅途中身患肺炎并昏迷，并且不止一次差点死去。然而，在经历确诊、肢体瘫痪、被困在轮椅上、完全依赖他人生活 40 年后，他还是出版了两本畅销书。他不停地在世界各地旅行，尽管不能用自己的声音说话，但他是一位很受欢迎的讲师，也获得了许多科学界的荣誉。

虽然偶有例外，但 ALS 的病程一般是可预测的。绝大多数病人在确诊后 10 年内就去世了，很多人甚至更早。在极少的情况下，确实有人能从貌似是 ALS 的疾病中恢复过来，但是能像斯蒂芬·霍金那样长时间忍受 ALS 折磨的人是极不寻常的。霍金不仅能继续工作，还保持着很好的水准。是什么让他战胜了那些医学上的普遍观点和可怕数据？

我们不能剥离霍金的生活环境和人际关系，把他的病程理解为一个孤立的临床现象。毫无疑问，他的长寿归功于他不让自己被疾病击败的坚定决心。但我也相信，苏·罗德里格斯那言辞尖酸的比较是正确的：年轻的斯蒂芬拥有大多数 ALS 患者无法获得的许多无形资源。考虑到 ALS 的本质是一种破坏身体机能又保持智力完整的疾病，一个善于抽象思考的人会处于一种"活在精神世界"的理想状态中。霍金不像前攀岩及马拉松运动员罗德里格斯，也不像舞蹈家劳拉和乔安妮，对他来说，身体运动机能的衰退并不会影响他为自己选择的道路。相反，它促进了他的成长。在他得到诊断并变得虚弱之前，尽管他才华横溢，却并没有什么明确的目标。

霍金一直拥有强大的认知能力、数学能力和自信，但他似乎一直对自己的形体缺乏自信。"他古怪而难相处，骨瘦如柴而又孱弱。"迈克尔·怀特（Michael White）和约翰·格里宾（John Gribbin）在《科学人生》（*A Life in Science*）一书中写道，"他的校服总是看起来乱糟糟的，据他的朋友们说，他经常念念叨叨，吐字不清……他就是那种孩子——班里的笑料，经常被戏弄、偶尔被欺负的人，只有在私下里会受到一部分人的尊重，但大多数人都会回避他。"尽管有人已经看到了他真实的能力，他却无心满足他们的期望。年轻的霍金似乎承担着他父亲受挫的雄心壮志。他的父亲显然下定了决心，要让儿子在教育上和社会上取得成功——他这个父亲没有完全达成的目标。其中一个目标是让斯蒂芬进入英国最负盛名的私立学校之一。10 岁时霍金去威斯敏斯特公学参加竞争奖学金的考试："考试的日子到了，斯蒂芬却病倒了。他没能完成入学的考试卷，因此没能就读英国最好的学校之一。"

当然，人们可能会认为患上这种不合时宜的疾病纯粹是巧合。但我们也可以认为这是孩子对来自父母的压力说"不"的唯一方式。考虑到霍金家族对隐私的注重，我们很难知道真相到底是什么。我们所能知道的是，后来，当年轻的霍金不再住在家里，可以自由地追求自己的喜好时，他更倾向于追求社交生活，而不是学术研究。斯蒂芬相当懒惰，还酗酒，逃课，不学习——这些都是在大学里消极抵抗的典型做法。有一段时间，他的学术生涯似乎处于危险之中，他一度考虑要加入公务员队伍。直到确诊患上 ALS，他才开始把他非凡的智慧集中在他的工作上：阐明宇宙的本质，填补爱因斯坦相对论和量子力学之间的理论鸿沟。由于身体残疾，他不必承担其他科学家必须承担的教学和管理任务。他的传记作者写道："一些人将他在宇宙学方面的巨大成功归功于大脑自由度的提高，另一些人则认为，他的发病是对自己能力运用的一个转折点，在此之前，他只不过是一个比较聪明的学生罢了。"

虽然后一种观点令人难以接受，但就连霍金也承认，在患病之后，他才开始对一切事务尽力而为："我……在人生中第一次开始认真地工作。令我惊讶的是，我发现我居然很喜欢这样。也许把它们称作工作并不合理。有人曾经说过，科学家和妓女都是做他们喜欢做的事而得到报酬的人。"

关于妓女的见解显然是错误的，但很明显，霍金一直十分幸运，尽管他的身体条件极其有限，但他能追求一项真正的事业。

霍金拥有而罗德里格斯没有的另一个不可或缺的元素，就是亲人无条件的情感支持和无微不至的照顾。对霍金来说，这种关怀的源泉是他的妻子（后来成为他的前妻）简·霍金（Jane Hawking）。她下定决心把自己的一生奉献给他——这是建立在她个人的巨大牺牲之上的，而她本人后来也意识到了这一点。两人在斯蒂芬被诊断出患有 ALS 之前就认识了，不久后就结婚了。由于早年的个人经历，简早已准备好接受这样一个忠实和忘我的照料者角色。我是特意使用"忘我"这个词的：她缺乏一种成熟的、自主的自我意识，因此她完全认同自己作为斯蒂芬的"护士、母亲和守护天使"的角色。她在 1993 年出版的回忆录《音乐移动群星》（*Music to Move the Stars*）中回忆道："我想为自己的生活找到某种意义，我认为我在照顾他的这个想法中找到了这种意义。"当她怀疑自己是否有能力完成这项艰巨的任务时，朋友们对她说："如果他需要你，你必须去做。"于是她接受了这一切。

这两个年轻人在他们的婚姻关系中不仅是平等地结合在了一起——他们完全融合在了一起。他们的身体、心和灵魂都成为一体。如果简没有把个人生活和奋斗放在次位，斯蒂芬很可能会活不下去，更不用说取得如此惊人的成功了。他的传记作者断言："如果没有简的帮助，几乎可以肯定的是，他会无法继续生活下去，或者会失去生活下去的意愿。"[10]

简接受了她放弃自我的现实，以及他们之间精神能量从妻子到丈夫的单向流动，这种关系就这样维持了下去。这对夫妇彼此相爱，但简终于还是感到被利用了。她回忆起 1965 年的一件怪事，当时她在手臂骨折后绑着石膏来到未婚夫的公寓。"他叫我来实际上是希望我能够发挥我的秘书技能，为他打出一份求职信。当我左臂绑着鼓胀的白色石膏走进他的房间时，他脸上流露出一种反感的沮丧表情，我对他哪怕能表现出一丝同情的希望瞬间破灭了。"

这个小插曲概括了他们之间关系的本质：简是一个可以随时被利用的、沉默寡言的、顺从的母亲或保姆，她的服务是被期待的，被认为理所当然的，只有当她不在的时候，她的存在才会被注意到。她和丈夫一起环游世界时，每天都要面对和克服无数的困难，直到很久之后，当他成为国际知名的高收入作家后，一部分困难才得到缓解。她感到作为个体的自我逐渐消失了。她被吸干了，感觉自己变成了一个"易碎的空壳，孤独而脆弱"，她几乎产生了自杀的念头。霍金则蔑视她争取独立的努力，最终表达出了类似于被母亲遗弃的孩子那样的愤怒。糟糠之妻最终被一位护士所取代——后者离开了自己的丈夫，嫁给了科学家霍金。简也找到了新的爱人。正是这种婚外关系支撑着她在婚姻生活的最后几年里继续为霍金服务。

除了霍金的事业和妻子的无私支持，还有另一件可能有助于他生存下来的事情：疾病对攻击性的解放。大多数 ALS 患者的"善良"不仅仅反映了一些人与生俱来的善良和蔼；它也可能是一种极端危险的情感。对自信的压制将这种善良夸大到了病态。

在需要的时候，我们应该更坚定地区分自我和他人的界限，甚至应该显得更有攻击性一点。霍金对智力的自信为他表现出攻击性奠定了基础，尤其是在他的身体运动功能开始衰退之后。简·霍金在她的回忆录中写道："令人感到奇怪的是，随着他的步态变得越来越不稳，他的观点却变得越来越有力和充满挑衅的意味。"

和我们所见过的所有 ALS 患者一样，霍金的性格具有强烈的心理压抑特征。对他的原生家庭来说，合理的脆弱表现和情感互动似乎是十分陌生的东西。霍金一家在吃饭时不互相交流，每个人都只会低下头读点儿什么。儿时的斯蒂芬在家里一直被忽视，这种状态是很不正常的，显示出了父母双方在情感上的疏远。他的传记作者写道："伊索贝尔和弗兰克·霍金似乎都不太关心家里的状况。地毯用到褪色；家具用到散架；墙纸老旧到脱离墙面耷拉下来也没有人管；走廊和门后很多地方的灰泥都脱落了，在墙上留下一个个洞。"

关于斯蒂芬的父亲，怀特和格里宾写道，他是一个对他人非常疏远的人，"他的疏远对童年和青少年时期的斯蒂芬影响很大"。简说，霍金夫妇认为"表达任何情感或赞赏都是软弱的标志，相当于失去了控制或否认了自己的重要性……很奇怪的是，他们似乎耻于对他人表现出任何温情"。

斯蒂芬和简结婚后，他的家人不再积极地照顾他，简几乎无法理解这种行为，更不用说接受了。除了承担照顾丈夫的责任之外，她还要照顾好 3 个孩子。他拒绝承认他的病给她带来的巨大压力，而她又屈从于他，这就意味着她从未得到过喘息的机会。她回忆道："我当时正处于崩溃的边缘，但斯蒂芬仍然坚定拒绝任何可能表明他在向疾病屈服的建议——它们本可以减轻我和孩子们的压力。"后来他干脆拒绝讨论任何问题，完全指望简心甘情愿地承受所有压力。"他从来就不喜欢承认自己的情感，"简写道，"他把它们看作我性格中致命的、非理性的缺陷。"简曾试图获得丈夫家人的支持，却只收获了冷漠的不理解，甚至敌意。她的婆婆有一次对她说："我们从来没有真正喜欢过你，简。我们合不来。"

这就是她在简数十年如一日地牺牲自己照顾她儿子的情况下说出的话。

—◠—

本章的内容能否说明 ALS 是由情绪压抑引起的呢？或者能否至少说明情绪压抑会加剧病情呢？能否说明 ALS 根植于童年的情感孤立和失落？能否说明此病普遍（即使不是一直）侵袭的是那些被生活驱动前进的人，以及那些别人认为很"善良"的人？在我们对心身综合体的理解更上一层楼之前，这些只会是一些有趣的假设，尽管难以找到任何例外。将如此频繁观察到的关联完全视为一种巧合，似乎有点牵强。

采取一种心身合一的视角去看待问题，可能会帮助到那些愿意全面审视并坚强面对一些痛苦现实的 ALS 患者。在极少数情况下，有些人确实能克服那些被诊断为 ALS 的症状。调查这些个案并找出其中的原因会是非常有价值的。克里斯蒂安娜·诺思拉普（Christiane Northrup）博士在《女性的身体，女性的智慧》（*Women's Bodies, Women's Wisdom*）一书中提到了这样一个例子：

达纳·约翰逊（Dana Johnson）是我的一位研究伙伴，也是一名注册护士，她通过学会尊重自己身体的各个部位，治愈了自己的卢·格里格病。

在她患病几年之后，她开始失去对呼吸肌和身体其他部位的控制。她的呼吸困难让她觉得自己离死亡不远了。但在那一刻，她决定在死前至少体验一次对自己无条件的爱。她把自己描述成"坐在轮椅上的一碗果冻"，每天坐在镜子前15分钟，选择自己身体的不同部位去爱惜。她从她的双手开始，因为在那个时候，双手是她唯一能够无条件地欣赏的部位。此后的每一天，她都会将这种爱延伸到身体的其他部位……

她还在日记里写下了她在这个过程中所洞察到的一切。她逐渐发现，从童年起她就相信，为了服务他人、被他人接受并获得自我价值，她必须牺牲自己的需求。这场危及生命的疾病让她明白了：通过自我牺牲去服务他人是死路一条。[11]

诺思拉普博士表示，她的朋友通过有意识地进行日常自我情感审视和自爱的练习而痊愈，这些练习一点一点地"解冻"了她身体的每一个部位。如果我刚从医学院毕业时读到这样的故事，可能会嗤之以鼻。即使是现在，受过科学训练的内科医生这一身份也让我希望看到直接的证据，证明这个病例得到ALS的诊断结果是合理的。从事姑息治疗工作期间，我曾见过一个接受临时护理的人，她让自己和朋友们相信她患有ALS，尽管电诊断测试和神经学检查结果一再显示，她是完全正常的。我告知她的朋友们，仅从身体情况来看，他们一直悉心照料的患者和他们是一样健康的，他们却不大相信我。

如今我并不认为诺思拉普博士的记述是不可信的。这基于我对这种疾病所积累的理解。在教师亚历克莎（她的丈夫彼得不能接受ALS的诊断结果）的故事中有一个有趣的事件，揭示了某种可能存在的东西。心理学家戈登·诺伊费尔德只有一次见到她一个人来，而不是和配偶一起。诺伊费尔德博士说："我非常清楚，她的情绪受到了束缚，让她失去了活力。彼得不在的那 2 个小时的看诊时间内，她为自己的生活和疾病感到非常难过。这对她产生了巨大的影响。理疗师立刻对她进行了治疗，并且非常惊讶地发现她的肌肉张力好多了。但是之后我再也没能单独和她见面，我再也不能把她引导到那次看诊的状态中去了。机会就这样消失了。"

第 5 章

"永远不够好"：乳腺癌与情绪压抑

———

　　7 年来，米歇尔的乳腺里一直有个肿块。这个肿块会周期性地增大或缩小，但她和医生从来没有因此担忧过。这名来自温哥华的 39 岁女性说道："很突然地，肿块变得又硬又热，几乎在一夜之间就变大了。"活组织检查显示出肿瘤是恶性的，而米歇尔认为这是由压力引起的。她说："当我的生活发生了翻天覆地的变化时，这个肿块的性质也变了。我辞掉了工作，没有任何收入……当时我的心情很糟糕。我受到了很多事的同时打击，不仅仅是财务上的麻烦。"米歇尔接受了肿瘤切除手术，得知癌细胞没有转移到淋巴腺后，她松了一口气。手术之后，她又接受了化疗和放疗，但从来没有医生问过她，她在肿瘤恶化之前到底承受了什么样的精神压力，或者她的生活中有哪些尚未解决的问题。

　　乳腺癌患者经常报告说，他们的医生对他们作为个体的存在漠不关心，对他们的社会处境或情感状态也没有任何兴趣。医生认定这些因素在疾病的起源和治疗中起不到什么显著的作用。狭隘的心理学研究强化了他们的这种态度。

发表于《英国医学杂志》（*British Medical Journal*）的一篇文章报道了一项对 200 多名乳腺癌女性患者进行的为期 5 年的研究，该研究旨在确定离婚或亲人去世等重大生活事件是否可能引发癌症复发。作者的结论是："患有乳腺癌的女性不必担心压力会促使她们旧疾复发。"[1] 多伦多大学教授、多伦多大学健康网络（University Health Network）女性问题发言人唐娜·斯图尔特（Donna Stewart）博士评论说，这项研究的结果"很有道理"。

斯图尔特博士是 2001 年发表在《心理肿瘤学》（*Psycho-Oncology*）杂志上的一项研究的主要作者。这项研究参访了近 400 名有乳腺癌病史的女性，了解她们认为是什么导致她们产生了恶性肿瘤。42% 的受访者认为是压力，比例高于提到饮食、环境、基因和生活方式等因素的人。[2] 斯图尔特博士说："我认为这反映了整个社会的现状。人们认为一切都是压力导致的。但支持压力作用的证据相当少，支持激素和遗传影响的证据则相当充分。"

不过，米歇尔和其他许多质疑压力与乳腺癌之间有密切关系的女性的见解其实有科学和临床上的支持。对于其他任何癌症，心理影响和癌症发病之间的潜在生物学联系都没有被如此详细地研究过。来自动物研究和人类经验的大量证据都支持许多癌症患者的这一认识：情绪压力是导致乳腺癌发病的主要原因。

与多伦多研究人员的断言相反，"遗传学证据"并不充分。只有一小部分女性患乳腺癌的遗传风险很高，而且只有一小部分患乳腺癌的女性（大约 7%）是由于遗传原因患上此病的。即使对于对此疾病有遗传易感性的人来说，也必须有环境因素发挥作用；即使具有与乳腺癌相关的 3 种基因之一，许多人也不会罹患恶性肿瘤。在绝大多数被诊断出患有乳腺癌的女性或男性中，遗传因素几乎或根本起不到任何作用。

把激素和情绪分离开来是不可取的。将激素视为恶性肿瘤的促进剂或抑制剂的看法是完全正确的，认为它们的作用与压力完全无关则是不正确的。事实上，情绪诱发癌症的主要生物学途径之一就是通过激素的作用。一些激素，比如雌激素，会促进肿瘤生长；另一些激素则通过削弱免疫系统摧毁恶性细胞的能力来促进癌症的发展。

　　心理压力密切影响着激素的生成。一般女性都知道，情绪压力会影响她们的卵巢功能和月经周期——过度的压力甚至会抑制月经。

　　内分泌系统与负责体验和理解情绪的大脑中枢有着不可分割的联系。内分泌器官和情绪中枢又与免疫系统和神经系统相互联系。这不是 4 个独立的系统，而是一个超级系统，作为一个整体来保护身体免受外部入侵和内部生理状况的干扰。任何压力刺激，无论是慢性的还是急性的，都不可能只作用于超级系统的一个部分。牵一发而动全身。在第 7 章中，我们将更深入地探讨这个超级系统的工作原理。

　　情绪也会直接调节免疫系统。美国国家癌症研究所（National Cancer Institute）的研究发现，能够表达愤怒、好斗、拥有更多社会支持的乳腺癌患者有着更为活跃的自然杀伤细胞（我们已知的一类重要的免疫细胞）。该细胞会攻击恶性细胞，而且能摧毁它们。与那些不自信或缺乏良好社交关系的女性相比，这些女性的乳腺癌扩散的概率明显低得多。研究人员发现，情感因素和社会参与比疾病本身的严重程度更能决定患者能否幸存。[3]

　　正如发表在《英国医学杂志》上的那篇文章一样，许多研究都没有认识到，压力不仅是外部刺激的问题，也是个人反应的问题。它发生在人的真实生活中，人们的天生气质、生活史、情绪模式、物质和精神资源以及社会和经济支持有着很大的差异。正如第 3 章所指出的，普遍适用的应激源是不存在的。

　　在大多数乳腺癌病例中，压力是隐藏的、慢性的。它们源于童年经历、早期的情感灌输和自身无意识的心理应对方式。压力在漫长的时间里堆积起来，让承受者更加容易生病。

米歇尔在一个父母都是酒鬼的家庭中长大。现在她才意识到，她的恶性肿瘤与早期的经历有关，正是这些经历塑造了她面对生活的方式。多年来，她一直无意识地以一种火上浇油的方式应对压力，例如照顾他人的情感需求，而不是自己的需求。"我这一辈子都很困惑，"她说，"我认为得癌症与我的困惑有关……我尽力相信并理解父母是以他们所知道的最好方式爱着我的，但这种关系和家庭环境过于令人困惑，因为他们一直是酒鬼，即使拥有爱，也不懂得怎么爱别人。"

几十年来的研究表明，在童年期与父母情感脱节或在成长过程中受到其他恶劣对待的女性更容易患上乳腺癌，比如倾向于压抑自己情绪（尤其是愤怒）的人，比如在成年后缺乏良好社会关系的人，比如那些利他的、强迫性地照料他人的人。在一项研究中，心理学家在不知道病理结果的情况下，访谈了入院接受乳腺活检的患者。仅凭这些心理因素，研究人员就能预测出多达 94% 的病例是否患有癌症。[4] 一项在德国进行的类似研究将 40 名患有乳腺癌的女性与 40 名年龄、一般健康史和生活方式与其相近的对照组女性进行了对比。研究人员从心理学角度辨别患者是否患有乳腺癌的正确率高达 96%。[5]

作为一名男性，梅尔文·克鲁[⊖]（Melvin Crew）最初得知自己患有乳腺癌时感到很尴尬，但他认为"只是躺在那里让疾病吞噬你是没有意义的"。现在，在切除乳房、接受化疗和放疗几年后，他可以拿这件事开玩笑了。"至少我滑倒后不用双乳朝天，因为你知道，我只有一个乳头。"

现年 51 岁的克鲁在 1994 年被诊断出乳腺癌，在这之前不久，他刚刚经

[⊖] 克鲁先生已经公开了他的患癌信息。与接受采访的女性不同，他不需要保护自己的身份。

历了人生中一段高度紧张的时期，包括因违规捕钓而触犯法律、在公众面前出丑、在工作中承受羞辱和来自雇主的过度压力。他和另外 10 个人一起上船，钓了 3 条鱼。当渔业官员突击搜查他家时，他交代了事情的经过。

"另外两个家伙和我顶了罪。其余的人都否认了。我的家人看到我的名字出现在报纸上——海岸警卫队雇员被控非法捕鱼，他们了解了事情的经过后感到很难过。然后，当我回去工作，登上另一艘海岸警卫队的船时，其他船员都对我起哄，还开我的玩笑……所有同事都说我当时就不应该承认。"

对梅尔文来说，这些压力格外沉重。他一直为自己拥有责任心而自豪。"我的一些同事对我说，'你知道吗？你把工作看得太严肃了'。他们认为我不够放松。"

"你有没有觉得自己总是在替别人收尾他们早就应该做好的工作？"我问。

"是的，我总是做得更多一点。这可能就是我的本性——你懂的，你也不希望别人觉得你很懒。"

"如果其他人不做他们该做的事，一个解决办法就是帮他们做了。另一个办法是为此感到生气。"

"为此发火就像火上浇油。有些员工责任心很强，但有些只是随波逐流而已。我有时确实感到很生气。但如果你表达出来的话，你只会给工作带来更多的问题。"

当我问起梅尔文的童年时，很明显可以发现他这高度责任感的来源。

"你的家庭环境是充满爱的吗？"

"是的。父亲为我和妹妹以及我们在生活中的成就感到骄傲。我的妹妹是一名教师。我父亲是一名工程师，当然，我也追随了他的脚步。我拿到了工程师执照，我父亲对我成为一名飞机工程师感到非常自豪。"

"温暖和爱与成就无关：无论有没有成就，温暖和爱都应该存在，仅仅出于父母与孩子在情感上的联系。但你的答案与成就有很大关系。为什么会这样？"

"不管怎么说，我父亲总是为我们感到骄傲。"

"你的母亲呢？你从母亲那儿得到了什么样的爱？"

"我们之间并没有过于深厚的感情。我们爱我们的父母，我觉得他们为我们提供了良好的教育。我们家不错。"

乳腺癌患者中大约有 1% 是男性。他们的情感经历与患此病的女性相似。多伦多警察戴维·严德尔（David Yeandle）患过四次癌症：一次是肾脏癌，一次是乳腺癌，还有两次是膀胱癌。他的成长过程也缺乏温暖。戴维于 1936 年出生，第二次世界大战爆发时，他只有 3 岁。他的妹妹出生于 1940 年。

"我父亲是仓库管理员，我母亲在吉百利巧克力公司工作。我是在战争年代长大的，所以能够见到父母的时间很少。母亲白天不在家，在她回家之前，我和妹妹要自己照顾自己。"

"你的意思是，从很小的时候起，你就常常照顾你妹妹。"

"是的。"

戴维回忆到，他父母的婚姻是很不幸福的。"他们不是一对恩爱的夫妻。"他说，"爸爸妈妈总是各做各的事。大多数晚上，我爸爸都会和他的朋友出去打台球。我不太尊重我的母亲。她总是期望我能够超常发挥。我觉得我从来就不是一个聪明的学生。而我母亲总是自视甚高。她属于工薪阶层，我们整个家庭都是，但她总是想给人们留下一种我们比真实情况更好的印象。你必须按照她的标准来表现。"

"当你小时候心烦意乱时，当你感到不被理解时，当你感到情绪上有困扰时，你会和谁谈心？"

"其实我把这些都藏在了心里。爸爸从来没有和我谈过心，我当然也不会和母亲谈论这些，因为她最喜欢做出的回应是，'哦，你这样真傻'。我从来没有对父母生气过，从来没有过。我把很多愤怒都藏在了心里。"

1974 年英国的一项研究发现，"极度压抑愤怒"是乳腺癌患者身上最常见的特征。研究人员连续观察了 160 名入院接受乳腺活检的女性。所有受试者均接受了详细的心理访谈和自陈式问卷调查。为了证实观察到的结果，她们的配偶或其他家庭成员也接受了单独访谈。由于心理测试是在活检前进行的，所以无论是这些女性还是访谈者都无法事先知道最终的诊断结果。"我们的主要发现是，乳腺癌的确诊与一种贯穿成年期的异常情绪释放行为模式存在着显著的关联。在大多数情况下，这种异常是对愤怒的极度压抑；对于 40 岁以上的患者，是对其他感情的极度抑制。"[6]

1952 年的一项针对乳腺癌患者的心理分析评估也得出了类似的结论。这些患者表现得"无法释放或妥善处理愤怒、攻击性或敌意（这些又被和蔼可亲的表象所掩盖）"。研究人员认为，患者未解决的冲突"通过否认和不切实际的自我牺牲行为表现出来"。[7]

美国国家癌症研究所的桑德拉·利维（Sandra Levy）博士和她的同事进行了一项关于乳腺癌中自然杀伤细胞活动与情绪应对模式之间关系的研究，得出的结论是："压抑愤怒和一种被动、坚忍的应对风格似乎会引发危及生命的疾病。"[8]

对愤怒的压抑会增加患癌症的风险，因为它会使人暴露在更大的生理压力之下。如果人们不能意识到被侵犯了，或者即使看到侵犯行为也不能坚持自我，那么他们很可能会反复经历压力带来的伤害。回想一下，第 3 章曾提到，压力是对感知到的威胁的一种生理反应，无论是身体上的还是情绪上的，无论个体是否立即意识到这种感知。

⟋

"我遇到的每一个癌症患者在最开始都会问我这样一个问题，'我造了什么孽，让我落得这样的下场？为什么是我？'。我做错什么事了吗？我一次又一次地回想着经历的每一件事，我不该得乳腺癌的。在孩子 21 个月大之前，我一直坚持母乳喂养。我只是在年轻的时候抽过一点烟。我从来都没有过量地饮酒。我也坚持锻炼。我非常注意饮食中脂肪的摄入。这一切都不该发生在我的身上。"说这些话的人是安娜，她有 3 个孩子，8 年前发现胸部有可疑的肿块时才 40 多岁。安娜携带着一种乳腺癌基因。

尽管遗传在少数情况下是一个主要的诱发因素，但它本身并不能说明谁会得而谁不会得乳腺癌。DNA 测试显示安娜从她父亲那里继承了乳腺癌基因。其他有相同基因的亲戚，年龄比她大，却并没有患乳腺癌。安娜确信压力在她患癌的过程中起了重要的作用。她的第一任丈夫是位商人，结婚后一直在情感上虐待她。在这段关系结束前，她还受到了身体上的虐待。"如果你问我为什么会得癌症，我会告诉你，那是因为我让自己在那段婚姻中被彻底摧毁了。我很多次都想要自杀……

"我没有足够的自尊。我足够好了吗？你能爱我吗？嫁给前夫就好像嫁给了我妈妈。他和我妈妈一模一样。我从来都不够好。当我回首往事时，我想，我怎么能维持这样的婚姻呢？我在心理医生那里为此哭过很多次。我怎么能这样对我的灵魂，如此伤害它。我伤害了我作为一个人的根本。我想我也伤害了自己的身体。

"最后，我觉得在我的世界里我自己已经所剩无几了。我每天服用 8 种处方药，治疗抑郁症、焦虑症、失眠、疼痛和肠道问题。要么死，要么走出这段婚姻。就在那时，自我保护意识开始发挥作用，我离婚了。"

安娜的行为模式，符合前文引述的 1952 年对乳腺癌患者进行的心理分析评估中提到的"不切实际的自我牺牲行为"。她是 4 个兄弟姐妹中唯一一个对她父亲负责的人，他已经 80 多岁了。

"他牵动着我的心弦。每当他有问题时，我都感到很难过。当他打电话对我说'我好孤单——我今天没有地方可去，也没有事情可做'时，我感到很难过。我妹妹说，'得了吧，那是他自己的问题，他明明有无数的选择和机会'。我认为她太过分了。

"1 年半前，我和他歇斯底里地争吵了一次，我要求他接受 1 个月的临时看护。他一直在住院，而我每天都在医院里，一连几小时地坐在那里。他出院的时候，我觉得照顾他已经让我精神崩溃了。我拿出我患有癌症这张底牌，当着社工和所有人的面，对他说，'爸爸，你看，我得了癌症，我得照顾好自己。我不能一直这样照顾你。求你了（此刻我哭了，因为我是家里那个爱哭的人），求你了，在这里待 1 个月'。他说，'不要。凭什么？我不愿意'。

"当时社工和项目负责人对他说，'W 先生，没有人想住到养老院去。但你可不可以为你女儿这样做？看看你的女儿，她都哭了，她真的很难过。她需要和丈夫在一起，她需要休息'。'不，我不愿意，'他说，'我为什么要这样？'

"当我接受双乳切除手术时，我问我的兄弟姐妹们是否愿意照顾爸爸一段时间。'我这几个月没法管他的晚饭，'我对他们说，'我需要养病。'不到 10 天后，他就来我家里吃晚饭了，因为没有人照顾他。甚至没有人留意他。"

"你对你的父亲承担了母亲的角色。这也是为什么他觉得你的付出是理所当然的。母亲的付出都是理所当然的。母亲就像这个世界——就应该在那里，为我们提供一切。"

"说得太对了。我弟弟也是这样的——我也扮演着他妈妈的角色。当他给我打电话时，我的孩子们会说，'唐叔叔一定又遇到什么麻烦了，因为他又给你打电话了'。他有抑郁症，他有着你无法想象的感情经历。当他遇到麻烦的时候，他日夜都待在我这里。之后他不想被打扰了，就几个月都不回我的电话。

"在我接受化疗期间，他只来看过我一次。在我被诊断出癌症并接受化疗1年半之后，我和他坐下来聊天。那是我第一次清楚地说出自己的需求。我说，'唐，我需要你的帮助。当我去癌症门诊检查时，我需要你问我结果如何。这对我来说真的很重要。我需要你问我去医院后发生了什么'。他向后靠了靠说'我也需要你的帮助'，然后开始长篇大论地讲他和一个即将分手的女孩之间的关系。我坐在那里，觉得他根本没有理解我的话。你说得对，那时我突然意识到，我在承担妈妈的角色。"

安娜觉得母亲更喜欢她的姐姐，自己则被母亲一再抛弃。"我没有过妈妈，我妈妈一直疏远我，"她说，"她根本不喜欢我，所以我真的不能失去爸爸。小孩都聪明地知道他们需要自己的父母。然而我父亲爱我的方式是错误的。"从青春期开始，安娜就注意到父亲会毫不掩饰地用带有性意味的眼光看她，尤其是她的胸部。

"我从他那里感受到一些东西，一些我花了大半生的时间来否认的东西。据我所知，他什么也没做，但他想做。他用眼睛看了……让一个十一二岁的女孩感受到性紧张……我对男人所做的任何事都很敏感。对于一个年轻的女孩来说，让她相信自己的父亲会有这样的想法，真的太让人难以接受了。天啊，我为否认这件事找了无数的借口。但当爸爸在场时，我姐姐是不可能只穿着 T 恤出现的。

"我爸爸可能是唯一一个不知道我做过切除乳房手术的人，因为我从来没有告诉过他。我不认为其他人会告诉他。他知道我做了一个与癌症有关的手术。他问史蒂夫（安娜的第二任丈夫），'手术和乳房有关吗？'，史蒂夫说，'是的，是之前的一些遗留问题'。爸爸从来没有对我说过什么。在我化疗期间，他一直不理睬我，很恶劣地对待我。他会站在门前说，'去戴上你的假发。你看起来一点儿也不漂亮'。我会说，'你知道吗？我真的病得很重，我从床上爬起来才能来给你开门'。只是我不会那样平静地说——我会变得很歇斯底里。

"我最近一次见他是开车送他回家，他说，'我得跟你说件事。我知道我不应该跟你说这些，但我没法和其他人说'。然后他开始讲述他的女友不想和他发生性关系的事情，他已经82岁了。'男人是有需求的'，这是他早年教给我的。他直截了当地告诉我，身为妻子，永远不要在丈夫想要做爱的时候对他说'不'，因为如果拒绝，他就有权利在其他地方得到满足。提供性服务是你的责任。那一次他告诉我，他想要做爱，而他的女朋友不愿意，他有需求，他打算如何如何。我那时心想，这太不合适了——你不应该和你女儿谈论这件事。"

"我来提醒你……你也可以说'爸爸，我不想听这个'。"

"但是那样他就会感到尴尬了。他会感到羞愧，并认为他做错了什么。我的责任就是不让他感到羞耻。

"什么时候我才能说'我不想这样'呢？对我来说，在任何情况下这样说都是很奇怪的。我会对人们撒谎，我会不接电话，我会说'我要搬到西藏去了，所以我不能参加'——我会做任何事，除了说'我不想'。当我无法编造出谎言的时候，我就会把全部事情都承担起来。"

这么多年来，许多研究人员都忽略了童年经历和成年期压力之间的直接联系，以至于人们几乎开始怀疑，这种忽视是不是故意的。有童年问题史的成年人未必比其他人遭遇更多的问题，但他们的应对能力会因其成长经历而遭到破坏。压力不会发生在真空中。相同的外部事件会产生不同的生理影响，这取决于承受者是谁。处理家庭成员的死亡时，不同的人会采取完全不同的方式。情感上整合良好、处于良好支持性关系中的人，会与因童年经历而长时间处于自责状态（就像接受治疗前的安娜一样）或孤独的人有明显的差异。

乳腺癌患者自行填写的问卷可能并不能体现其真实的童年经历，美国前第一夫人贝蒂·福特（Betty Ford）就是一个例子。福特夫人在她的自传《我生命中的时光》（*The Times of My Life*）中勇敢地讲述了她的酗酒经历，以及她在丈夫、孩子和其他人的家庭干预下为康复所做的努力。她同样坦率地透露了自己乳腺癌的诊断和治疗过程，但从她的描述来看，在谈到童年时，她仍然戴着一种美化一切的眼镜。她是典型的为了与父母保持良好关系而压抑自己感情的人。

贝蒂·福特嫁给了一位正派但雄心勃勃的政治家，他把他的事业排在她的生活之前，让她在配偶关系中遭受着情感剥夺。"或许是我鼓励我丈夫喝酒的。他是一个如此矜持的人，甚至连告诉我他爱我都很困难——他向我求婚时说'我愿意娶你'。"多年来，她一直饱受压力引发的腰部疼痛，被诊断患有骨关节炎，并用止痛药和镇静剂加以治疗。她以酗酒来缓解身体和情感上的痛苦。福特形容自己是一个充满了自我怀疑、无法坚持自己观点的人：

> 我那时确信，杰里[⊖]变得越重要，我就变得越不重要。我越让自己成为一个受气包（我知道我是孩子们的受气包），就越是自怜。我难道不曾作为重要的人在这个世界上存在过吗？
>
> 在内心深处，我想我并不真的相信自己曾经是什么人物。我并没有像玛莎·格雷厄姆（Martha Graham）一样取得巨大的成功——我有舞蹈天赋，但我跳得并不好。我的信心一直在动摇。
>
> 我无法接受人们喜欢我。我为自己没有大学文凭、缺乏良好教养而感到难为情。我没法成为巴甫洛娃[⊜]。连我母亲的一半都不如。我用一些自己不可能成为的榜样——玛莎或母亲——来评判自己，总

⊖　即美国前总统杰拉尔德·福特（Gerald Ford）。——译者注

⊜　指安娜·巴甫洛娃（Anna Pavlova），俄国著名芭蕾舞演员。——译者注

是无法达到目标。于是这变成了酗酒问题的温床。

> 我的母亲是一个了不起的女人，坚强、善良、有原则，从来没有让我失望过。她是一个完美主义者，试图让我们这些孩子也变得完美。我母亲从不让我们面对她的个人困扰，她自己承担着一切。她是我最好的榜样，所以当我不能承担我自己的问题时，我失去了对自己的认可。不管我怎么努力，我都达不到对自己的期望。[9]

这位前第一夫人似乎并没有意识到这份自白的意义——她童年的经历、与母亲的关系，当然还有与父亲的关系，共同塑造了她的人格和应对方式（尽管她认为父亲对自己的影响非常小）。她不认为屈从于丈夫的需求和期望——成为一个"受气包"，是童年条件作用的结果。贝蒂·福特小时候养成的这种情绪压抑、严苛的自我评判和完美主义，虽不是她自己的错，却成了她"酗酒问题的温床"，它们亦是乳腺癌的温床。

第 6 章

"妈妈，你难辞其咎"：疾病与家族史

———

在贝蒂·克劳奇克（Betty Krawczyk）的第二本回忆录《锁住我，要么让我走》(*Lock Me Up or Let Me Go*) 中，她写到了自己 27 岁的女儿芭芭拉·艾伦死于乳腺癌的事。

我上一次出现偏头痛的症状是在 3 年前女儿接受姑息治疗期间，主管医生认为，我应该告诉女儿我可以接受她离开这个世界。

"她希望你允许她去死。"他小心地说。我们坐在一间专为像我这样的人准备的屋子里。这些世上最可怜的人。

"见鬼！"我朝他发脾气，他的建议让我感到震惊和恐惧。"我不允许她死！我不允许发生这样的事……"

我当时已经崩溃了，哭得很伤心。医生只是耐心地陪着我。他已经习惯了家属的这种反应。那是他的职责。

　　"克劳奇克夫人，我想你应该明白，每过一个小时芭芭拉·艾伦的痛苦都会增加一分。"

　　"她没有受苦！她在享受生活。今天早上她和父亲还有姐妹们聊过天，昨天她才见过她的朋友，她还跟儿子聊天和拥抱……"

　　"那是一份礼物。她送给亲人们的礼物。她在向大家道别。你是她唯一没说再见的人。她现在就想对你说。她想要你允许她离开……"

　　"求你了，别说了！你以为你是谁？上帝吗？你怎么知道现在是她的死期？"

　　我卑微到像乞讨一般："请再给我几天时间。请把输液管插回她身体里去……"

　　"她不想这样。你必须足够坚强，给你女儿她现在所需要的东西。她需要你的帮助，让她走。这是你现在能帮助她的唯一办法，让她走。"

　　我那时头痛得厉害，以为自己可能会比芭芭拉·艾伦更早断气。但我没有……到了第二天夜里，我……心情平复了，于是我告诉女儿，如果她厌倦了生病，想要离开，我就不会再挽留她了。她握着我的手，告诉我，无论她要去哪里，她都会在那里等着我。隔天早上，她死在我的怀里，她的妹妹玛丽安也抱着她，她的父亲也在她的身边。[1]

　　我就是当时负责姑息治疗的医生。我清楚地记得，从电梯走进住院病区时，在第一个房间门口就可以看到蜷缩在窗下床上的芭芭拉·艾伦。她本来就很瘦，处于癌症晚期时更是瘦得像个流浪儿。她的话很少，看上去一副悲伤的样子。除了她患病的一些基本细节，我对她的生活史一无所知。她被诊断出患有炎性乳腺癌，这是一种多见于年轻女性的疾病，预后极差。她拒绝了所有常规的医学治疗手段——考虑到她的诊断结果，这并不是一个完全不合理的决定，但却是极不寻常的。做出这样的决定涉及的不仅仅是医学事实，在我看来，这个年轻的女人应该极度孤寂——可能她一生都在经历这样的感觉。有时我只想把她抱在怀里安慰她，就像抱着一个婴儿或小孩一样。

在贝蒂的回忆录中所描述的那一天，我在晨间查房之后和芭芭拉·艾伦聊了聊。"我还能活多久？"她问道。

"不会很久了。你自己感觉怎么样？"

"我受够了。你打算为我提供让我活下去的东西吗？"

"只有静脉注射。不输液的话，你撑不过一两天。你想让我们停止输液吗？"

"我母亲会受不了的。"

"我感觉你总是在以某种方式照顾着她，做你现在想做的事可能让你为难。但是你不需要再照顾她了。如果你只管照顾好自己，你会怎么做？"

"我会停止静脉注射。"

"我尊重你母亲的感受。这对父母来说是极其困难的——我甚至无法想象这种难以忍受的痛苦。但你是我的病人，我主要对你负责。如果你愿意，我可以和她谈谈。"

最近，我和贝蒂·克劳奇克又见面了，我们聊起了她女儿的人生与死亡。芭芭拉·艾伦去世后，我们曾简短地交谈过，贝蒂悲痛欲绝，执着于为什么女儿比她早去世这么久。我向她详细地阐述了我的理解：童年早期的压力与日后患癌风险增加之间可能存在着某种联系。不久之后，我收到了她的第一本回忆录，《克拉阔特：我心灵的海峡》（*Clayoquot: The Sound of My Heart*）。封面内侧写着："这是我写的书，它诠释了我与女儿的关系，她因乳腺癌于 4 月 30 日在你的病房里去世。"读完那本书后，我希望贝蒂能同意在我撰写本书时接受采访。原来，贝蒂一直惦记着我，她刚写完本章开头引用的文字。她对我的观点很感兴趣，希望我能帮助她更好地理解女儿在生命的最后 6 个月里对她说过的一些事情。

我和贝蒂之间的探讨并不普通，贝蒂也不是一位普通的女性。她在不列颠哥伦比亚省及其他地区因积极参与环保事业而闻名。她第一本书的标题中提到了加拿大西海岸一处国际知名的雨林保护区——克拉阔特海峡，其生态环境在几年前因为伐木业而深受威胁。2001 年 9 月，73 岁的贝蒂在参加抗议活动之后，因藐视法庭罪被监禁了 4 个半月。

虽然《克拉阔特》主要讲述了贝蒂作为环保斗士的经历，但她也生动而诚实地讲述了自己的个人生活。有过 4 任丈夫和 8 个孩子的她过着多姿多彩的人生。现在贝蒂扮演着芭芭拉·艾伦的儿子朱利安的养母的角色，芭芭拉去世时朱利安只有 2 岁。

在去世前最后 6 个月的时间里，芭芭拉·艾伦经常对母亲表达出深深的愤怒。这种愤怒让贝蒂至今仍然无法理解。

贝蒂·克劳奇克出生在路易斯安那州南部，她说，"那时候，那里基本上是一个大沼泽"。"我并非一开始就是一个抗议者，"她在书中写道，"我只是一个贫穷的、住在南方乡下的白人女性。"

记忆是如此的有选择性，如此的主观。几年前，在一次兄妹们的聚会上，我们惊讶地发现，每个人都觉得别的兄弟姐妹更受父母宠爱。我觉得另外两个人受到了优待。其实，我现在还这样认为。我哥哥是最年长的，也是唯一的男孩，所以他得到了最多的关注。剩下的关注都给了我妹妹，因为她是家里的宝贝，而且很脆弱。我则是一个健康的、神经大条的姑娘，所以没有人特别注意我。这对我来说挺好。

你不会想让我父亲注意到你的。如果他关注你，就说明你有麻烦了。虽说他没有打过我们，但我们总是感觉自己随时会挨打。我们可以出现在他面前，但不能发出什么声音，也尽量少被看见为好。我母亲则不同。她为人热诚、充满爱心。虽然我一直知道她更喜欢我的哥哥和妹妹，但她是一个如此有爱心的人，以至于其中一些爱也溢到了我的身上。长大后，有一次我把自己藏在心底的这个想法告诉了母亲，她很伤心，也很惊讶，她坚持说，如果她对另外两个孩子更关心，那是因为他们比我更需要她，因为我在情感上总是更独立。[2]

尽管在情感上明显更独立，年轻的贝蒂还是有过"黑暗中疯狂的噩梦和焦虑的想象"。她很早就离开了家，嫁给了"第一个可以在法庭上证明自己有经济偿付能力的成年男子"。生下第三个孩子后，她立即离开了丈夫。"他有点强迫性地热衷于'收集'处女。我们结婚后，他也并没有停止。他'收集'了太多。"

在接下来的 20 年里，她又经历了 3 次婚姻，生了 5 个孩子。芭芭拉·艾伦排在第七位，出生在贝蒂 1966 年搬到加拿大之前，那时贝蒂带着"6 个拖油瓶"，第三段婚姻也濒临破裂。他们住在安大略省的柯克兰湖。她的丈夫是一名大学教师，一个冷漠的工作狂，并且有酗酒的毛病。"我不喜欢约翰喝酒。"她写道，"他有一种不可思议的自以为是和指责他人的倾向。因此，我发现我开始逃避自己原本喜欢的那些社交场合。我的抑郁更加严重了。我看着约翰，开始思考他究竟是怎样的人。我以为柯克兰湖的第一个冬天永远不会结束，春天永远不会到来。事实上，春天从来没有来过……我想，在那个并不存在的春天里，最沮丧的两个人是我和小婴儿芭芭拉·艾伦。"

贝蒂找到了逃离丈夫的方式，她爱上了他所在大学的系主任，并和他一起搬到了不列颠哥伦比亚省。芭芭拉·艾伦就是在这里长大的，他们在加拿大东部和西部、美国和加拿大之间也搬过几次家。

贝蒂的第四次婚姻也失败了，但这些年来，她找到了自己作为一个人、一个女人和一个活动家的更真实的体验。

　　芭芭拉·艾伦是一个体弱多病的孩子。4 岁时，她开始出现呕吐的症状，似乎没人能诊断出来原因是什么。之后的几年里，症状时断时续地复发，贝蒂回头想来觉得这似乎与她女儿生活中的压力有关。年轻的时候，芭芭拉对麻醉止痛药和镇静剂上瘾，经常注射这些药物。直到她被诊断出乳腺癌之前，她一直在与毒瘾做斗争。由于没有稳定地生活过，她无法与一个男人建立亲密的、持续的关系：她一直处于从新欢变旧爱的循环中。芭芭拉·艾伦 25 岁时生下了朱利安，但不久后就嫁给了不是孩子父亲的另外一个男人。"那段婚姻没有持续多久，"贝蒂说，"马丁无法忍受婚姻中有一个继子。"

　　芭芭拉非常聪明、敏锐、有创造力。作为一名舞蹈演员，她一度经营着一所儿童芭蕾舞学校。当她发现自己得了癌症时，她正在温哥华照顾朱利安，并在温哥华的舞蹈班做一些教学工作。

　　"她告诉我她做了乳房 X 光检查，院方建议实施乳房切除手术。她并不愿意接受。芭芭拉有敏锐的理解力。她研究了所有相关的资料，并调查了美国和加拿大与她同年龄段患者的治疗结果。她不喜欢收集到的资料呈现给她的信息。她说，'我绝不会经历那些。我不想生病，我不想让身体残缺不全，我不想要任何化疗。我要全面地看待这个问题，并尽我所能去应对'。她要求我和约翰支持她的决定，尽量不要干涉。"

　　"那你的反应是什么？"

　　"我觉得这是一个很可怕的决定。我当时就想为她做点什么。我试着让她考虑一下还有没有更好的选择，她非常非常生气和固执，对我大吼大叫——她以前从来没吼过我。我敢说，在她生命的最后 6 个月里，她一直在生我的气。以前，她不会这样一直生气；当她生我的气时，她只会说'好吧，妈妈，如果你非要那样想，那你就那样想吧'，然后她就会摔门离开什么的，但仅此而已。"

　　"这并不完全是愤怒的表现——主要是想表达自己的挫败和沮丧。"

"她总是因为某种原因被我伤害，我不知道是为什么。我觉得对这个孩子来说，我是个糟糕的家长。我的性格伤害了她。"

"你现在满眼都是泪水，你还在为这件事而感到内疚吗？"

"也许与其说是内疚，不如说是一种'为什么不能把她交给一个能够应对她情况的人'的感觉。她对世界所具有的敏感性，对世界的理解，对世界的温柔，都体现出她的与众不同。"

"温柔……她小时候是什么样子的？"

"她很早熟。无论我带她去哪里，大家都会惊讶于她的举止和对成人世界的理解程度——我不觉得她是在故作成熟。"

"那她在情绪方面是怎么样的？"

"情绪上？她是一个非常可爱和有爱的孩子。她很温柔，大家都很喜欢她，她一直是老师的宠儿。尽管这样，其他孩子似乎并不反感她。"

"你有没有感觉到过有人试图虐待她？"

"曾经有这样一件事。我们去路易斯安那州看望母亲和妹妹。我妹妹有4 个儿子。有一个男孩比芭芭拉大一岁，个子比她高。那时芭芭拉大约 12岁。她没有告诉我这件事。直到我们回到加利福尼亚，她才告诉了她姐姐玛格丽特。玛格丽特来告诉我说，这位表兄想压在芭芭拉身上。当时家里仅有他们两个人。芭芭拉对此非常生气。我记得我问玛格丽特，'她为什么不来告诉我？'，玛格丽特说，'她觉得多丽丝是你妹妹，告诉你的话会引起你俩的矛盾'。"

贝蒂和我接着谈起芭芭拉的疾病和过世。芭芭拉被诊断出患有癌症时，贝蒂正在参加绿党的省级选举。她辞去了候选人资格，以便有时间陪伴生病的女儿。我问她是否觉得那是一个艰难的决定。

"并不艰难。我觉得我们需要彼此。但我的性格中总有一些东西让芭芭拉觉得讨厌。对她来说，我的声音太大了，行为太浮夸了。我对纤弱的她来说是一个过分的存在——这是我唯一能形容自己的方式。我太招摇，意见过于鲜明，行动太过咄咄逼人。她的性格正好相反，喜欢思考，保持安静，总是试图以更全面的视角看待他人的性格。"

"听起来好像她更希望你不那么爱评判别人。"

"她总是指责我爱评判别人。我和她在一起待上一会儿，她就会让我离开。当她厌倦我，需要休息的时候，她总是告诉我，她觉得我令她感到疲倦。"

"这发生在她离世前的最后几个月里？"

"是的。"

"你觉得为什么会这样？你不是那种会令人感到疲倦的人。世上没有令人感到疲倦的人。"

"只要相处一段时间，我的个性就会让她感到疲倦——因为我太令人紧张了。"

"你觉得人在什么时候会感到疲倦呢？"

"当你一直处于工作状态的时候。你可以设想，她觉得和我在一起像是在工作。"

"她在你身边不得不努力工作。"

"啊哈……"

"现在你可能在想我为什么这么说。你可能不太愿意听到这种话，但你一生都在寻找真相。我知道并理解这一点。你看，当芭芭拉出现在你的生活中时，你的生活毫无稳定性可言。"

"没错。"

"当你怀上她的时候，你正处于和约翰关系的结束阶段，你感到非常孤独。你觉得自己并没有伴侣，你开始意识到，虽然跟他在一起很有趣，但你却感到非常孤独。你结束这段关系的方式就是和沃利纠缠在一起。然后你带着几个孩子坐飞机去了加拿大西部。结果约翰得到了除了芭芭拉·艾伦以外所有孩子的监护权。突然之间，在她生命刚开始的时候，就要填补你生命中这样一个巨大的空洞。

"压力的本质并不总是人们通常认为的那样。它不在于战争、金钱损失或某人即将死去之类的外部压力，它实际上在于必须调整自己以适应他人的一些内部压力。癌症、肌萎缩侧索硬化、多发性硬化、类风湿关节炎，以及一些其他的疾病，在我看来，似乎都发生在对自己作为独立个体的认识十分不足的人身上。这仅仅是指在情感层面上——他们可能在艺术或智力上有很高的造诣，但在情感层面上，他们很难分辨自我意识。他们的生活是在对他人做出反应，而从未真正感觉到自己是谁。

"芭芭拉从一个男人换到另一个男人，这表明她没有足够的自我意识来维持自己的生活。一旦一段感情结束了，她就必须开始另一段感情，以使自己感觉良好。她会药物上瘾也是因为如此。

"她在你情感上特别空虚和疲惫的时候出现在你的生活中。我认为她的智力发展是早熟的，当所处的情感环境不能充分容纳聪明而敏感的孩子时，他们取而代之发展出了非常强大的智力来支持自己。他们因此智力成熟并且能够与成年人沟通。当我还是个孩子的时候，人们经常会告诉我，我有多成熟。我一直认为确实如此，因为在那种相处模式下，你会看起来非常成熟。但是如果从情感上审视自己，我一直都很不成熟。我现在已经 58 岁了，还在努力成长。"

"你的说法很有意思。"

"如果孩子是聪明的，在一个领域没有发展，那他就会在另一个领域发展过度。芭芭拉为了感到舒适而发展出了很强的思维能力。我相信那是因为你没能在她儿时提供她需要的情感支持。"

"我也认为我并没有做到。"

"当父母不能投入保持与孩子的关系时，孩子就必须替父母这样做。她这样做是因为她是一个好女孩。她通过变得早熟，通过达到智力成熟来做到这一点。当她到了具备抽象思维能力的年龄，十三四岁时，当大脑中的这些联系真正建立起来的时候，突然间，她就成了你的参谋。这种关系不是基于她的需要，而是基于你的需要。当那个男孩试图爬上她的身体时，她不告诉你，以此保护你免受她情感上的痛苦。她不让你知道这件事。她是在照顾你。

"她想保持家庭和睦。那不是一个孩子该承担的。孩子的角色应该是走到母亲面前说，'这个混蛋想爬到我身上来！家庭和睦什么的都见鬼去吧！'。我知道你会希望她这么做的。这一切都不是有意促成的。这一切都可以追溯到你自己的童年经历。

"我和我的大儿子之间的互动与你和芭芭拉之间的十分相似。有一次他对我说，'爸爸，我不知道你我之间的界限到底在哪里'。事情就是这样。我总是说，我不担心我的孩子会生我的气，我担心他们会不够生气。

"在芭芭拉生命的最后 6 个月里，你看到她终于开始设定与你之间的界限了。她是在说'不'，在发泄自己压抑许久的愤怒。"

"好吧……"

"我是这样认为的。我见过的那些患有癌症和其他疾病的人很难对他人说'不'，也很难表达愤怒。他们倾向于压抑自己的愤怒，或者，至多讽刺性地表达一下，但从不直接表达。这一切都来自早期与父母建立关系的需要，以及处理这种关系的需要。

"我想，对芭芭拉来说，要维持和你的关系是很费力的。我记得我只是小心翼翼地提出过这个方面的问题。她向我表明，确实存在一些问题，但她不想说太多。她完全回到自己的内心世界了——我对她来说完全是个陌生人。她不会对我敞开心扉的。"

"对她来说，敞开心扉并不容易。在她最后的几个月里，她其实会让我和她一起抽烟，这样我们就可以放松地聊天了。"贝蒂说。

"感觉怎么样？"

"那种感觉很好，因为她会谈起她自己。她会说，'我觉得我不知道癌症是什么，但它就在这里，似乎是被强加到我身上的'。她说，'我把癌症请进了我的身体'。我记得当时我吓坏了，'芭芭拉，我不明白你在说什么'。她说，'嗯，那是因为我把它当作自己生活的一部分，而你也是其中的一部分，妈妈。我得癌症你难辞其咎'。

"加博尔，你知道吗，还有一件事——她死前两天的晚上看到了一些东西。她说有个男人要来接她，她告诉他她还没准备好。第二天晚上，她对我说，'那个人——我想要他来'。我说，'什么人？是要我打电话给医生吗？'。她说，'不，是那个来找我的人，我告诉他我还没准备好。我现在准备好了'。

"在那之前几个小时我告诉她，如果她厌倦了生病，就不用再坚持下去了。我说'那样是可以的'，然后她告诉了我那个男人的事。她告诉我，她现在已经为他准备好了，那天早上8点她就去世了。你读过库伯勒－罗斯（Kubler-Ross）的作品吗？你知道她说到过领路人……我们死的时候会来接我们的人。那真是太奇怪了。我起了一身鸡皮疙瘩。"

"为什么你会觉得奇怪？"

"不然呢？你觉得真的有死亡天使吗？"

"一定是这样吗？大脑会产生一些体验，我们会把它们转化成一种画面。对正在发生的事的更深层次的感觉，大脑只能通过想法和画面去体验。"

贝蒂问了最后一个问题。"为什么父母看不到孩子的痛苦呢？"

"我也曾问过自己同样的问题。那是因为我们还没有看到我们自己的苦痛。当我读你的书《克拉阔特》时，我从中看到了你还没有认识到自己的痛苦的证据。所以显然你也不可能清楚地看到芭芭拉的痛苦。

"如果你只考虑你和芭芭拉，你会感到更内疚——你可能会对自己做出其实对你来说并不公平的指责。事实上，你是某种教育和某种生活经历的产物。你这一生一直都在寻找自我，在世界中寻找真相。这是一种真正的挣扎。从你的背景来看，你所做到的已经很棒了。不过，你真的想听这个吗？"

"请继续说吧。"

"你不仅将《克拉阔特》献给了芭芭拉·艾伦，也献给你'了不起的母亲'。你的母亲也许很好，但当你写这本书的时候，你并没有完全意识到你对自己的母亲有多生气，她对你的伤害有多深。'她温暖、有爱心。虽然我一直知道她更喜欢我的哥哥和妹妹，但她的爱那么多，以至于其中一些爱也溢到了我的身上。'一个这样想的孩子的真实感受是什么样的？"

"我从来没有感觉到不被爱。"

"你当然不会觉得没有人爱你，我也不是说你母亲不爱你。但在某种程度上，你并不觉得没人爱你，是因为你把周围的痛苦隔绝了。你写道，'长大后，有一次我把自己藏在心底的想法告诉了母亲，她很伤心，也很惊讶，她坚持说，如果她对另外两个孩子更关心，那是因为他们比我更需要她，因为我在情感上总是更独立'。这是你的特殊策略，你让自己看起来在情感上更独立，从而保护你的母亲并使自己免受情感伤害。那是在压抑你自己的痛苦。

"'虽然我一直知道她更喜欢我的哥哥和妹妹，但她的爱那么多，以至于其中一些爱也溢到了我的身上。'这是一个成年人试图让自己从体验到的情感现实中脱离出来所采取的视角。孩子的视角则会有所不同。当时你的感觉到底是什么样的？"

"我过去很讨厌人们对我小妹妹的各种关注，因为她会屏住呼吸，然后脸色发青。后来，她成了一名护士，获得了护理学学位，她有 4 个孩子。她是一个瘾君子和酒鬼，在 50 岁之前就死于服药过量了。我父母对她已经尽力了……我妈妈拼尽了全力。"

"你太急于为父母辩护了。"

"那是因为我也是个家长。"

"我认为这是因为你在为自己辩护，以对抗那些你和父母相处时所经历的痛苦。你一直在做噩梦……"

"如果大家喝光我做的冰茶，每个人都会做噩梦的……"

"噩梦体现出我们内心深处的焦虑。小孩会害怕床底下的怪物。你把灯打开，让他看到那里并没有怪物，下一秒钟他就又开始害怕怪物了。他到底在害怕什么？他害怕没有人保护他，害怕没有和他人建立足够的联系。也许父母身上有某种怪物般的东西……也许父母生气了，让孩子很害怕。当一个孩子产生这些恐惧时，他的脑海里就会制造出一个怪物的形象。"

"我做的噩梦都是关于我父亲的。我很讨厌他。不久前，我和我的哥哥聊了一下，他儿时经常被父亲狠揍，但他还是成了一名航空工程师；尽管他终生都是酒鬼，但他是一个可以维持正常生活的酒鬼，而且在他的专业领域里确实很出色。不久前他说，'贝蒂，你知道吗？当我们还是孩子的时候，我一直很羡慕你，因为你不怕和爸爸对抗'。那不是真的——我很害怕爸爸，但我会做一些反抗。在我哥哥的心目中，我是一个自由战士，因为他从来没对父亲说过一个'不'字。我父亲叫他娘娘腔，因为他只会一直学习。"

"你做关于他的噩梦的另一个原因是，你不能和你妈妈谈论这些感受。"

"我该怎么跟妈妈说呢——'我讨厌爸爸，我不知道你到底为什么和他在一起'？"

"不，你只需要告诉她，'妈妈，我讨厌爸爸'。"

"这不会有什么效果的。《圣经》上说你要孝敬父母。"

"我并非因为母亲处于这段感情中而责备她——她有自己的经历。她不是那种会反抗、打破现状的人。但对孩子来说，更大的创伤来自与母亲的互动。你来自母亲的身体，你与母亲有更深的联系。母亲是我们的天。是天让我们失望了。当父亲以一个虐待者、威胁者的形象出现时，这个天也许会保护我们，也许不会。

"我不是说这是母亲的错。这与女性在社会中的地位和人们之间的关系有关。我只是在谈孩子的体验。孩子并不知道这一点，因为你不会怀念你没接触过的东西，但孩子实际上正在经历着被母亲所遗弃。当你说'这不会有什么效果的'时，你实际上是在说，你的母亲根本不会了解你的内心感受。人们不觉得这是一种伤害，但这个伤口其实比其他任何伤口都深。

"多萝西·丁纳斯坦（Dorothy Dinnerstein）写了一本精彩的女性主义作品《美人鱼和人身牛头怪》（*The Mermaid and the Minotaur*）。它讨论了妇女独自承担早期育儿工作是如何扭曲儿童发展的。当女人嫁给一个不成熟的男人时，她也担当了丈夫的母亲的角色，所以她不能全心全意、充满精力地去照顾孩子。所以真正和你竞争母亲的爱的对手不是你的妹妹，而是你的爸爸。"

"这很奇怪，在我妹妹去世的前一天，我们三个人都在谈论我的父亲。我对父亲的憎恶与我哥哥和妹妹的感受相比简直是小巫见大巫。他们都非常恨父亲。我们正在谈论我的父亲，母亲走进房间，她说，'你们知道吗？每次你们说爸爸坏话我都很生气，因为他是个好人'。她还说，'我觉得我对你们中的任何一个人都不够重视。如果能够重来，我会多关注你们，少关注你们的父亲'。"

"也许是的。但是她可能没有意识到，他得到的关注是他要求得到的。要是关注变少，他会让她吃苦头的。"

芭芭拉·艾伦、她死于吸毒过量的小姨、她酗酒的舅舅和她勇敢的母亲贝蒂，以及贝蒂的所有孩子，他们的苦难在某种程度上都来自贝蒂父亲的极度不成熟和她母亲自信的缺乏。这对父母也在受苦，背负着几代人的痛苦。芭芭拉·艾伦的乳腺癌无法归咎于任何一个人，但在其形成过程中，一代代人都参与了其中。

When the Body
Says No

第 7 章

压力、激素、压抑和癌症

———

第 12 版《哈里森内科学原理》(*Harrison's Principles of Internal Medicine*)声称，绝大多数肺癌是由烟草中的致癌物质及其他致癌物所引起的。这种说法从科学上来讲是不正确的，尽管它包含一定的真相。

吸烟引起肺癌就像被扔进深水里导致溺水一样。落入深水区对于不会游泳的人来说是致命的，但是对于那些"浪里白条"或者穿着救生衣的人来说风险很小。造成溺水的因素多种多样，对肺癌来说也是如此。

吸烟极大地增加了患癌症的风险，不仅是肺癌，还有膀胱癌、喉癌和其他癌症。但逻辑告诉我们，吸烟本身并不会引起任何恶性肿瘤。如果 A 会导致 B，那么每次 A 出现时，B 也应该出现。如果 B 没有始终如一地在 A 之后出现，那么 A 就不能成为造成 B 的原因——即使在大多数情况下，它可能是一个主要的、也许是必要的促成因素。如果说吸烟会导致肺癌，那么每个吸烟者应该都会患上这种疾病。

几十年前，英国胸外科医生戴维·基森（David Kissen）曾报告说，肺癌患者往往有"压抑"情绪的倾向。[1]戴维·基森的许多研究都支持了他的这种临床观点，即肺癌患者"与非恶性肿瘤肺病患者和正常对照组相比，情感的表达很差或者受限"。[2]基森发现，缺乏有效表达情感能力的男性，患肺癌的风险比一般人要高出 5 倍。值得一提的是，那些吸烟不入肺的肺癌患者比那些吸烟入肺的患者表现出更强的情绪压抑。基森的观察说明，情绪压抑与吸烟在诱发肺癌过程中起着协同的作用。情绪抑制得越严重，损害肺部从而导致癌症所需的吸烟量就越小。

德国、荷兰和塞尔维亚的研究人员在南斯拉夫[⊖]茨尔文卡进行了为期 10 年的前瞻性研究，结果非常惊人地证实了基森的观点。此研究的目的是探讨心理社会因素与死亡之间的关系。茨尔文卡是一个拥有约 1.4 万居民的工业城镇，它被选中的部分原因是其众所周知的高死亡率，另一部分原因是其稳定的人口基础使得后续调查会更加容易。

研究选中了近 10% 的城镇居民，大约有 1000 名男性和 400 名女性。每个人都在 1965 ～ 1966 年接受了采访，完成了一份包含 109 个条目的调查问卷，其中描述了不良生活事件、长期的绝望感和过度理性且非情绪化的应对方式等风险因素。研究人员还记录了胆固醇水平、体重、血压和吸烟史等机体指标。此研究项目排除了那些有确诊疾病的患者。

10 年后的 1976 年，超过 600 名参与此研究的人死于癌症、心脏病、中风或其他疾病。导致死亡尤其是癌症死亡的最大风险因素是研究人员所称的理性和反情绪化，简称 R/A。识别 R/A 的 11 个问题衡量了同一个特征：对愤怒的压抑。"对有关 R/A 的 11 个问题做出超过 10 个肯定回答的人，相较于

　⊖　1992 年已解体。——译者注

其他平均只肯定回答了 3 个问题的人，有着高达 40 倍的癌症发病率。我们发现，在吸烟者中，除非一个人曾经对 R/A 问题做出 10 或 11 个肯定回答，否则他不会患上肺癌。这表明吸烟对肺部的任何影响基本上局限于'少数易感人群'。"[3]

这些发现并不是在开脱烟草产品或卷烟制造商在肺癌高患病率问题上所要承担的责任——实际上恰恰相反。在茨尔文卡的研究中，死于肺癌的 38 人都是吸烟者。但研究结果表明，要导致肺癌，仅有吸烟一个影响因素是不够的：情绪压抑必定在某种程度上增强了吸烟对身体的损害。但这是如何发生的呢？

心理影响对严重疾病的产生起着决定性的生物学作用，它是通过人体压力装置的各组成部分——神经、激素腺体、免疫系统以及感知和处理情绪的大脑中枢的相互联系而产生的。

生理上的活动和心理上的活动不是独立的，两者都反映了一个超级系统在发挥着作用，其组成部分不能再被认为是独立的或自主的。过去四分之一个世纪的科学探索，以一个更真实、更统一的视角，取代了西方传统医学关于身心分离的观点。美国著名研究者坎达丝·珀特（Candace Pert）写道："免疫学、内分泌学和心理学（神经科学）之间的概念划分是历史的产物。"[4] 心理神经免疫学，或者更全面、更准确地说，心理神经免疫内分泌学，是一门研究调节我们行为与生理平衡的器官和腺体及其相关功能的学科。

中枢神经系统、周围神经系统、免疫器官、免疫细胞和内分泌腺通过各种途径连接在一起。随着研究的深入，我们可能会发现它们之间的更多联系。心理神经免疫内分泌（PNI）系统的联合任务是保证每个生物体的生存、发育与繁衍。PNI 系统各组成部分之间的相互连接作用使其能够识别来自内部或外部的潜在威胁，并用协调一致的行为和生化变化来做出反应，以最小的成本实现最大的安全性。

PNI 系统的各个部分通过神经系统的连接而联系在一起，其中一些部分最近才被人们发现。例如，以前人们认为免疫中枢仅受激素影响而发挥作用，但它实际上接受着神经系统的广泛影响。所谓的一级免疫器官是指骨髓和胸腺，后者位于心脏前面的上胸部。在骨髓或胸腺中成熟的免疫细胞向包括脾和淋巴腺在内的次级淋巴器官移动。来自中枢神经系统的纤维组织服务于初级和次级淋巴器官，使大脑与免疫系统的即时通信成为可能。产生激素的内分泌腺也直接与中枢神经系统相连接。因此，大脑可以直接与甲状腺、肾上腺、睾丸、卵巢等器官进行"交流"。

反过来，来自内分泌腺的激素和免疫细胞产生的物质会直接影响大脑的活动。所有来自它们的化学物质都附着在脑细胞表面的受体上，进而影响有机体的行为。我们都有过被医学术语描述为"病态行为"（sickness behaviour）的经历，这说明了免疫系统的产物对大脑的作用。免疫细胞分泌的一组叫作细胞因子的化学物质，可以诱发发烧、食欲不振、疲劳和睡眠需求增加的感觉，促使我们去打电话请病假。尽管令人沮丧，但这种快速适应的行为是为了保存能量，帮助我们战胜疾病。然而，上述物质如果分泌得不适当，则会干扰人体的正常功能，例如引起过度疲劳或慢性疲劳。

令人惊讶的是，淋巴细胞和其他白细胞能够制造大脑和神经系统产生的几乎所有激素和信使物质。甚至是内啡肽，这种体内固有的、类似吗啡的可以改变情绪且有止痛药作用的化学物质，也可以由淋巴细胞分泌出来。这些免疫细胞的表面也有受体，接收来自大脑的激素和其他分子的作用。

简而言之，除了统一的神经纤维网络将 PNI 系统的各个组成部分连接在一起之外，系统的各部分之间还存在着不断的生化交互作用。它们彼此之间可以相互发送或接收的无数产物，使它们都能传达并理解同一种分子语言，并以各自的方式对同一信号做出反应。PNI 系统就像一台巨大的交换机，总是同时从各个方向接收和发出协调的消息。这也说明，无论短期或长期刺激作用于 PNI 系统的哪一个部分，它都有可能影响到其他部分。

是什么使 PNI 系统的这种多用途的交互功能成为可能呢？在显微镜下可以看到每个细胞表面存在许多受体位点，分子信使可以与之结合。正如坎达丝·珀特所报告的，典型的神经细胞或神经元，可能会有数以百万计的表面受体："如果你为科学家已经发现的每一个受体指定一个不同的颜色，那么一个普通的细胞表面会至少呈现七十种不同色调的多彩马赛克效果，有的受体可能有五万个马赛克，有的有一万个，还有的有十万个，诸如此类。"[5]

信使分子和大多数激素是由氨基酸组成的，氨基酸是蛋白质的基本组成单位。被称为肽的大分子物质是氨基酸长链的学名。这些化学物质不局限在身体的任何一个部位或器官中。一位著名的神经学家曾建议用"信息物质"一词来描述这一群体，因为它们各自将信息从一个细胞或器官传递到另一个细胞或器官。来自 PNI 系统各部分的信息物质与各部分的细胞类型之间存在多种潜在的相互作用。

PNI 系统的中枢是下丘脑、垂体、肾上腺构成的 HPA 轴。正是通过激活 HPA 轴，心理和生理刺激才会启动身体对威胁做出的反应。心理刺激首先在被称作边缘系统的情绪中枢接受评估，该系统包括部分大脑皮层和更深层的大脑结构。如果大脑将传入的信息理解为威胁，那么下丘脑将诱导垂体分泌促肾上腺皮质激素，而促肾上腺皮质激素又会导致肾上腺皮质分泌皮质醇进入血液循环。

与此同时，下丘脑通过在神经系统中负责做出"战或逃"反应的交感神经系统向肾上腺的另一部分（即髓质）传递信息。肾上腺髓质产生并分泌"逃跑－战斗"激素——肾上腺素，它能立即对心血管和神经系统产生刺激。

毫不意外，生物体最有可能解释为令人紧张的各种影响，也是会对 HPA 轴产生最强大影响的那些心理诱因：诸如不确定性、冲突、缺乏控制和缺乏信息等心理因素是人们普遍认为最令人紧张的刺激，并且会强烈激活 HPA 轴。控制感和完成行为（consummatory behaviour）会立即抑制 HPA 的活动。[6]

　　完成行为是指消除危险或缓解由危险带来的紧张的行为。我们知道，诱导压力的刺激并不总是客观的外部威胁（如捕食者）或潜在的自然灾害，也包括我们对必要之物缺乏的内部感知。这就是为什么缺乏控制、缺乏信息，以及我们将看到的，未被满足的情感需求（例如缺爱），会触发 HPA 轴活动。这些需求的满足则会消除应激反应。

　　考虑到 PNI 系统中生化和神经的交叉影响，我们很容易理解情绪是如何与激素、免疫防御和神经系统相互作用的。对于癌症的产生，激素活动紊乱和免疫防御功能受损都发挥着作用。肺癌就是一个典型的例子。

　　机械论的观点认为，癌症是由某些有害物质（如烟草分解物）破坏细胞的 DNA 而引起的。这一观点本身是正确的，但无法解释为什么一些吸烟者会患癌症，另一些吸烟者则不会，即使他们消耗的烟草数量和类型完全相同。尚未得到解答的问题是，为什么某些个体的细胞比其他个体的细胞更容易受到损伤？为什么 DNA 在一些人身上会修复，在另一些人身上则不会？为什么有些人的免疫系统和其他防御系统能防止癌症，而有些人的不能？是什么导致了即使是在完全相同的阶段诊断出相同的癌症，甚至是在所有其他因素（年龄、性别、收入、一般健康状况）完全匹配的情况下，一个人与另一个人的治疗或疾病的进展依然存在着巨大的差异？

　　基因变异也许可以解释在某些癌症中存在的这些问题，然而，正如我们在乳腺癌中所看到的那样，对于大多数人来说，遗传并不是癌症的诱因。确切地说，肺癌不是一种遗传性疾病，肺癌的基因损伤也不是由遗传引起的。

　　任何恶性肿瘤的发展都要经历几个阶段，第一个阶段是启动（initiation），即正常细胞转变为异常细胞的过程。癌症可被视为一种细胞无序复制的疾病。细胞分裂和死亡的正常过程在某种程度上被破坏了。一个应该产生健康后代的细胞失去了控制，分裂成畸形的复制品，然后无视生物体自身的生物学需要进行自我复制。由于每天都有数百万细胞在体内死亡或形成，自然发生的意外本身就会导致大量自发的异常转变。坎达丝·珀特写道："其实我们每个人的体内每时每刻都有大量微小的癌性肿瘤在生长。"

吸入烟草的烟雾对肺细胞的遗传物质有直接的破坏作用。据估计，要产生癌症，肺细胞的 DNA 上必须有多达 10 处病变或损伤点。不过，无论在身体的哪个部位，这种基因组损伤都"很少导致肿瘤的形成。这主要是由于大多数原发病变是短暂的，很容易通过 DNA 修复或细胞的死亡而消除掉"。[7] 换句话说，DNA 的自我修复，或者细胞在不复制其受损遗传物质情况下的死亡，无疑解释了大多数吸烟者不会患上肺癌的原因。如果产生癌症，那么要么是 DNA 修复失败了，要么是细胞死亡的正常过程失败了。1999 年，俄亥俄州立大学医学院的研究人员在一篇关于肺癌的心理影响因素的综述中写道："DNA 修复机制的出错与癌症的增加有着一定的联系。压力可能会改变这些 DNA 的修复机制。例如，在一项研究中，通过检验存在重度抑郁症状的精神科住院患者的淋巴细胞发现，他们修复因 X 射线照射而受损的细胞 DNA 的能力受到了损害。"[8] 在一些经受了巨大压力的实验动物身上也观察到了 DNA 修复能力受损的情况。

凋亡（apoptosis）是生理调节性死亡的科学术语，是维持组织健康所必需的过程。细胞凋亡确保了正常的组织更替，剔除含有弱化的遗传物质的老细胞，为健康而有活力的后代留下空间。"细胞凋亡失调会导致许多疾病，包括肿瘤的产生、自身免疫和免疫缺陷病，以及神经退行性疾病。"[9]

通过 HPA 轴活动释放的类固醇激素在许多方面帮助调节细胞凋亡的过程。对情绪的习惯性压抑会让人处于慢性压力下，而慢性压力会在体内创造一种非自然的生化环境。长期异常的类固醇激素水平会干扰正常的程序性细胞死亡。参与细胞死亡的还有自然杀伤细胞。抑郁——这种对愤怒的压抑支配了情绪功能的心理状态，如果与吸烟的行为一起发生，就会导致自然杀伤细胞活性的降低。[10]

　　简而言之，要产生癌症，仅仅发生 DNA 损伤是不够的——DNA 修复失败或存在调节性细胞死亡方面的损伤也是必要的。压力和情绪压抑对这两个过程都会产生影响。在我们思考癌变的第一阶段——启动时，茨尔文卡的调查结果和英国外科医生戴维·基森的发现提供了生理学方面的启示。

　　1996 年发表在《加拿大医学协会杂志》（*Canadian Medical Association Journal*）上的一篇分为两部分的文章回顾了 PNI 系统在健康和疾病中的作用。作者指出："在健康人身上，神经免疫机制提供对感染、损伤、癌症的宿主防御，并控制着免疫和炎症的反应，这些都是预防疾病的前提。"[11] 换句话说，疾病不是某种外部攻击的简单结果，而是在宿主的内部环境已经变得混乱的情况下，在脆弱的宿主体内发展起来的。

　　癌变的后续阶段是促长（promotion）和进展（progression）。由于逃脱了正常的调节机制，恶性细胞继续存活和分裂，导致肿瘤的形成。在这个阶段里，肿瘤的生长可被体内环境抑制或促进。PNI 系统开始发挥作用。它主要通过 HPA 轴的激素调节作用，在身体组织中创造出一种环境，这种环境要么是促进性的，要么对癌细胞的生长和扩散有抑制作用。

　　马里兰州贝塞斯达国家癌症研究所医学分部乳腺癌科主任马克·E. 李普曼（Marc E. Lippman）博士写道："个人的长期心理状态可能在促进肿瘤发展以及抵御或加重环境压力方面发挥着重要的作用。人类的内分泌系统在心理状态和肿瘤的相互作用中起到了一个关键的中介者作用……能够引起内分泌变化的心理因素似乎会不可避免地对实际的肿瘤生理机制产生影响。"[12]

　　激素对癌细胞的生长和扩散有双重影响。首先，许多肿瘤直接依赖于激素存在，或者在与激素的相互作用密切相关的器官中产生，如卵巢或睾丸。具有激素依赖性的癌细胞的细胞膜上有各种激素受体，这些激素能够促进细胞生长。激素依赖性癌症的一个例子就是乳腺癌。一般认为，许多乳腺癌具有雌激素依赖性，这是使用雌激素阻断剂三苯氧胺治疗乳腺癌的根本原因。不太为人所知的是，一些乳腺癌也具有一系列针对其他"信息物质"的感受器，这些物质包括雄激素、孕激素、催乳素、胰岛素、维生素 D 等——都由 HPA 轴分泌或受其调节。

在人类经验和对动物的研究中都可以看到，压力是激素功能的一个强大的调节器。在一项实验中，研究人员操纵了几群雌性猴子内部的从属关系。既定的主导模式被打破：一些以前占据支配地位的个体被迫成为从属者，原先的从属者则获得了支配地位。

社会从属地位导致了 HPA 轴和卵巢的激素功能失调。"当前处于支配地位的雌性分泌的皮质醇比处于从属地位的雌性少。"占据支配地位的雌猴月经正常，排卵前黄体酮浓度较高。被支配者排卵期更少，月经周期失调发生得更频繁。

当实验环境发生了改变，以前占据支配地位的猴子落入从属地位时，它们的生殖功能几乎立即受到了抑制，皮质醇量也上升了。以前处于从属地位而现在占据支配地位的猴子则呈现出了完全相反的情况。[13]

在女性的性器官中发生的癌症，如卵巢癌和子宫癌，也与激素有关。卵巢恶性肿瘤在女性最常见的癌症中仅排名第七，但在致死率方面位列所有癌症第四。在所有癌症中，它的肿瘤死亡率最高，也就是说，它的预后是最差的。1999 年，2600 名加拿大妇女被诊断出卵巢癌。同年，有 1500 人死于该病。在美国，每年约有 2 万名妇女确诊，将近 2/3 的人会死于这种疾病。虽然早期治疗是非常有效的，但到大多数病例确诊时，癌症已经发展到目前的治疗手段无法治愈的程度了。

到目前为止，还没有有效的筛选测试来鉴别这种疾病的初始阶段。超声波和一种叫作 CA-125 的血液检测在监测治疗效果时是有用的，但作为在癌症引起症状前或扩散到其原发部位之外前发现癌症的工具，两者都是不可靠的。达琳是一名保险经纪人，在一次不孕症检查中被诊断出患有癌症。"他们用腹腔镜检查了我的卵巢，"她说，"他们就是这样发现癌症的。所以最终我得到的并不是孩子，而是不得不做的卵巢切除术。"

由于不孕症是已知的卵巢癌风险指标之一，激素因素显然是很重要的。不幸的是，我们无法看清事情的全貌。月经初潮早和绝经期晚会增加患卵巢癌的风险，怀孕和服用避孕药则会降低风险。这种模式表明，女性排卵越多，就越容易患上这种疾病。另一方面，不孕症（无法排卵）也会增加其风险。显然，激素的影响是微妙而复杂的。我们对女性生殖激素所了解到的是，它们对女性的心理状态和她们生活中的压力非常敏感。2001 年匹兹堡大学的一项研究发现，激素功能也可能与某些性格特征有关。

匹兹堡大学医学院的研究人员比较了长期不来月经（闭经）的女性和月经正常的女性的心理特征。他们特别感兴趣的是一组功能性下丘脑闭经（FHA）人群，即一组没有可确认的疾病来解释排卵不足原因的女性。研究发现，"患有 FHA 的女性报告了更多功能紊乱的态度倾向，特别是那些与需要他人认可有关的倾向。（她们）更有可能……拥有一些抑郁症易感人群中普遍存在的态度倾向，如完美主义标准和在乎他人的评价"。[14]

匹兹堡研究人员的一项重大发现是，不来月经的女性有着微妙但显著的不良饮食习惯。不良的饮食模式与未解决的童年问题有着不可分割的联系，正如我们将会读到的喜剧演员吉尔达·拉德纳（Gilda Radner）死于卵巢癌的例子。造成饮食问题的压力也正是导致身体不健康的压力。匹兹堡研究的作者写道："患有 FHA 的女性更关注节食和体重，害怕体重增加，更有可能产生暴饮暴食的问题。"

饮食模式与儿童时期的遭遇和当前压力下产生的情绪问题直接相关。我们吃或不吃以及我们吃多少的模式，与我们所经历的压力水平以及我们在面对生活的变迁时所形成的应对反应密切相关。反过来，饮食习惯也密切影响着对女性生殖系统产生影响的激素的功能。例如，厌食症患者通常会停经。

温哥华的内分泌学家杰里琳·普赖尔（Jerilynn Prior）对女性健康问题有着很深的研究。她在《加拿大诊断杂志》（*Canadian Journal of Diagnosis*）中写道：“即使是健康女性正常的月经周期，也有大约三分之一会出现排卵异常，根据生物学原理，这种异常有可能会导致重大的健康风险。”[15]

普赖尔博士的研究中，排卵失败最常见的原因是下丘脑和垂体对卵巢的刺激不足，原因是“下丘脑和垂体向卵泡发送的信号不平衡或不协调”。普赖尔博士写道，这些异常“是由与生命周期、体重变化、社会心理压力、过度锻炼或疾病相关的自适应所引起的”。

造血系统的恶性肿瘤（如白血病和淋巴瘤）也依赖激素，受肾上腺分泌的皮质醇的影响。肾上腺皮质激素抑制白血病和淋巴瘤细胞的分裂和扩散。因此，血液和淋巴细胞由于 HPA 系统的长期不平衡而脱离正常的抑制过程，可能会在某种程度上成为导致恶性肿瘤的原因。现有的研究指出，情绪上的压力是患有这些疾病的成年人生活中的一种重要动力。

罗切斯特大学对罹患淋巴瘤或白血病的人进行了一项长达 15 年的研究，结果发现，这些恶性肿瘤“容易发生在情绪失落或分离的情况下，而它们反过来又会带来焦虑、悲伤、愤怒或绝望的感觉”。[16]

应激激素皮质醇的合成类似物是治疗白血病和淋巴瘤的重要组成部分。有趣的是，阻止白血病细胞复制所需的类皮质激素的量只比人体正常工作情况下的可用水平高一点点。以白血病为例，急性压力发作时，皮质醇水平暂时升高，有时足以缓解疾病。这就是发生在作曲家贝拉·巴托克（Béla Bartók）患病期间的事。

让我们再来强调一下，在急性压力下，皮质醇的暂时升高是健康的，也是必要的。但长期压力大的人的皮质醇水平长期升高则是不健康的。

巴托克从他的祖国匈牙利流亡出来时，患有白血病。他随后接受波士顿交响乐团指挥谢尔盖·库塞维茨基（Serge Koussevitzky）的委托，写了一部新作品。这位作曲家进入了一种自发性治愈的状态，一直持续到作品完成。HPA 触发的皮质醇和 PNI 系统的其他几种因素很可能缓解了他的病情，使他的《乐队协奏曲》得以问世，并成为 20 世纪的经典作品之一。

除了对激素依赖性恶性肿瘤的直接影响外，由压力敏感的 HPA 轴和大脑边缘区域调节的激素还会作用于身体的其他组织，从而影响癌症的发展。在这些激素敏感组织中，免疫系统是最主要的。

人们习惯性地认为，癌症是对身体的侵略，身体就像一个遭受外来攻击的国家一样，侵略者必然会发动战争。这种观点虽然通俗易懂，却扭曲了现实。首先，即使有烟草之类的外部致癌物，癌症本身也是一部分内部过程出错的结果。何况，对于大多数癌症来说，被确认的致癌物尚不存在。其次，在决定恶性肿瘤是发展还是消除方面起着主要作用的，是局部和整个机体的内部环境。换句话说，正常细胞的恶性转化是一个由许多因素决定的过程，这些因素与机体的生物、心理、社会状态和癌症类型有很大的关系。

一旦癌症发展到细胞表面显示出与正常机体蛋白不同的分子的阶段，它就会被多种不同的免疫反应所破坏。T 细胞会用有毒化学物质攻击它，针对它的抗体会形成，专门的血细胞会吞噬它。在长期紧张的情况下，免疫系统可能会变得过于混乱，从而无法识别形成癌症的突变细胞克隆体，或者过于虚弱，以至于无法对它们进行有效的攻击。

肿瘤的生长和发育过程还涉及大量局部产生的化学物质，其中一些是由癌细胞自身分泌的。这些化学物质包括生长因子、抑制物质和多种信使分子。它们之间复杂的平衡会导致这一过程向肿瘤的抑制或生长方向倾斜。这里我只想强调，这种复杂的生化级联深受 PNI 系统的影响，特别是通过激素和其他信息物质。

最后，情绪状态在预防或促进癌症转移（即恶性细胞从原发肿瘤转移到身体其他部位）方面具有重要的潜在影响。

　　在流行的错误观念里，癌症必须在扩散前被"及早发现"。生物学上的现实则是完全不同的：当一个肿瘤可以被检测到的时候，扩散在多数情况下已经发生了。英国肿瘤学家巴兹尔·斯托尔（Basil Stoll）指出："很大一部分早期癌症在诊断出原发肿瘤之前已经发生了隐匿性转移。"[17] 然而，大多数转移瘤不是死亡了，就是处于长时间的休眠中。

　　肿瘤体积翻倍所需的时间叫作倍增时间，倍增时间因癌症类型而异，即使在同一类型癌症中间依然会有很大的差异。要想在临床上发现肿瘤，那么即使是在皮肤或乳房等容易触及的身体组织上，它的重量也必须达到半克左右，包括大约 5 亿个细胞。一个带有恶性突变的单细胞要达到这样的规模，体积需要翻 30 倍。[18] 对乳腺癌来说，倍增的时间从几天到一年半不等，平均为 4 个月。"如果一个肿瘤细胞以最后的速度持续生长，那么需要大约 8 年的时间才会出现临床症状，一些资料甚至显示，出现临床症状需要更长时间，大约 15 ～ 20 年。"[19]

　　在真实生活中，肿瘤可能并没有稳定的倍增率。相反，根据宿主的生活状况，它们的生长速度会有很大的波动。我们回顾一下米歇尔的病史，她的乳房肿块已经存在 7 年了，在经历了一段时间的急性压力后，才发生了巨大的变化。

　　乳腺癌有可能在直径略大于半毫米时发生转移，"如果一个肿瘤要转移，那它通常在被临床检测到之前就已经转移了"。[20] 在显微镜下可观察到的恶性细胞扩散似乎发生在许多尚未出现临床问题的乳腺癌病例中。在其他一些情况下，转移瘤可能在组织中潜伏数年，然后出人意料地以出现症状的形式被发现。前列腺癌也是如此，这就是为什么在确诊时，40% 的前列腺恶性肿瘤已经发生了扩散。对女性的尸检研究表明，多达 25% ～ 30% 的女性患有微小的乳腺恶性肿瘤，"远远超过实际显示的比例"。[21]

　　因此，问题不只在于对扩散的预防，更在于了解为什么以及在什么情况下，一些已经存在的休眠细胞会转化为癌症。肿瘤的休眠受多种激素和免疫的影响，这些影响因素都涉及 PNI 系统的功能，并对生活压力有着高度的敏感性。

肿瘤的生长速度在不同患者间存在很大的差异。同样，即使患者们在临床上被诊断的癌症类型完全相同，严重程度也一样，其转移性疾病的出现时间和生存时间也存在高度的不一致性。例如，"有许多这样的病例：未完全切除的乳腺恶性肿瘤从来都没有复发，或者在最终显现之前，次生沉积物已经在宿主的身体组织中休眠了 30 年之久"。[22] 这种个体差异似乎并非产生自恶性肿瘤的自发行为，而是源于体内环境中存在的抑制或促进肿瘤生长的因素。这种内在环境会深深受到影响人们生活的应激源的影响，也受到人们应对压力的各种不同方式的影响。

许多关于癌症的研究得出的最一致确定的风险因素是无法表达情感，尤其是与愤怒相关的情感。压抑愤怒并不是一种神秘地导致疾病的抽象情感特征。这是一个主要的危险因素，因为它增加了机体的生理压力。它不是单独产生作用的，而是与可能伴随它的其他危险因素（如绝望和缺乏社会支持）一起出现的。感受不到或无法表达"消极"情绪的人即使被朋友包围也会感到孤独，因为他看不到真实的自我。这种绝望感来自长期无法在内心最深处忠于自己。而绝望会导致无助，因为个体会感到自己所能做的任何事都不会带来任何改变。

在一项研究中，受试者是没有症状的健康女性，她们只在常规体检中发现了异常的宫颈抹片。在不知道宫颈抹片检查结果的情况下，研究人员"仅通过一份区分不同情绪状态的问卷，就能以几乎 75% 的准确率预测出那些患有早期癌症的人"。他们发现，癌症最容易发生在那些"有无助倾向的性格"的女性身上，或者是在近 6 个月里有着无法消解的无助感和挫败感的女性身上。[23]

茨尔文卡的研究人员也根据理性 / 反情绪（压抑愤怒）的心理特征和长期的绝望感，预测了在他们的近 1400 名研究对象中，谁有可能患上癌症并死于癌症。当他们在 10 年后检查死亡记录时，他们发现 78% 的预测是正确的。他们评论道："在我们看来，许多研究可能严重低估了心身危险因素的重要性。"

———

吉尔达·拉德纳的生活史深深刻画了心理危险因素造成的影响。拉德纳的姨妈和两个表姐妹死于卵巢癌，她的母亲则成功治愈了乳腺癌。吉尔达面临着基因上的风险，但她注定要死于卵巢癌吗？没有理由这样想。

对于大多数患卵巢癌的女性来说，遗传并不是主要的风险因素。它只对少数人至关重要。约 8% 的卵巢癌患者携带一种已知会增加患病风险的基因突变。发生突变的是与乳腺癌同样相关的 BRCA 基因。根据所涉及的 DNA 链不同，某种基因发生突变的人在 70 岁之前患卵巢癌的风险可能高达 63%，另一种基因发生突变的人在 75 岁之前患卵巢癌的风险则为 27%。[24] 如果没有基因突变但有一级亲属（母亲、姐妹或女儿）患有卵巢癌，那么自身患癌风险约为 5%。通过这些数据，我们再次看到，基因本身并不能反映全部情况。即使在高危人群中，也不是每个人都注定要患上癌症。

吉尔达·拉德纳身上充满着近乎疯狂的能量和对体验的热情，但也承受着高度紧张和自我否定的生活所带来的心理负担。她的饮食失调可能影响了她的激素平衡。她无法生育，可能是由于患有本章前面讨论的下丘脑－垂体功能障碍。

这位《周六夜现场》节目中身材苗条的明星患有贪食症。按照她自己的描述，她曾是一个"不快乐、肥胖、平庸"的孩子。她把自己的童年描述为"噩梦"。她在自己的回忆录中写道："我和哥哥把自己吃成了小气球。我们看起来就像没有脖子的怪物。我父母每年都送我去夏令营，而每一年我都是别人的'替罪羊'。在'公主游戏'中，会有掌控一切的女孩和漂亮的女孩。掌控一切的女孩会让漂亮的女孩成为公主，她自己会成为公主的顾问。胖女孩只能是仆人之类的，那就是我。"[25]

吉尔达和她母亲的关系似乎极端消极，而且显然存在着对父亲注意力的争夺。吉尔达坚称，父亲是"我一生的挚爱"。他在她12岁时死于脑癌，这对她来说是一个无法弥补的丧失。

成年后，出于极端的绝望，吉尔达开始胡乱地寻求男性的爱和接纳。"在很大程度上，我的生活被我爱的男人控制着。"她写道。她试图把自己变成她认定的男人所喜欢的女人。

吉尔达发现，自己不可能向母亲亨丽埃塔吐露真实的情感，也不可能直接对她说"不"。成为明星和隐蔽的贪食症患者后，她会试图通过编造一天中所吃的东西来减轻她母亲的焦虑。吉尔达在世的时候，亨丽埃塔并不知道女儿得了贪食症。

借助幽默，吉尔达得以控制她周围的环境。喜剧满足了儿时至关重要的需求，这是她讨父亲喜欢的一种方式，也是她与母亲建立联系的唯一途径——"在一切都不奏效的情况下接近她的一种方式"。她成了一个"天生的"喜剧演员，代价就是她个人感情的毁灭。

吉尔达自认是个工作狂，她写道："让紧张和压力主宰我宝贵的人生。"在年轻时的一次巴黎之行中，她冲向面前的车流，做出了一次戏剧性的自杀尝试，这差点要了她的命。"至少有人关心我。"她对把她拉回安全地带的朋友说。

即使在卵巢癌症状开始引起身体不适（包括肠梗阻）之后，拉德纳更关心的还是满足别人而非自己的需要。她从各种渠道寻求和接受建议。她处于怎样的一种两难处境中呢？"突然，我开始惊奇于如何取悦这么多人。我要服用柠檬酸镁吗？咖啡灌肠呢？我两者都要做吗？我要做腹部按摩还是结肠按摩？我应该让不同医生知晓彼此的工作吗？东方和西方在吉尔达的身体里交会：把西方的药吞进喉咙，再把东方的药塞进肛门。"

当吉尔达似乎已经被成功治愈时，她成了《生活》(Life)杂志代表对抗卵巢癌的封面女郎。她鼓舞了许多人，但恢复是短暂的。她仍然深深迷恋着自己自童年起所扮演的角色。她谴责自己，觉得自己因为患上绝症而让许多人失望。"我成了健康社区(The Wellness Community)组织的代言人，也是康复的象征。我是一个模范癌症患者，非常积极地接受治疗。现在我觉得自己就像一个活生生的失败者的例子。我只是个骗子，至少我是这样认为的。"

吉尔达在临终前才意识到，她不可能充当所有人的母亲。"我不能想做什么就做什么。我不能一直给我认识的所有癌症患者打电话，不能帮助所有患卵巢癌的女性康复，也不能读我收到的每一封信，因为这让我心碎……我不能成天为别人掉眼泪，我得照顾好自己……意识到必须照顾好自己是很重要的，因为只有在照顾好自己之后才能去照顾别人。"

第 8 章

乌云背后有光明：癌症的教训

———

艾德通过常规直肠检查发现了一个小结节。之后，他被确诊患有癌症。"我去做了活检，"他说，"他们在前列腺上做了六次穿刺。在一次穿刺中发现了一个不规则的肿瘤。经确诊是前列腺癌。从那以后，我考虑过所有可能的治疗手段，要么切，要么烧，要么毒。我采访了很多做过前列腺摘除手术和放疗的男性。对他们大多数人来说，情况都很糟糕。"

"你没有接受任何治疗吗？"我问艾德。

"我尝试过自然疗法，我正在接受催眠治疗，我一直在审视自己，审视自己的生活方式。"

艾德精辟的总结"切、烧、毒"指的是目前针对前列腺癌的三种主要治疗方法：手术、放疗和化疗。虽然有些患者在接受这些治疗的过程中没有受到伤害，但也有一些患者出现了如尿失禁和阳痿等令人不快的后遗症。1999 年发表的一篇对 10 万多个前列腺切除术病例的综述得出结论："前列腺切除术后发生并发症和再次住院的情况，比以前所认识到的要普遍得多。"[1]

如果现有的治疗方法能够治愈疾病或挽救生命，那么这些风险也许是可以接受的，但支持这些方法的证据仅是模棱两可的。大肆倡导通过直肠指检或前列腺特异性抗原（PSA）血液检测的方式对男性进行前列腺癌筛查的公共宣传活动其实没有任何科学依据。明尼阿波利斯退伍军人事务医学中心的医学副教授蒂莫西·威尔特（Timothy Wilt）向《纽约时报》(*The New York Times*) 表示："我认为重要的是让人们明白，发现前列腺癌之后，我们仍然没有证据表明治疗工作一定会有效果。"[2] 这就是整个筛查问题的症结所在：如果治疗没效果，为什么我们还要使用 PSA 来寻找肿瘤呢？

美国国家癌症研究所的内科肿瘤学家和流行病学家奥蒂斯·布劳利（Otis Brawley）博士收集的数据应该会让支持激进医疗手段的人们感到沮丧。在对前列腺癌广泛开展筛查的地方，其确诊的发病率较高，接受治疗的人数较多，但前列腺恶性肿瘤的死亡率是保持不变的。[3] 如果非要说有什么区别的话，那就是前列腺癌的死亡率在筛查强度高的区域要稍高一些。发表在《美国国家癌症研究所杂志》(*The Journal of the National Cancer Institute*) 上的一项研究结果也很令人不安：接受激进治疗的前列腺癌患者死于其他癌症的概率高于未接受任何医疗干预的患者。[4]

虽然一些前列腺癌患者可能应该接受治疗，但目前还不清楚究竟什么样的患者能从干预中获益。大多数前列腺癌的发展非常缓慢，以至于患者很有可能在恶性肿瘤引发任何健康问题之前就离世了。在其他的情况下，癌症是如此具有侵略性，以至于在得到诊断时，采取治疗已经没有效果了。既然没有可靠的方法来决定什么时候采取治疗是有效的，那么那些前列腺癌幸存者究竟是从治疗中还是从疾病中幸存了下来？对于前列腺恶性肿瘤来说，常见的医学实践并不能满足通常的科学标准。

公众舆论基于这样一种常识性观点：对一种疾病发现得越早，医生就越有可能治愈它。诺曼·施瓦茨科普夫（Norman Schwarzkopf）将军、高尔夫球手阿诺德·帕尔默（Arnold Palmer）、加拿大联邦内阁部长艾伦·洛克（Allan Rock）等名人都是在筛查测试后被诊断出患有前列腺癌的，他们相信医疗干预挽救了他们的生命，都是早期诊断有说服力的倡导者。奥蒂斯·布劳利博士在接受《美国医学会杂志》（*The Journal of the American medical Association*）的采访时说，男性应该让科学而不是最火的公众人物宣传来帮助他们做出关于前列腺癌筛查和治疗的决定。[5]

尽管科学方面尚不明确，但人们对于治疗的偏向是很强的。面对潜在的疾病，即使干预的价值是值得怀疑的，也很少有医生愿意放弃治疗而顺其自然。尤其是男性，即使懂得许多疾病方面的知识，他们依然可能选择要"做点什么"，而不是忍受不行动带来的焦虑。但我们始终应该让患者了解关于前列腺癌的已有信息，以及那些同样重要的未知信息。

前列腺癌是首个被发现与激素影响相关的恶性肿瘤。就像摘除卵巢的女性可能会缓解乳腺癌一样，由于阉割而导致的雄激素水平的降低也会导致前列腺肿瘤的萎缩。睾丸切除术一直是治疗手段的一部分。同样常用的还有使用强力的阻断雄激素作用的药物，这种"化学阉割"是目前提供给患有转移性前列腺癌男性的一线治疗方法。

一些医学研究和医学实践完全忽视了心理影响在前列腺癌病因中发挥的作用，并回避了更全面的治疗方法。考虑到激素水平和情绪之间的强烈联系，这是非常令人震惊的。在关于前列腺癌的研究中，几乎没有关于人格或压力因素的研究。教科书也忽略了这一课题。

基于我们已有的知识，忽视压力、情绪和前列腺癌之间的潜在联系是不合理的。到 30 多岁的时候，许多男性的前列腺都会产生一些癌细胞，而到 80 多岁的时候，大多数男性都会产生癌细胞。到 50 岁时，男性患前列腺癌的概率为 42%。然而，在任何年龄阶段，发展出明显临床病症的男性都相对较少。换句话说，即使在年轻男性中，前列腺癌细胞也并不罕见，而且随着男性年龄的增长，其存在已经成为常态。只有少数人会发展出引起症状或威胁生命的肿瘤。压力如何促进恶性疾病的发展是一个值得探讨的话题。什么样的人格模式或生活环境可能会干扰身体的防御机制，让已经存在的癌细胞激烈增殖？

⟶

艾德的身体和脸看起来比实际年龄（44 岁）要年轻得多。当我去他家采访他时，他转向正要出门去买东西的妻子简。他说："真蛋疼，我要去帮某人看看他的卡车是怎么回事，它启动不了了。"

"我能问你一些事吗？"我说。

"当然了。"

"你说着帮忙去看看卡车真'蛋疼'。从解剖学上讲，这是一个有趣的比喻，可以用在患有前列腺癌的人身上。在你的生活中，对那些实际上让人觉得很讨厌而无益的事情说'不'，对你来说容易吗？"

"我真的不会说'不'。我总是尽力帮助别人。"

"即使觉得很痛苦？"

"是的。即使对我来说不是最合适的时间，或者我应该做其他对我来说更重要的事情。我喜欢帮助别人。"

"如果你不这样做会怎么样？"

"我会感觉很糟糕，像有罪一样。"

艾德是一个乡村音乐乐队的指挥，过去常常吸食可卡因、迷幻药和大麻。"我年轻时每天吸毒两三次。我从小就有酗酒的问题。"艾德告诉我，他的第一次成年后恋爱持续了十年。他和一名年长的妇女住在一起，帮她抚养大了她的两个孩子。他每天都要靠喝酒来抑制自己感受到的不幸。直到他的伴侣有了外遇时，这段关系才结束了。

"我认输了。我说，我不想忍受这些。我从来没有乱搞过，即使我想过这样做。从那天起，我戒了一年半的酒，开始慢跑，做我想做的事情。我有一种得到了自由的感觉，如释重负。我可以做任何我想做的事情，我感觉很好。"

"最近你喝了多少酒？"

"每天大概喝 4 杯啤酒。"

"这对你来说有什么好处？"

"简和我在一起，她的问题就变成了我的问题，随着问题变得越来越严重，我又开始喝酒了。"

"所以从某种程度上来说，你的婚姻并不幸福。"

"我想最重要的是掌控感。我允许简掌控这段婚姻，因为她患有多发性硬化，而且她在前一段婚姻里被虐待过。⊖那时她完全被支配着，对方告诉她该穿什么衣服之类的。结果，我的选择让我在这段婚姻中成了弱者。"

"所以你认为自己是被控制的。对这一点你有何感受？"

"我心怀怨恨。"

"那你是怎么处理这种感情的？"

"我把它隐藏起来了。"

"你没有告诉她你不喜欢这样吗？"

"嗯。我没有告诉她。"

"这让你回想起了什么吗？"

"我的童年吗？的确是的。"

尽管艾德之前告诉过我，他拥有"很棒的成长经历"，但我很快就发现，他感觉到自己被父母控制着，一旦没能达到他们的期望，他就会感到很内疚。

⊖　简的故事参见第 18 章。

他回忆说，他曾"活该被打了屁股"，我经过进一步询问得知，他父亲在他 8 岁时就开始用皮带打他了。"他认为这是解决问题最好的方式。"

"那你也这样认为吗？"

"嗯，我现在觉得他做得并不妥，但是当你还是一个小孩子的时候，你真的没有太多选择。我想成为一个好孩子。当你还是个孩子的时候，你并不知道父亲应该是什么样的，你希望你的父亲是完美的，你想成为一个完美的孩子。"

前列腺恶性肿瘤的一个令人困惑的特征是，睾酮，这个一直被认为导致男性攻击性的激素，似乎促进了肿瘤的生长。这种癌症通常发生在老年男性的身上，然而，随着年龄的增长，体内睾酮的分泌明明在减少。前列腺癌患者的血液睾酮水平也没有高于平均水平。所以，与乳腺癌中的雌激素受体一样，应该是肿瘤细胞对正常睾酮浓度的敏感性发现了改变。

就像肾上腺和卵巢分泌的激素一样，睾丸合成的睾酮也受大脑中下丘脑 - 垂体系统的复杂反馈控制。这个网络对压力和情绪做出强烈反应，将一系列化学物质送入循环系统。情感因素会对男性性激素功能的好坏产生直接影响——就像女性卵巢分泌的雌激素，肾上腺分泌的肾上腺素、皮质醇和其他激素会受到心理事件的影响一样。对于一小部分患者来说，通过手术切除垂体来治疗前列腺癌确实有积极的效果。[6]

睾酮的名声并不是很好。一种赞美一个女人自信或果断的说法是"有种"。一位加拿大的专栏作家撰文赞扬玛格丽特·撒切尔时表示，这位铁石心肠的英国前首相的"睾酮水平是普通男性的 10 倍"。男性的破坏性和敌对攻击也常常被归咎于睾酮的作用。事实上，高激素水平在更多时候是一种结果而不是原因。

对非洲慈鲷的研究表明，经历胜利或失败不仅会改变激素平衡，甚至还会使脑细胞产生变化。"在被击败的情况下，这种鱼的下丘脑细胞萎缩，导致生殖激素水平下降，睾丸萎缩。"如果环境被人为控制，让被打败的鱼占据主导地位，那么下丘脑细胞就会急剧增长，产生促性腺激素释放激素（GRH），这种激素会刺激垂体产生作用于睾丸的激素。反过来，睾丸就会增大，鱼的精子数量也会增加。"最重要的是，这项研究清楚地证明了……是行为的变化（即重夺主导地位）导致了生理上的后续变化。"[7]

作为高度进化的生物，我们人类会倾向于认为我们的性腺功能不像低等的非洲慈鲷那样容易受到生活中起起伏伏的影响。事实上，人类的激素水平，就像这些非洲鱼一样，可能会在支配关系改变之后而不是之前发生变化。亚特兰大佐治亚州立大学的社会心理学家詹姆斯·达布斯（James Dabbs）教授研究了睾酮与行为之间的相互作用。根据《纽约时报》的一篇报道，在回顾了近40项研究后，他得出的结论是，虽然睾酮确实会增加性欲，但"没有证据表明它会导致攻击性"。也有证据表明，情绪状态可以迅速改变睾酮的分泌水平。在1994年足球世界杯意大利对阵巴西决赛的赛前和赛后，达布斯对球迷进行了测试。达布斯找到了他认定的支持"沾光"这一自明之理的证据。他说，庆祝胜利的巴西人体内的睾酮水平上升了，而沮丧的意大利人体内的睾酮水平下降了。[8]因此，男性和女性的性腺功能会受精神状态的影响就不足为奇了。在抑郁的男性中，与性功能相关的睾酮和其他激素的分泌明显减少。[9]像前列腺癌这样的激素依赖性恶性肿瘤可能非常容易受到与压力和情绪状态相关的生化作用的影响。

前列腺癌在男性中是第二常见的恶性肿瘤。肺癌是最多的。虽然计算结果存在浮动，但1996年美国约有31.7万新确诊的前列腺癌患者，约有4.1万人因此死亡。[10]加拿大每年约有2万例新确诊的病例。

环境因素是很重要的。研究发现，移居夏威夷和美国本土的日本人比留在日本的日本人的前列腺癌患病率高 1.5 倍。然而，对没有临床疾病的男性的尸检发现，不活跃的恶性细胞比例在两组人中是相近的，与地理位置无关。[11] 那么，问题来了，为什么这些不活跃的细胞在一个环境中会发展成癌细胞，而在另一个环境中不会呢？重要的流行病学发现表明，压力对谁将罹患前列腺癌以及是否会因此离世有着至关重要的影响。

家族病史会增加患前列腺癌的风险，但在大多数情况下，这并不是主要的因素。目前还没有发现可与"香烟之于肺癌"相提并论的特定致癌环境因子。饱和脂肪可能起着一定的作用。由于不同地区地理跨度很大，遗传也可能有一定影响。这种疾病在斯堪的纳维亚国家最普遍，在亚洲最少。世界上患前列腺癌风险最高的种族是非裔美国人，他们的患病率是美国白人的两倍。

"在较年轻时被诊断出患有各阶段前列腺癌的非裔美国人，其生存率低于白人。"[12] 人们可能会将较高的死亡率归因于美国下层中产阶级和工人阶级获得的医疗服务普遍较少。然而，前列腺癌的种族差异跨越了阶级的界限。无论如何，到目前为止，能得到更多的医疗保健服务并不会对生存率产生任何积极的影响。我们可以尝试通过遗传因素来解释死亡率的差异，然而美国黑人的前列腺癌患病率是尼日利亚黑人的六倍。同样，两组人员都存在临床上"静默"的前列腺癌细胞。[13]

如果说热量摄入这样的环境因素导致了这种疾病的发展，那么美国白人和黑人的死亡率就不应该有太大的差别。按照目前实际的情况来说，据估计，在黑人和白人的癌症患病率差异中，只有大约 10% 是由于摄入了饱和脂肪。[14] 另外，如果基因的影响是决定性的，那么美国黑人和尼日利亚黑人的患病率差距应该比现在小得多。

黑人在美国社会中的历史、社会和经济地位削弱了其社区和家庭的凝聚力，给非裔美国人带来了比他们的白人同胞和非洲黑人更大的心理压力。在美国黑人中，高血压的发生率也较高。高血压是一种与压力有着明显关联的疾病。举一个类似的例子，在种族隔离制度下，南非黑人的自身免疫性疾病（类风湿关节炎）患病率随着他们从家乡的村庄迁移到城市而上升，尽管他们可能在移居后拥有了更好的经济条件。主要的影响因素似乎是生活在一个自主权和尊严被官方种族主义直接和公然地剥夺的环境中，失去了传统的家庭和社会支持而产生的心理压力。

这一发现符合我们在其他地方对疾病和情感孤立之间关系的观察结果。与离婚或丧偶的男性相比，已婚男性被诊断出前列腺癌的可能性更低。[15] 虽然我在文献中找不到任何其他针对前列腺癌和心理因素的调查，但有一项研究检视了那些相比同类群体有更大依赖性需求的男性，即不太能体验到自己是独立、自力更生的成年人的男性。这项研究的结论是，依赖性强的男性更容易患多种疾病，包括前列腺癌和其他癌症。[16]

如果整体观能够得到更多的研究支持并被纳入前列腺癌的医学观点，这会给我们什么实践上的启示呢？首先，至少在我们掌握确凿的有用证据之前，那些会引发焦虑的测试应该被暂停。1999 年 6 月，美国邮政署曾计划发行一枚邮票，旨在敦促对前列腺癌进行"年度检查和检测"。《新英格兰医学杂志》对这种愚蠢的行为提出了警告，指出这一信息"与当前医学界的科学证据和观点不一致"。[17] 其次，我们不会让成千上万的男性在充分了解前列腺癌治疗的利弊前就接受有创的、可能有害的手术和其他效果同样未经证实的干预措施。

一个将人而不是血检或病理报告作为重点的整体方法，会考虑个人的生活史。它会鼓励人们仔细检视他们所面临的每一种压力，包括他们所处的环境和内部产生的压力。在这种情况下，前列腺癌的诊断可以被看作一个警钟，而不仅仅是一个威胁。那些被鼓励进行反思的人们，除了可自行决定要不要接受治疗，在思考了个人生活的方方面面之后，他们生存的机会也可能会增加。

2000 年 4 月，鲁迪·朱利安尼（Rudy Giuliani）在与希拉里·克林顿竞争参议员席位时被诊断出患有前列腺癌。这位前纽约市市长被描述为一个非常有动力的人，"一个不会疲劳、恐惧或自我怀疑的机器人市长"，"生活和呼吸都包含着职业道德"。[18] 他完全沉浸在自己的角色当中，每天只睡 4 个小时，其余 20 个小时几乎都在工作。据说他无法忍受自己不处于行动的中心。他必须插手每一件事，需要掌控一切。"他像一个将军一样发号施令。"他对受苦的个人和群体没有表现出任何同情，并表现出极端的情绪紧张。在确诊后，他公开地做出了忏悔。谈到他的癌症时，他说：

> 它让你看清楚你的一切，什么对你来说是真正重要的，什么是你应该重视的——你的核心存在于何处。由于我已经在公共生活和政治领域中工作了这么久，我曾经认为我的核心是政治。然而并不是。
>
> 这也有好处。很多好事由此发生了。我想我更了解自己了。我想我更好地了解了什么对我来说才是重要的。也许我还没有完全做到这些。要是以为才几个星期就能达到这个理想的状态，那就太傻了。但我想我正朝着那个方向努力前进。

与前列腺癌不同的是，对另一种与激素相关的男性生殖器官癌症——睾丸癌的研究在内科和外科肿瘤学领域都取得了重大进展。这种罕见的疾病曾经是导致年轻男性癌症死亡的第三大原因，但现在它已经掉出前五名。得到早期诊断之后的治愈率现在已超过 90%。正如环法自行车赛四冠王兰斯·阿姆斯特朗（Lance Armstrong）的非凡故事所展现的那样，即使是患有晚期转移性疾病的人，也有希望通过明智地结合手术、放疗、化疗以及决心来得到完全的康复。

当我从事姑息治疗工作时，不列颠哥伦比亚癌症机构的一名肿瘤学家请我去和弗朗西斯面谈，他那时 36 岁，患有睾丸癌——面谈的原因不是他需要姑息治疗，而是他不需要。虽然肿瘤在弗朗西斯被确诊时已经扩散到他的腹部，但通过适当的治疗，他得到完全治愈的机会仍然超过 50%。问题是，他拒绝一切医疗干预。肿瘤学家希望借助我的咨询技巧来帮助他扭转消极态度。弗朗西斯对那些有望治愈疾病或至少能延长生命的医学统计数据不感兴趣。他以宗教信仰为由拒绝了，认为既然是上帝让他染上这种病的，那么拒绝病痛就显得太不虔诚了。他说他并不害怕治疗，他只是觉得，哪怕仅仅是考虑接受治疗也是错误的。我试图从我能想到的每一个角度去理解他对生活固执的否定。他觉得他应该受到惩罚，是出于童年遗留的某种内疚吗？很明显，弗朗西斯的个人生活是很孤独的，他没有家人或亲近的人。他抑郁了吗？这是一种医疗自杀的形式吗？

作为一个没有信仰的人，我问他，他自称知道上帝的旨意，这算是亵渎神明吗？如果真的是上帝让他染上了癌症，那上帝会不会是把它当作一个挑战，让弗朗西斯去克服和从中学习呢？此外，就算上帝是疾病的根源，他不也是医学知识的源头吗？

我问了他以上这些问题，但大多数时候我只是在倾听弗朗西斯诉说。我听到的是一个充满困惑和孤独的人的声音，他固执地拒绝挽救自己的生命。他坚持自认为不可动摇的宗教原则，尽管教会长老们也反对他的观点。他们告诉他，他对他们教派教义的解释是任性的和不公正的。他们表示愿意帮助他度过治疗和康复期，但这些都无济于事。

弗朗西斯是我见过的三四个睾丸癌患者之一。尽管这种恶性肿瘤的发病率正在上升，但美国每年只有大约 6000 个新病例，而加拿大的病例数大约是美国的 1/10。迄今为止，还没有人研究过罹患此病的男性的情感或个人经历，只研究过对患者心理上的影响。我所知不多的弗朗西斯的生平、兰斯·阿姆斯特朗的自传以及我非常熟悉的一个叫作罗伊的年轻人（我为撰写本章而采访了他）的经历存在着惊人的相似之处。

1996 年冬天，阿姆斯特朗第一次注意到他的睾丸有轻微的肿胀，第二年春天，他出现了呼吸急促的症状。他的乳头疼痛，而且由于咳嗽和腰痛，他不得不退出了 1997 年环法自行车赛。兰斯·阿姆斯特朗写道："运动员，尤其是自行车手，经常否认一些事情。"[19] 直到 9 月，他开始咯血，睾丸开始增大，疼痛难忍，他才最终去看了医生。那时癌细胞已经扩散到他的肺部和脑部了。

对于睾丸癌，不仅是自行车手会出现否认事实的情况。30 岁的罗伊在 2000 年年中第一次感到左睾丸肿胀，但他推迟了 8 个月才去看家庭医生。在此期间，他没有告诉任何人。"我感到有些尴尬，而且我害怕听到坏消息。"他说。英国的一项研究表明，这种不愿接受帮助的情况在睾丸癌患者中是非常典型的："诊断的延迟是很常见的，但这更多是由于推迟就医，而不是由于医生没有及时给出正确的医学诊断。从出现症状到实施睾丸切除术之间，最长的延迟时间是 3 年，平均延迟时间是 3.9 个月。"[20]

年轻男性有时只是不愿意接受他们存在问题的现实，尤其是涉及他们性器官的问题。但从逻辑上说，情况应该恰恰相反：如果男性气概是问题所在，那么年轻男性一旦发现自己的睾丸出现异常（就像发现自己的头发因为家族性秃顶而变得稀疏时一样），就会马上寻求帮助。当我们回顾罗伊的一生和兰斯·阿姆斯特朗的自传时，我们可以看到他们否认疾病的更深层次的动机。

我认识罗伊和他家人的时候，他才 8 岁。直到 2000 年我停止行医，我给他们全家看诊了 20 年。几个月前，我顺道去了趟以前的办公室，碰巧当天下午罗伊去那里体检，我得知罗伊已经接受了睾丸癌的治疗。那时我已经读过兰斯·阿姆斯特朗的书《与骑行无关：我回到生命的旅程》（*It's Not about the Bike: My Journey Back to Life*）。罗伊和兰斯的生活经历有着惊人的相似之处。也许他们对疾病反应的相似性不仅仅是一个巧合。

早在患癌症之前，阿姆斯特朗就发展出了一种情绪抑制模式。他的一位密友形容他"有点像冰山，可以看到一个角，但在其表面之下还有更多看不到的东西"。阿姆斯特朗从未见过他的生父，他轻蔑地称他的生父只是一个"DNA捐献者"。他的母亲琳达·莫尼汉姆的父母离异了，她17岁时被遗弃，生下了第一个儿子兰斯。琳达的父亲是一名嗜酒的老兵，值得称赞的是，他在外孙出生的那天戒酒了。

琳达是一个精力充沛、思想独立的年轻女性，但鉴于她的个人情况，她有着很多的需求，几乎不能算是一个成年人。正如兰斯所写的："在某种程度上，我们是一起长大的。"兰斯3岁时，琳达再婚了。继父特里·阿姆斯特朗被兰斯描述为"一个留着大胡子的小个子男人，假装自己很有能耐"。他宣称自己遵守着基督教的原则，尽管如此，他还是经常打兰斯："用桨打我是他最常用的惩罚。如果我回家晚了，他会把桨拿出来打我。如果我表现得无礼，得到的更是一顿暴打。这对我造成的伤害不仅是身体上的，而且是精神上的。所以我不喜欢特里·阿姆斯特朗。我认为他是一个愤怒的充斥着睾酮的呆子。因此，我对有组织的宗教的最初印象是，它是为伪君子服务的。"

青春期的兰斯得知他的继父有了婚外情。"我本可以对付特里·阿姆斯特朗打我的事。但还有一件事我却无法应对。"兰斯写道，他指的是继父的不忠。母亲的婚姻破裂了。

罗伊也是长子，他的父亲脾气暴躁，经常殴打妻子和儿子。"我印象最深的一件我爸爸做过的事，就是把我的手腕和脚踝绑起来，放在后院。我不记得他把我留在外面多久，但真正让我心烦的是住在楼上的那个家伙从窗户探头看着我并嘲笑我。怎么能这样对一个孩子？直到今天我都觉得这件事很烦。"

"你妈妈那时在吗？"

"我想我妈妈应该在工作。"罗伊把他母亲看作他的盟友。他很早就承担起保护她不受家庭暴力的责任。

兰斯·阿姆斯特朗的母亲也无法保护她的儿子免受殴打。在那种情况下，孩子难免会因为这种经历而受到深深的伤害，并感到不仅对虐待他的继父，还有对无法保护他安全的母亲的愤怒。兰斯对这样的情感似乎没有任何觉知——我相信这就是他倾向于否认和忽视他的痛苦的根源。兰斯在提到他十几岁时对耐力运动的迷恋时是这样描述的："如果这是一场痛苦的狂欢，那我是很擅长于此的。"

正如上面引用的这句话所指出的，对他来说，忍受母亲被丈夫背叛这一事实，要比忍受自己遭遇的苦难困难得多。

有着一个不快乐母亲的孩子会试图通过压抑他的痛苦来照顾母亲，以免进一步加重她的负担。他必须自给自足，而不能充满需求——回想一下我在那次膝盖小手术后反射性地掩饰自己走路跛脚的事情。当 25 岁的兰斯被诊断出癌症时，他无法直接告诉他的母亲这个事实。他写道："我不够坚强，没能告诉妈妈我生病了。"他接受了一位好朋友的建议，请她向妈妈转告他生病的消息。

琳达以巨大的力量、爱心和勇气迎接了这个挑战，帮助兰斯度过了噩梦一般的治疗效果无法确定的预后期，承受难以做出适当治疗决定的困难以及脑外科手术和化疗的痛苦。她儿子想要保护她的这种自动反应并非来源于成年生活，而是根植于童年的经历，这些经历形成了他的应对模式。

罗伊说，童年时期形成的与父母的关系模式，导致"在过去，我似乎总是把别人的幸福排在自己的幸福之前。我的自尊心很弱，所以我在社交方面认为，如果我让别人快乐，他们就会接受我。我会努力让他们满意，做他们想让我做的事情"。

"你会怎么做？"

"摒弃对自己或他人的诚实。我总是按照他们期待的去做，或者如果他们说了伤害我的话，我也不会诚实地告诉他们，我会就这么算了。

"几年前，我和两个合伙人一起做生意。在我看来，我们都是平等的，但似乎他们觉得一切都围绕着他们来运作。他们是负责人。我的意见无关紧要。像那样的事很伤人，但我只是抑制了自己的想法，把它藏在心里，什么也没说。我不知道该如何应对。"

我认为，兰斯·阿姆斯特朗和罗伊这两个人与弗朗西斯之间最重要的区别是，他们在生活中得到了足够的爱，从而能够坚持做自己，并发展出了一种战斗的精神。与弗朗西斯不同的是，他们在被确诊时还得到了家人和朋友强有力的关心和支持。

我强烈怀疑，压抑在睾丸恶性肿瘤的发病中起着一定的作用。如果有人能够对患有这种疾病的男性进行仔细的采访，研究他们的情感体验，这样的工作将会非常有价值。其中值得关注的一个方面是患者与母亲的亲密程度和得到的认同程度。兰斯的母亲和他的妻子基克在外表上有着惊人的相似之处——我不认为这是一种巧合。在兰斯引人入胜的回忆录中，有一张他们三人的照片，一般人很难把这两个女人区分开来。

罗伊从自己患癌症的经历中得到的一个教训是，不要再以取悦他人为目的，而不考虑自己要付出的代价。"我现在无论做什么，都绝对不是为了取悦任何人。"他说，"什么能让我快乐？这是我想做的吗？我以前试过按相反的方式去生活，但那对我来说是行不通的。"

弗朗西斯最后住进了姑息治疗病房中。癌细胞最终扩散到他的肝脏，导致了让他极其痛苦的肝脏肿大。他很快就过世了，比我们医生预料的还要早。

第 9 章

"癌症人格"存在吗

————

1990 年的深秋，吉米和琳达结婚了。他们在温哥华医院的姑息治疗中心举行了婚礼，5 天之后，吉米去世了，他的皮肤癌侵袭到了脊椎。而此时新娘已有 8 个月身孕。除了他的父亲，吉米全家聚集在一起见证了这一仪式，并在他生命的最后几周里陪伴着他。在我宣布吉米去世后的一个月零一天，我见证了他们女儿埃斯特尔的出生，琳达在前一段婚姻里生的两个小孩也是由我帮忙接生的。

医生们对吉米的了解不算多。他和琳达在一起 5 年了，但我们初次见面是在 1990 年夏天，当时他因为持续的背痛前来就诊。这是他腿上几年前已切除的皮肤肿瘤转移到脊柱的迹象。原发的恶性黑色素瘤是从皮肤中的黑色素细胞发展而来的一种危及生命的肿瘤。这种致命疾病极有可能扩散到其他器官上，且多发生于壮年。

我对吉米也不是很了解，但从我们第一次见面起，他就给我留下了非常讨人喜欢的印象。他 31 岁，彬彬有礼，待人友好，有淡棕色的头发、蓝色的眼睛、布满雀斑的皮肤和一张宽阔的、直率的爱尔兰人面孔。

皮肤白皙的人长期暴露在紫外线的辐射下是导致恶性黑色素瘤的主要物理危险因素。有凯尔特血统的人似乎特别容易罹患此疾病，尤其是像吉米一样有着浅色头发、雀斑和蓝色或灰色眼睛的人。有着深色皮肤的民族罹患皮肤癌的风险很小。在夏威夷，非白人罹患皮肤癌的概率是白人的四十五分之一。[1]在温哥华的夏季，当地皮肤科医生会提供海滩"防晒霜巡逻"的公共服务，向日光浴者警告他们所面临的危险。不幸的是，心理上的压抑并不像缺少防晒霜那样容易补救。一直以来关于恶性黑色素瘤的研究提供了将压抑和癌症的发展联系起来的最有说服力的证据。

吉米的病情迅速恶化，化疗和放疗使他感觉更糟了。"我受够了，"他最终说，"这简直是疯了。我快死了，我没必要像现在这样半死不活。"不久之后，他的双腿瘫痪了，开始住院接受姑息治疗。几周后，死亡如期而至。直到两年前我离开诊所时，琳达和她的孩子们仍然是我的病人。最近我给她打了电话，她同意为这本书接受采访，吉米的姐姐唐娜也同意了。

我请琳达描述一下她已故丈夫的性格。"吉米是很随和、悠闲、放松的一个人。他喜欢和大家待在一起。你问我他生活中有什么压力，我得好好想一想。他不是那种有很大压力的人。但他喝酒。他每天都要喝很多。那些年我不愿嫁给他就是因为他喝酒。他每天至少要喝四杯啤酒。"

"这对他有什么影响吗？"

"只要他比平时喝得更多……他就会变成一只非常大的、可爱的熊，他想告诉每个人他有多爱他们。当他喝醉的时候，他只想与人拥抱。对男人也是，就像他们是好哥们一样。他需要对一个男人说'你是我的兄弟'，然后他会开始哭起来。

"他不是一个暴力的人，不常生气，也不会表现出沮丧。但他会很伤心。

他有很多悲伤的情绪，我不知道是为什么。

"我能想到的只有一件事，他有一个关于父亲的秘密，但他不想告诉我。他没办法与人谈论这件事。他从不谈情绪方面的话题。真的，他什么也不说。"

"他的童年是什么样的？"

"他在哈利法克斯长大。他总是说他有一个快乐的童年。他的父母一直在一起。两人都是酒鬼——据我所知，他的父亲长期酗酒。我想，在吉米十几岁的时候，他的母亲也开始酗酒了。"

后来我从比吉米大两岁的姐姐唐娜那里得知，他们的父亲在他们的童年时代里一直酗酒。唐娜和我谈了两次。"我觉得我的童年很愉快，"她一开始这样说，"我的弟弟妹妹们却不这么认为……但我觉得我们被养育得很好。整个家庭非常幸福……

"吉米是一个名副其实的小男孩，一个快乐的孩子。我们成天玩耍。我们会去后院打水仗——就是用那些小喷枪玩。他在我眼中就是一个脸上满是笑容的孩子。"

"你对你父母的印象是什么样的呢？"

"我父亲是那一带最和蔼可亲、最友好的人。他是个很有趣的人。他总是跟我们开玩笑和打闹。他过去常常模仿唐老鸭说话。人们会走过来对我们说，'快让你父亲像鸭子一样讲话'。

"他是一个滑稽的人，但你必须听他的话。我们也会和他开玩笑，但当爸爸开始训话时，就如同地动山摇一般……当他烦恼或生气的时候，当他觉得受够了的时候，就没有别的选择了。如果他让我们做什么，我们就必须去做。"

"为什么？"

"因为如果不这样做的话，就会受到惩罚，还会被骂。"

唐娜在她 19 岁的时候结婚了，搬到了另外一个城市。吉米 22 岁前都和父母住在一起。后来，他以短暂地拜访朋友为借口去了温哥华，然后打电话告诉父母，他不会回家了。他基本上没再回去过。

"他只是打电话说他不回家了。他在最上层的抽屉里放了一封信，解释了原因。"

"他逃跑了。"

"是的。至于原因为何，我记得他曾对我父母说，'唉，我说不出口，因为我不想伤害你们……'。"

"所以吉米觉得，他要成为独立的个体这件事会伤害到父母。"

"我们所有人都有这种感觉。对我们的母亲来说，孩子就是她的全世界，是她的一切。她尽力做到最好，但她非常依恋我们——即使那是对我们的伤害，尤其是对吉米的伤害。回想起来，我意识到我们也太过依恋她，这并不是一种健康的依恋。我认为，在某种程度上，父母必须对孩子放手。而她并没有在情感上放手。我觉得自己对她负有责任，吉米也总是这样认为。通常情况下，随着你渐渐长大，父母会试图理解并接受与你分离。"

"吉米逃到了西海岸，但这并不意味着他的内心得到了解放。"

"当然没有，没那么简单。他感到很难过。他感觉非常非常糟糕。他虽然逃走了，但还是不得不忍受这种感觉。"

据唐娜说，甚至在生命的最后时光里，吉米依然觉得父母的情感痛苦是很难承受的负担。"就在劳动节周末之前，我弟弟打来电话，告诉了我黑色素瘤的情况，但他说，'你知道吗，唐娜，我没法给爸妈打电话，因为我在情感上应付不来。你能帮我吗？'。我说没问题，我来吧。然后他说，'一定要确保他们不会打电话给我，难过地哭什么的，因为我会受不了'。"

我向唐娜暗示，也许她回忆中吉米童年时那张"满是笑容"的脸根本不是他真正的脸孔。至少在某种程度上，这可能是吉米为了应对父母的焦虑和愤怒而采取的一种应对机制。这是一种避免让父母的情绪波动引起他痛苦的方法。他通过否认自己的感情来抚慰父母的感情。

几天后，唐娜给我打来电话。我们的谈话勾起了她的许多回忆，她需要谈一谈。

"你和我谈过之后，我就继续当天的生活，然后夜里上床睡觉。大约凌晨 4 点，我醒了过来。令人难以置信的是，好多事情开始浮现在我的脑海中。

"你提到，琳达说吉米有很多悲伤的情绪可能与爸爸有关。我非常非常了解吉米，他确实很难过。追根溯源，我唯一能回忆起爸爸和弟弟一起做过的事，就是在起居室的地毯上打闹。我记得看到过他们一起笑，可以回忆起他们的笑声。但除此之外，爸爸没有参与过吉米生活中的任何其他活动。他们从没一起看过曲棍球比赛。也从不一起打球。

"最不可思议的是，父亲总是说他很爱我们，但他有时太伤人了。我有一个非常胖的哥哥，父亲会在人们面前嘲笑他，对他说一些很难听的话。对吉米也是。

"我从来没有生过父亲的气——我总是为他掩饰，也许是有意的，也许是用一种我并没有意识到的方式。那天晚上，我突然很生气。我开始想起吉米，想起在他成长过程中发生的一切，想起他的一生。我一直在想父亲提高嗓门的那些时候。如果他想要修理东西却没有合适的工具，或者螺丝掉在地上，又或者什么事没有按照他预期的方式进行，他都会尖叫、大喊。我们都很害怕，只能跑掉。突然间我想起了他的声音，他的尖叫、大喊，我想，这不是我应该过的生活。这不是我们应该经历的。

"即使到了最后……我父亲来看吉米——他们是从哈利法克斯开车来的。实际上，开车的是我姐姐和她丈夫；我父亲一路上只是在喝酒。他们来的几星期后，吉米不得不接受姑息治疗。我父亲走进公寓，坐在那儿喝着啤酒，甚至不想走进卧室去看看他的儿子，去看看吉米。

"我们试着掩盖真相。我们不想让吉米意识到父亲无法正视他，害怕看到他的样子。最后，爸爸鼓足勇气走进房间，问道，'吉米，需要我帮你拿点什

么吗？你想要什么东西吗？'

"我父亲走出卧室，来到冰箱前，突然说，'这里竟然没有苹果汁？我真不敢相信！'。他开始在公寓里对所有人咆哮。我们都惊呆了。他穿上外套，跺着脚去了商店，给吉米买了苹果汁。

"然后我父亲回家了，就这样。他再也没来医院看望过吉米。他回到哈利法克斯，再也没有来过。可笑的是，你知道的，琳达怀了埃斯特尔，他们在吉米去世前五天结婚了。那天吉米处于半昏迷状态。"

"是的，他昏昏欲睡。我们不得不增加他的止痛药剂量。"

"嗯，我一直记得这件事……婚礼后，他很虚弱，但他举起手说，'看，看，我的戒指跟爸爸的戒指一样'。他的结婚戒指和我父亲的一模一样。有趣的是，这些话竟是从吉米嘴里说出来的。跟爸爸的戒指一样。"

吉米的这种情绪应对方式在黑色素瘤患者中是十分普遍的。1984 年的一项研究测量了三组人对压力刺激的生理反应：黑色素瘤患者、心脏病患者和没有内科疾病的对照组。在受试者观看一系列引发心理压力的幻灯片的同时，每个人都连接着一个皮肤描记器，这是一种记录身体皮肤电反应的设备。这些幻灯片显示了带有侮辱性、令人不快或压抑的语句，如"你很丑"或"只能怪你自己"。在生理反应被记录下来的同时，受试者要记录他们在阅读每个陈述时平静或不安的程度。如此，研究人员将每个受试者的神经系统所经历的实际痛苦程度打印出来，同时得到关于受试者对情绪压力的有意识感知的报告。

这三组人的生理反应是相同的，但黑色素瘤组最多地否认他们对幻灯片上的信息感到焦虑或不安。"这项研究发现，恶性黑色素瘤患者的应对反应和倾向可以被描述为'压抑性'的表现。这些反应与心血管疾病患者明显不同，后者表现出了相反的应对方式。"[2]

黑色素瘤组是三组中压抑程度最严重的，心脏病患者似乎是最不压抑的。（心脏病人的反应并不像看上去那样健康。在压抑和极度活跃之间存在一个健康的中间值。）这项研究表明，人们在经历情感压力时，其身体出现可以测量的反应的同时，他们却可以设法将自己的情感隐藏在完全无意识的地方。

"C 型人格"（Type C）概念的首次提出也与黑色素瘤有关，C 型人格是一组更容易在罹患癌症的人身上发现的性格特质的组合。A 型人格的人被认为是"易怒、紧张、反应快、好斗、控制欲强的"，因而更容易患心脏病。B 型人格代表平衡、温和的人，他们能够自如地感受和表达情感，不会在失控的情绪爆发中失去自我。C 型人格被描述为"非常善于合作、有耐心、被动、缺乏自信和惯于接受……C 型与 B 型人格有些相似，因为两者看起来都很随和、令人愉快，但是……B 型人格的人能轻松表达愤怒、恐惧、悲伤和其他情绪，而 C 型人格的人会在努力保持坚强快乐外表的同时，压抑或抑制'负面'情绪，尤其是愤怒"。[3]

难道是疾病改变了一个人的性格，以某种方式影响了他的应对方式，让他表现出不同于患病前的生活状态？吉米的妻子和姐姐描述的内容显示，压抑、"友善"和缺乏攻击性是起源于他童年早期并伴随一生的模式。研究黑色素瘤患者生理应激反应的研究人员指出："当人们被诊断出患有某种疾病——不管是癌症还是心血管疾病时，他们不会突然改变自己应对压力的常规方式，也不会突然发展出新的模式……在压力下，人们通常会调动现有的资源和防御机制。"

心理压力是如何转化为恶性皮肤病变的？激素因素可能会导致未暴露在阳光下的皮肤上黑色素瘤数量的增加。研究人员认为，激素可能过度刺激了产生色素的细胞。[4]

关于许多其他癌症的研究也发现了与黑色素瘤相关的 C 型人格特征。1991 年，澳大利亚墨尔本的研究人员为调查性格特征是否会导致结肠癌或直肠癌，将超过 600 名新确诊的患者与对照组进行了比较。统计结果显著表明，癌症患者更有可能表现出以下特征："对愤怒和其他负面情绪的否认和压抑……

表现出'友好'或'良善'的样子，压抑可能冒犯他人的反应，避免冲突……与此模型相关的结肠直肠癌风险独立于之前发现的饮食、啤酒摄入和家族史等风险因素。"[5] 童年或成年时期的不快乐在肠癌患者的自我报告中也是较常见的。我们已经了解到，乳腺癌、黑色素瘤、前列腺癌、白血病和淋巴瘤以及肺癌患者也有类似的特征。

　　约翰斯·霍普金斯大学的研究人员于 1946 年启动了一项长期的前瞻性研究，以确定年轻人的心理生物学特征是否有助于预测未来疾病的易感性。在随后的 18 年里，共有 1130 名白人男性学生在医学院里接受了心理测试。他们回答了关于自己的情绪应对方式和童年与父母关系的问题。同时，他们的生物数据（脉搏、血压、体重和胆固醇水平）以及吸烟、喝咖啡和饮酒等习惯也被一一记录。研究结束时，几乎所有的受试者都已毕业，其中大多数成为医生，年龄从 30 岁到 60 多岁不等。此时，针对他们健康状况的再评估发现，大多数人身体健康，但也有相当数量的人患有心脏病、高血压、精神疾病、癌症或已经自杀了。

　　研究人员在构思这个项目时并没有期待癌症会与任何预先存在的心理因素有关。然而，研究数据恰恰显示了这种联系的存在。癌症组和自杀组之间有着令人震惊的相似性："研究结果一致发现，癌症患者'比其他人更倾向于否认和压抑冲突的冲动和情绪'。"[6]

　　研究人员发现，大多数健康的人和各类疾病人群都各自有一系列独特的心理特征。后来患上癌症的医学生最初在抑郁、焦虑和愤怒方面得分最高。他们所报告的与父母的关系是最疏远的。在所有的人群中，日后患癌的受试者表达情感的能力也是最差的。这是否意味着存在"癌症人格"呢？答案并不是简单的"是"或"不是"。

　　黑色素瘤的产生无法归因于单一因素。皮肤白皙并不足以导致黑色素瘤的产生，因为并不是所有白皮肤的人都会罹患这种癌症。紫外线对皮肤的伤害本身是不够致病的，因为只有少数被阳光晒伤的浅肤色的人最终会得皮肤癌。情绪压抑本身也不能解释所有的恶性黑色素瘤病例，因为并不是所有情绪压抑的人都会罹患黑色素瘤或其他癌症。这三个因素的结合才可能是致命的。

虽然我们不能说任何一种人格类型一定会导致癌症，但某些人格特征确实会增加罹患癌症的风险，因为它们更有可能引起生理上的压力。压抑、无法说"不"、缺乏对愤怒的意识，都会使一个人更有可能处于无法表达情感、需求被忽视、温柔被利用的境地中。这些处境都是诱发压力的，尽管个体可能并没有意识到压力的存在。随着时间的推移，它们不断重复和累积，甚至可能破坏内环境平衡和免疫系统。是压力而不是性格本身破坏了生理平衡和免疫防御，导致疾病发生或抵抗力下降。

生理性的压力将人格特征和疾病联系起来。某些特征（我们也称之为应对方式）通过增加慢性压力而提升了患病的风险。这些特征有一个共同点，那就是情感交流能力下降。当人类被阻止学习有效表达自我感受时，情感体验就会转化为具有潜在破坏性的生理反应。情绪表达能力是在童年期习得或被扼杀的。

人们的成长方式塑造了他们与自己身体和心理的关系。童年的情感环境与天生的气质相互作用，进而造就了一个人的个性特征。我们所说的个性大多不是成套的固定特征，而是个体在童年期养成的应对机制。内在的固有特征扎根于个人，与环境无关；对环境做出的反应则是为确保生存而发展出的一系列行为模式。这两者之间有着非常重要的区别。

我们眼中的稳定特征可能不过是些无意识的习惯性防御技巧。人们常常认同这些习惯模式，认为它们是自我不可或缺的一部分。他们甚至可能厌恶某些自己的特征——例如，一个人把自己描述为"控制狂"。事实上，不存在与生俱来的控制欲。"控制型"人格的本质是极深的焦虑。如果婴儿和儿童觉得需求没有被满足，就可能会形成一种强迫性的应对方式，对每个细节都感到焦虑。当这样的人担心自己无法控制事态时，就会感受到巨大的压力。不知不觉中，他相信只有控制生活和环境的方方面面，才能确保自己的需求得到满足。这原本是对情感剥夺做出的绝望反应，但随着年龄的增长，其他人会怨恨他，他也会因此而自我厌恶。控制欲不是与生俱来的特征，而是一种应对方式。

情绪压抑也是一种应对方式，而不是一成不变的人格特征。本书采访的许多成年人都对如下问题给出了否定回答：当你还是个孩子的时候，在你感到悲伤、不安或愤怒时，有没有人可以让你倾诉——即使他触发了你的负面情绪？在四分之一个世纪的临床实践中，包括在十年的姑息治疗工作中，我从未听到任何癌症患者或慢性病患者对这个问题说"有"。许多孩子有这样的经历，不是因为任何有意的伤害或虐待，而是因为父母被从孩子身上感受到的焦虑、愤怒或悲伤吓到了，或者只是因为他们太累、太忙而无法给予孩子关注。"我的母亲或父亲需要我是快乐的"成了训练很多孩子养成终生压抑模式的基本要求，使他们长大后变成了充满压力、抑郁或有身体疾病的成年人。

〜

芝加哥电影制片人吉尔是一个卵巢癌晚期患者，她承认自己是个完美主义者。吉尔的一个朋友告诉我，在吉尔确诊前的一年里，她对吉尔承受的巨大压力感到很担心。这位朋友说："当时我就觉得，这一切对她的伤害绝不仅是心理层面的。

"大约 3 年前，吉尔与人合作制作一个视频。那个制作公司做得并不好。这对她来说就是噩梦，因为她对自己的期望是必须很好地完成每一个项目。一旦她要做，就必须做到高质量。她花费的时间是报酬所对应时间的三到五倍。我认为这件事严重引发了吉尔身体的抗议，它受不了了。"

我对吉尔所做的采访是很有启发性的，因为它混合着完全不设防的坦诚和心理上的否认。吉尔讲述了她与父母和配偶之间紧张的关系，但她丝毫没有承认这些可能导致了发病。她 50 岁了，口齿伶俐，对每一个话题都喜欢刨根问底。我觉得这就是她避免焦虑的方法。在谈话中，即使是短暂的沉默，也令她显得很不自在。我们第一次见面时，吉尔因为化疗后脱发而戴着假发。

她曾在婚姻中承担着母亲的角色。在她的丈夫克里斯罹患了一种会使人衰弱的急性疾病后，她以母亲般的关怀和奉献精神照顾着他，与医生沟通病情，夜间陪护，在上班时间里也要确保丈夫得到了很好的照顾。在此期间，她一直在准备一个要在全国性会议上发表的演讲，并为有抱负的电影制作人组织了一个晚间学习小组。在参加会议的前一天晚上，她还在主持这个小组的工作，凌晨两点才收拾行李，去赶早班飞机。

在照顾丈夫之后不久，她就出现了卵巢癌的最初症状。这对夫妻在照顾人方面的反差极其明显。几个月来，克里斯没有为她做过任何医疗咨询，尽管知道她"很依赖镇痛药"，但似乎对她的病痛和体重减轻毫不在意。"电梯里的陌生人都会问我'还好吗'。"她说。正如其他卵巢癌患者的情况一样，医生们花了几个月的时间才得出明确诊断。

当吉尔得知自己得了卵巢癌时，她说的第一句话是："我可怜的丈夫和我可怜的母亲。我是他们的力量支柱。我没办法再支持他们了，我感觉很不好。"

妇科肿瘤医生向这对夫妇解释说，考虑到吉尔的疾病所处的阶段，预后的五年生存率是很低的。克里斯拒绝接受现实。吉尔说："他好像没听见，我需要和他谈谈医生刚刚告知我们的事情，但在回家的路上，克里斯一直在说我们要如何反抗，如何战胜这场疾病。事实上，他不记得专家关于预后说了些什么，甚至事后也不记得。那些内容完全被他屏蔽了。"

当吉尔要做手术时，她需要面对母亲来陪她的决定。"她本来不打算来了。她已经习惯了成为人们关注的中心，而且她不喜欢坐飞机。但每个人都对她说，'你女儿住院了，你不去陪着她吗'。所以作为交代，她必须承担起一个母亲的角色来陪我。"

"如果你是这么看的，你对她的到来有什么感觉？"

"一开始我很高兴她不来。我并不想见她。我知道她在利用我来保持好妈妈的形象，但自从我爸爸去世后，我一直在照顾妈妈——这是爸爸生前的要求。"

"我猜你从出生起就一直在照顾她吧。"

"好吧，是从我出生就开始的。我爸爸常常对我说，你就让她这样吧。他一直保护着妈妈，虽然也会和她生气，但他确实以某种扭曲的方式爱着她。他也很了解她的短处，而且牺牲自我去尽量照顾她。

"有一次，我从东南亚出差回来，爸爸来机场接我。当时我累坏了。我妈妈是个老师，爸爸想开车送我去她的学校。他说，'你可以去跟妈妈打个招呼——她和她的学生都等着你呢'。我说，'不，爸爸，我不想去。我很累了。我刚结束了一场耗尽心血的旅行。我只想回家然后一个人待着'。'为了你妈妈你也要去。你知道她在盼着呢。'他开车送我去了学校，妈妈和孩子们都在等着我，他让我戴上我买的斗笠，这样我就可以让他们开心了。她一生都被这样宠爱着——他知道她需要得到这样的尊敬。她可以向学生展示，她的女儿出国了，现在回来看她。我扮演这种角色是为了取悦我的爸爸，这种事经常发生。"

"你会不会鼓励你的孩子坚持自己的主张，而不是被引导着去照顾别人呢？吉尔，你得了重病，马上就要动手术了，你妈妈不仅来了，还和你待了整整一个月。"

"她喜欢苛求。整整一个月我都在照顾她。你了解的，真的。我很尽职，我真的很尽职。我照顾着她。当我跟朋友聊起我经历的这一切时，很多人都说别再让她来了。

"我想了很多次，如果我的孩子要做手术，但不想让我来，我会接受。然而，我希望他会因为我的出现感到舒服。但跟我妈妈在一起，我会因为没有照顾好她而感到内疚和痛苦，那对我来说只会让压力变得更大。"

吉尔回忆起她的童年，她并不是个顺从的孩子，而是很叛逆。"青少年时期的我并不是一个乖孩子。我父亲说他永远也不希望我的孩子以后像我一样。我对父母来说是相当难对付的。大家觉得青少年时期的我很难相处。我在大学里表现很好，但我就是不喜欢学校。后来我结婚了——和一个专业人士。所以我最终还是成了父母眼中的乖孩子。"

吉尔的母亲去年去世了，就在我们的访谈之后。她的女儿觉得即使在她死后也有必要照顾她。吉尔写的讣告赞美了在自己接受卵巢癌手术后远道而来陪伴她、照顾她的母亲。

第 10 章

55% 的解决方案：心灵的自愈力量

———

14 年前，39 岁的玛莎从亚利桑那州的凤凰城来到明尼苏达州罗切斯特的梅奥诊所，再次寻求专家意见。肠科专家认为控制她的克罗恩病的唯一方法是切除她的整个大肠。"如果他们认为我需要手术，我已经准备好接受了，"她说，"但我还是不情愿。"

玛莎承受肠道出血、贫血、发烧、疲劳和腹痛的发作已经长达 15 年了。她生完第三个孩子后很快出现了症状。"那段时间我过得特别忙碌，生活一团乱。我的丈夫杰瑞当时在蒙大拿州读牙医学院的最后一年。我才 23 岁，还带着 3 个孩子。"两个大点的孩子分别是 4 岁、2 岁，最小的那个只有 5 个月大。因为家庭没有收入，玛莎一直在做保姆以及任何能找到的工作。杰瑞毕业后在凤凰城开设了牙科诊所，他们一家都搬了过去。

"我只是感觉很难受。第三个孩子了，我真的身心俱疲。我在凤凰城过得非常孤单。我想在蒙大拿州生活，一开始就不想来这儿。事实上，有一天晚上我发现了丈夫的外遇——我被彻底击垮了。我开始出现腹痛。"

几个月后，这对夫妇回到蒙大拿州参加杰瑞的毕业典礼。"那时我开始肠道出血。我婆婆在一家诊所工作，她觉得这个情况不对劲，便立刻让我住院了。那是我第一次被诊断为克罗恩病。"

克罗恩病（局限性肠炎）是炎症性肠病（本章后文简称为 IBD）的两种主要形式之一。另一种是溃疡性结肠炎。两者都以肠道炎症为特征，但各自有不同的模式。溃疡性结肠炎是两种疾病中较为常见的一种，炎症从直肠开始向上蔓延，可能会影响到整个结肠。炎症是持续发展的，但仅局限于黏膜，即肠道的表层。

克罗恩病的炎症则会扩散贯穿整个肠壁，通常影响回肠（小肠的第三个也是最后一个部分）以及结肠，但也有可能出现在消化道的任何部位，从食管一直到大肠。与溃疡性结肠炎不同，克罗恩病还会越过消化道，导致正常组织与病变区域交替出现。IBD 还可能与关节、眼睛和皮肤的炎症有关系。

IBD 的症状取决于患病位置。腹泻并伴有腹痛在这两种疾病中均很常见。患者可能需要多次排便，甚至会大小便失禁。若患者的结肠感染此病，就会出现血便，或者像玛莎一样大出血。尤其是克罗恩病，患者可能会发烧和体重减轻，可能还有其他并发症，如发炎形成的瘘管——从肠道到皮肤或阴道等其他器官的病理性通道。

IBD 通常是年轻人的疾病。虽然它可能发生在任何年龄段，但最常见的发病年龄是 15 ~ 35 岁。

在住院使用了一个疗程的可的松后，玛莎的症状很快稳定下来。但在出院后不久，她又出血了，不得不重新入院。"我接受了输血，但到了要出院的时候，我又一次大出血。那一次我休克了，进了重症监护室。后来我又一次出院，想要努力振作重新开始生活。

"我意识到自己可能不想再回到那个婚姻和家庭中去了。我不明白为什么自己每次要出院的时候都会大出血。我为什么不直接离开丈夫？当时我真的是太年轻了。事实上，当我回到家时，他刚刚结束另一段外遇。我说，'我要离开，就这样吧'。我当时就应该离开，但我还是留下来了。

"在接下来的三四年里，我像只生病的小狗，非常疲惫。因为我大部分时间只想睡觉，所以我 5 岁的大孩子不得不帮我照顾另外两个孩子。"

"你丈夫一直在做什么？你们的关系怎么样？"

"我总是向他妥协。他的脾气非常暴躁，对我进行身体上的恐吓。他从来不打我，但他总是对人充满攻击性，大叫着威胁我。他还是个酒鬼。有一次他竟然在孩子们面前羞辱我，站在我面前，冲我大喊大叫，这感觉糟透了。

"我默默承受这一切。他有着不可思议的控制欲，所有的事都针对我，我特别没有安全感。有时我简直无法相信，他怎么能把事实歪曲到全都变成我的错。"

"有人说过你的病可能跟压力有关系吗？"

"没有，从没有一个医生提出这样的想法。但在梅奥诊所，我做过一个有意思的问卷。问卷上问，'在过去的一年里，有什么重大的事情发生了或正在发生吗？'。我记得自己边读题边想，天哪，这是第一次有人真正关心我的生活。这对我意义重大。"

医学界认为 IBD 是一种病因不明的特发性疾病。遗传是原因之一，但并不是主要的。约 10% ～ 15% 的患者有 IBD 的家族史。如果有一级亲属患此病，那么个体的患病风险约为 2% ～ 10%。[1] IBD 患者通常有一种直觉：他们的疾病和生活压力之间存在着联系，就像玛莎看待自己的大出血一样。事实上，研究表明"大多数 IBD 患者认为压力是导致疾病的主要原因"。[2]

对玛莎来说，在她来梅奥诊所就诊的前一年里，最直接的压力来自她与两个十几岁女儿的分离，她们都离家去了加州上大学。她很依赖女儿们，并从她们身上寻求情感的支持。丈夫还是一直在情感上虐待她，他的恶习从酗酒变成了赌博。女儿一离开，玛莎的手术就不可避免了。后来，通过咨询，她才认识到自己的依赖性有多强，在情感上是多么发育不足。

⌒

52 岁的蒂姆患有溃疡性结肠炎，他承认自己迫切地想要取悦别人。"我花费大量时间去关照他人，想给人留下深刻印象，却从来看不到自己的需求。"他的两个哥哥都没有稳定工作。其中一个 50 多岁了，最近才结婚。他的母亲一直对两个哥哥非常不满，蒂姆总是很焦虑，害怕被母亲评价。

"我觉得自己是个完美的儿子，结婚了，生了三个孩子，还住着有院子的大别墅。也许我一直在用某种方式取悦妈妈，却从未意识到这些。"一项 1955 年对 700 多名溃疡性结肠炎患者进行的调查发现，"结肠炎患者的母亲很有控制欲，而且有承担牺牲者角色的倾向"。[3] 没有母亲一开始就想故意控制孩子或自我牺牲。客观上可以理解为，是孩子认为自己要为母亲的情感痛苦负责。

蒂姆极其注重细节。"他把每件事都安排得过分详细，"他的妻子南希说，"他都快把我逼疯了，一直问，'你什么时候做这件事？别忘了'。"那项 1955 年的调查还发现，大部分患者"有强迫的性格特征，包括整洁、守时和严谨认真。除了这些，还有控制情绪表达、过度理智化、对道德和行为标准的刻板态度……类似的人格特征也被用来描述克罗恩病患者"。[4]

蒂姆说，他对人对己都非常挑剔，这是他用于自我评价的又一典型特征。"我是一个完美主义者，我没有那种人类天生的同情心。我更冷血。15 年来，我上班从未请过假，哪怕一天要上 12 ～ 15 次厕所并伴随着流血。昨天一个员工因为他的狗去世而请了一天假。我心想，'什么？他请假是因为狗死了？只是一只狗而已，他为什么不能来上班？'。一些同事问我，'你以前没有养过狗吗？你怎么这么无情？’。但我就是想象不来。”

〜✑

道格拉斯·德罗斯曼（Douglas Drossman）博士是国际知名的胃肠病学家，担任北卡罗来纳大学教堂山分校的医学和精神病学教授，以及美国胃肠病学协会官方期刊《胃肠病学》（*Gastroenterology*）的副主编。德罗斯曼博士一直倡导将肠道疾病视为生理紊乱和生活压力的表达。他就这一主题在 1998 年撰写过一篇开创性的文章。“以临床报告为基础，加上对现有文献和临床经验的评估，我认为至少有间接证据表明，心理社会因素确实影响疾病的易感性和活跃性。最可能的发生机制是通过心理免疫途径。”[5]

IBD 的炎症是肠道免疫活动紊乱的结果。除了消化和吸收功能外，肠道也是人体抵御入侵的主要屏障之一。任何东西在肠道中都只是简单地通过，它们仍然属于体外的世界。只有穿过肠壁，那些物质和有机体才算完全进入人体。肠道组织自身的局部免疫系统提供的保护功能对人体健康至关重要，该系统与身体的免疫防御协同工作。

炎症是一个巧妙的过程，由身体启动以隔离和摧毁不良有机物或有毒微粒。在这个过程中，组织肿胀并涌入大量免疫细胞和抗体。为了促进其防御功能，肠壁或黏膜处于“不断控制或协调炎症的状态”。[6]这是健康人体的正常状态。

免疫器官强大的破坏力必须被精细地调控并保持在一种平衡状态下，即能够在不伤害它们本应保护的脆弱身体组织的情况下执行监管职责。有些物质会引发炎症，有些则抑制炎症。平衡一旦被打乱就会导致疾病。肠道对炎症反应能力的减弱会引起危及生命的感染。此外，如果不能抑制炎症，肠道组织就会受到自我伤害。炎症性肠病的最主要异常似乎是一篇文章所称的肠壁“促炎和抗炎"分子的失衡。情绪状态通过 PNI 系统的神经和免疫途径发挥影响，可能会打破平衡，引起发炎。正如加拿大研究人员所指出的："即便不是全部，肠道生理机制的很多层面都可能受神经免疫因子的调节。"[7]

神经系统深受情绪的影响。神经系统也密切地参与调节免疫反应和炎症。神经肽是由神经细胞分泌的蛋白质分子，用于引发炎症或抑制炎症。这种分子在最易感染 IBD 的肠道区域浓度很高。它们与局部炎症的调节和身体的应激反应均有关联。例如，一种叫作 P 物质的神经肽是一种强大的炎症刺激物，因为它能导致某些免疫细胞释放炎症性化学物质，如组胺和前列腺素等。在肠道中，免疫细胞与神经细胞密切相关。通过 PNI 系统的调节和促炎分子的应激激活，慢性压力的情绪模式会导致肠道炎症。

肠，或肠道，远不止是一个消化器官。它是拥有自己的神经系统的感觉器官，与大脑的情绪中枢紧密联系在一起。每个人都能直观地理解用"肝肠寸断"这个短语来描述痛苦情绪的意义。我们很多人都能回忆起小时候肚子痛的焦虑体验。肠道的感觉舒适与否，是身体对外界正常反应的一部分——它帮助我们理解周围发生的事情，提醒我们自己是否处于危险之中。腹部是恶心和疼痛，还是感到温暖和舒适，这些感受能够使我们更接近事件的意义。

肠道分泌自身的神经递质，并受人体内分泌系统的影响。肠道还形成了抵御有害物质的重要身体屏障，在免疫防御中起着重要作用。它的功能发挥与对外部刺激瞬间做出评估和反应这一心理过程密不可分。肠道组织维持完整性的能力受到心理因素的巨大影响，它对炎症甚至恶性病变的抵抗力也极易受到情绪压力的影响。来自美洲大陆的棉顶狨猴被捕获并关进笼子后会出现溃疡性结肠炎和结肠癌。[8] 1999 年，意大利的一项研究表明，在溃疡性结肠炎中，"在数月到数年间长期承受压力会增加病情恶化的风险"。[9]

1997 年，用一封致编辑信点燃我对心理神经免疫学兴趣的卡尔加里胃肠病学家诺埃尔·B. 赫什菲尔德在《加拿大胃肠病学杂志》（*Canadian Journal of*

Gastroenterology）上发表了一篇文章。他指出，在炎症性肠病的药物临床试验中，有 60% 的安慰剂有效果，而在使用麻醉剂和止痛安慰剂控制疼痛的对比试验中，获得安慰剂效果的患者依然保持着 55% 的反应率。55% 这一数字也出现在对抗抑郁药物的试验中。这被称为"55% 效应"。

大多数人认为安慰剂是一种单纯的想象，是一种"精神战胜物质"的情况。尽管安慰剂效应是由想法或情感引起的，但它完全是生理性的。它是体内神经和化学过程的激活，这一过程有助于控制症状或促进愈合。

赫什菲尔德博士提出，对安慰剂有效人群进行研究是很有必要的。"他们是什么样的人？他们生活在什么样的环境中？他们过去经历中的哪些部分引起了这种反应？他们过着什么样的生活？他们对自己的存在、成长、婚姻和社会关系感到满意吗？"很少有医生问患者这些问题，无论是那些康复中的还是恢复差的患者。在这样的问题被提出的同时，答案也昭然若现。赫什菲尔德博士在文章结尾提出了一个很合理的建议，尽管这在当今的医学环境中似乎有些激进："也许我们应该在疾病的心理社会学、康复的心理动力学和治疗的生物化学方面向我们的同事和同行们提供指导，人类的所有疾病都不能通过只能确认问题但无法治愈问题的某种内窥镜检查、某种活检或某种'高科技'方式去解决。" [10]

我的一个朋友蒂博尔在非常"绝望、恐惧和担忧的感受混乱"时期得了溃疡性结肠炎，这是他人生中第一次也是最重要的一次疾病发作。在他 20 岁出头的时候，父亲刚刚去世，他突然就要承担起支持母亲、照顾妹妹的责任。他的母亲身体不好，被单位解雇后似乎很难再找到工作。"我不知道要怎么过自己的生活。"蒂博尔回忆道。他因高烧和结肠出血被送进了医院。

"他们给我使用了类固醇药物。我在医院里住了 3 个星期，治疗一开始我就感觉好多了，而且我很享受被护士围绕的感觉。这段时间医院还没有大裁员，护士们有很多时间去照顾病人。医生们对长程疾病、癌症等可能发生的一切做了各种糟糕的预测。我说，'好吧，这些情况不会发生在我身上的'。我研读了很多相关学科的文章，发现有研究表明溃疡性结肠炎是心理因素导致的，与压力有关。我买了一本关于放松技巧的书。我会躺下来，跟随指导语放松——你知道的，放松你的脚趾，放松你的腿，放松你的全身。

"出院后我没有再长时间用药。我被要求遵守各种饮食规定，但我想，我不要那样活着。无论怎样，我都决定要掌控自己的生活。我还决定不再让外界压力影响到我，有意识地尽力减少生活中的压力。在那之后的 30 年里，我很幸运地只有偶尔几次轻微腹泻或出血，每一次都不需要药物或医疗介入。"

这并不是说治疗 IBD 的方法就是躺下来并放松脚趾。在我这位朋友的经历中，意义重大的是他立即决定去掌控自己的人生。

正如赫什菲尔德博士所暗示的，治疗炎症性肠病的最终方法，可能不是最新的技术或神奇的药物，而是要鼓励患者发挥自我疗愈的能力。这就是 55% 的解决方案。

第 11 章

一切尽在脑中：身与心的敏感性

———

帕特丽夏好像被惹怒了。"那个医生真的太过分了。他用那种高人一等的态度对我，好像在施舍恩惠，当着我的面说我在装病。他让我别再去寻求其他的诊断，他说我并不会感觉到疼痛。"

帕特丽夏是一名售货员，她在 1991 年 28 岁时切除了胆囊，但此后仍然会腹痛。"我叫它'幻觉胆囊疼痛发作'。我有非常强烈的胀气般的疼痛。疼痛继续增强，接下来我会呕吐，吐完才感觉好一些。我去急诊室求助，但医生根本不重视我的问题，或者会说，'你都已经没有胆囊了，不可能有这些症状'。之后我开始对某些食物很敏感，腹泻得更频繁了。"

经过许多医生的检查和检验，帕特丽夏被诊断为肠易激综合征（本章后文简称为 IBS）。医学术语将 IBS 描述为一种功能性障碍。功能性是指疾病症状无法被任何解剖学的、病理学的、生化的异常或感染所解释。在面对有功能性障碍的患者时，医生也很头疼，因为把功能性转译成非医学的说法就是"一切尽在脑中"。这是有一定道理的。患者的一部分体验源于他的大脑。正如我们即将看到的，"一切尽在脑中"这种表达其实并没有暗含任何贬义和轻蔑。

菲奥娜的病史和在急诊室的经历与帕特丽夏非常相似。1989 年，同样 20 多岁的菲奥娜也做了胆囊手术，而且手术没有解决她的腹痛。

"从那时起，我就总是腹痛。这是一种令人难以置信的剧烈痉挛，他们做了书上提到的所有检查，还是一无所获，所以他们把这种情况诊断为 IBS。没有腹泻或便秘的问题，只是疼痛。就是没缘由的痛。"

"严格来说，这不是 IBS。"我指出。

"我也一直这么说。他们之前的诊断结果是结肠痉挛，但后来又说是 IBS。这是一位多伦多的医生诊断的。我做过胃镜、钡餐透视，他们给我开了所有能用的药。我已经试过三四种不同的药了。但是一点用都没有。

"有时候几个月都没事，但一疼起来可能就是好多天。有时就疼两分钟，有时会持续几个小时，疼得我全身无力。那是一种剧烈的、十足的、痉挛般的疼痛。我疼得喘不过气来——真的太疼了。近来疼得特别严重。疼痛可能持续了一个小时，但感觉就像过了一年。

"在多伦多的时候，他们不清楚我出了什么问题。我被送进医院，他们给我接上静脉注射杜冷丁，这样每当疼痛发作时我就可以自己用药了。护士说我只是为了获得关注，从而获得更多的麻醉剂——我已经上瘾了。我的回应是，'那就别再给我了。它唯一的作用就是让我入睡，这是唯一能缓解疼痛的方法'。我讨厌这种东西。"

尽管腹痛是 IBS 的一个突出特征，但根据该疾病当前的定义，疼痛本身并不足以得出诊断结果。IBS 的诊断依据是：没有其他病理，患者体验到腹痛并伴随着腹泻或便秘等肠功能紊乱。[1]症状可能因人而异，甚至同一个人的症状在不同时期也有所不同。例如，帕特丽夏的排便习惯很混乱，没有一个稳定的模式。

"我的情况在便秘和腹泻间摇摆，几乎没有中间状态。我可以几天不上厕所，一旦上厕所就开始腹泻。有时一天去好几次厕所，有时能一次待上 3 个小时。唯一稳定的就是不稳定性。有时是爆发性的腹泻，有时又不是。"

尽管对诊断不重要，但还存在一些常见的其他症状。IBS 患者常常描述大便呈块状、小球状、糊状或水状。他们可能会觉得排便很费劲，感觉无法完全排空肠道。他们经常描述大便伴有黏液，常常感觉胀气或者腹胀。

据说在工业化社会，IBS 影响了高达 17% 的人口，并且也是患者被转诊给胃肠病学家的最常见原因。有趣的是，大多数症状符合诊断标准的人并不会去咨询医生。

医学对不确定性的反射性不适使帕特丽夏和菲奥娜这样的患者的生活变得很麻烦。我们期望患者呈现给我们的疾病完全符合症状分类，并带有明确的病理结果。正如胃肠病学家道格拉斯·德罗斯曼曾指出的："40 年前，医学社会学家雷尼·福克斯（Renee Fox）提出，对医学生来说最困难的转变之一就是接受医学实践内在的不确定性。而生物医学模型为这些无法被基础疾病所解释的常见情况创造了不确定性。"[2] 当患者的描述与身体检查、扫描、X 光、血液检验、胃镜、活检或电诊断等技术所提供的准确数据不符时，我们对患者讲述内容固有的不信任导致了这种不确定性。在这种情况下，患者发现他的症状没有被医生重视。更糟糕的是，他还可能被指责为寻求药物、神经过敏、操控他人、"只是为了获得关注"。IBS 患者以及患有慢性疲劳综合征和纤维肌痛的人经常会处于这种情况。

玛格达本人也是一名医务工作者，她知道尽管腹痛让她虚弱无力，但还不至于一疼就去看急诊。她也被诊断为 IBS。"大部分时候我都感觉疼痛和腹胀。没人能发现我有什么问题，所以我们称这种病为 IBS。我做了一次结肠镜检查，一切都很好，什么其他问题都没发现。我想你可以把这称为排除式诊断。"

"我几乎没有一天肚子不疼的。有时我躺在办公室的地板上，身下垫着电热毯，发愁要如何熬过下午，如何开车回家。这种疼痛发作得非常剧烈和频繁。我有 80% 或 90% 的时间都会腹痛。这么多年来，我没有一天到中午是不腹痛的！好多次疼得太严重了，我很确定都应该去急诊了——我只是不想去急诊室，因为我知道去了会发生什么。我并不认为那对我会有帮助。我不去急诊不是因为疼得不严重。"

直到最近，IBS 的疼痛和各种无法确诊的腹痛还被认为纯粹是由肠道的不协调收缩（结肠痉挛之类的用语就是由此出现的）引起的，而未被考虑成患者的神经质想象。现在已被证实的是，这些疾病中功能失调的不仅仅是肠道本身。关键问题是神经系统感知、评估和解释疼痛的方式。

一些观察结果使人们对腹部问题有了新的认识。脑电及脑部扫描研究的新发现尤其值得关注。当部分肠道被人为扩张时，功能性腹痛患者的大脑反应模式明显不同于无疼痛主诉的受试者。[3]

也可以通过将内窥镜插入肠道，然后给连接内窥镜的气囊充气的方式，来研究结肠或肠道其他部位的扩张所引起的疼痛。在这类研究中，功能性障碍患者组总是表现出对肠道扩张的过度敏感。他们报告说，这种操作带来的疼痛与他们平时体验的疼痛非常相似。一项研究比较了气囊膨胀对 IBS 患者组和对照组的影响："气囊膨胀至 60 毫升会导致 6% 的对照组对象和 55% 的 IBS 患者感到疼痛……在不同膨胀程度下，两组对象的肠壁张力都是相似的。然而，IBS 组与肠壁张力相关的疼痛的发生率提高了近 10 倍。"[4]

研究者对食管、小肠等其他消化道也进行了类似的观测。在功能性腹痛中，来自肠道的生理信号通过神经系统传递，以一种变异的方式被大脑接收。"对于这些患者的疾病研究已经进入一个新的时代。"德罗斯曼博士写道，"我们对 IBS 患者在胃肠道生理学方面与正常人的区别进行了几十年的研究，现在开始关注大脑生理机能上的差异。"

正电子发射断层成像（PET）能够通过记录血流变化来测量脑区的活动。当受试者体验到直肠的扩张时，PET扫描能够标记出大脑的哪一部分出现了反应。当IBS患者的直肠扩张，甚至仅仅是预测到直肠扩张时，他们的前额皮质就会被激活，而这一脑区在正常情况下是不会被激活的。[5]

前额皮质是大脑储存情绪记忆的地方。它根据过去的经验来解释当前的生理或心理刺激，这些经验可以追溯到婴儿时期。大脑这一区域的激活意味着有情感意义的事件正在发生。承受慢性压力的人的前额皮质和相关结构长期保持在过度警觉状态，时刻监控着危险。激活前额叶不是个体有意识的决定，而是由早期形成的神经通路自动触发的结果。

在另一项研究中，IBS患者由声音刺激引起的脑电波振幅比对照组大，这再次表明其生理上的过度警觉。[6]

这些神经系统反应的变化说明了什么？要得到答案，我们不仅要关注身体器官，还要关注人们的生活。在肠道疾病患者特别是IBS等功能性障碍患者的过往经历中，他们遭受虐待的发生率很高。

1990年，北卡罗来纳大学医学院胃肠病门诊对女性患者进行的一项研究显示，44%的女性报告称曾遭受过不同形式的性和（或）身体虐待。"有受虐待史的女性患骨盆疼痛的风险高出4倍，非腹部症状的风险（如头痛、背痛、疲劳）高出2～3倍，而且在一生中会经历更多的手术。"[7]该机构最近进行的一项调查显示，2/3的受访女性经历过身体和（或）性方面的虐待。同样，遭受过虐待的患者更倾向于做各种手术，如胆囊手术、子宫切除术和剖腹手术。与那些没有经历过性虐待的人相比，她们还有"更多的疼痛、非胃肠道的躯体症状、卧床无法自理期、心理痛苦和功能性残疾"。[8]

不言而喻，直接的物理性创伤（严重的脑损伤或神经的切断或受损）能够从生理上破坏神经系统。但心理创伤是如何影响人对疼痛的感知的？

肠道的神经系统包含大约一亿个神经细胞——光是小肠中的神经细胞就和

整个脊椎中的一样多！[9]这些神经不仅用于协调食物的消化和吸收以及排泄废物，也是感觉器官的一部分。肠道通过肌肉收缩、血流变化和多种生物活性物质的分泌来对情绪刺激做出反应。这种脑－肠整合对于生存至关重要。例如，大量的血液可能需要瞬间从肠道转移到心脏和四肢的肌肉上。

肠道中充满了向大脑传送信息的感觉神经。与之前人们所认为的完全相反，从肠道上行到大脑的神经纤维数量远远超过从大脑下行到肠道的神经纤维数量。[10]

大脑将来自感觉器官（如眼睛、皮肤或耳朵）的信息传递给肠道，或者更准确地说，传递给肠道的是大脑情绪中枢对这些信息的理解。由此产生的肠道生理活动又强化了这种情绪理解。传回大脑的信号使我们产生可以有意识感知的肠道感觉。如果失去对肠道的感觉，我们的安全感就会降低。

当然，如果我们能感受到身体中的每一个微小活动，生活又会变得难以忍受。消化、呼吸、血液流向器官或四肢以及无数其他功能必须在不打扰意识的情况下进行。必定存在一个阈值，当低于此阈值时，这种感觉不会被大脑记录，阈值以下的刺激不会引起注意，而阈值以上的刺激会使大脑提高对来自内外部潜在危险的警惕。换句话说，我们需要具备一个校准精确的调节器来应对疼痛和其他感觉。

如果产生太多"肝肠寸断"的体验，神经系统就可能变得过度敏感。因此，受到心理创伤的影响，疼痛从肠道通过脊髓到大脑的传导受到调节，相关神经会被更弱的刺激激活。创伤越大，感觉阈值就越低。肠道内正常量的气体和肠壁正常水平的张力都会触发敏感者的疼痛。

同时，前额皮质会处于高度警觉状态，对正常生理过程产生应激反应。除了疼痛的增强，IBS 患者在直肠扩张时的焦虑、唤醒和疲劳水平均高于健康人群。在情绪紧张时，皮质区域的活跃放大了对痛苦的感知。

张琳博士是加州大学洛杉矶分校医学院的副教授，也是该校神经管肠源性疾病康复项目的联合主任。他总结了目前对 IBS 的理解："外部和内部应激源都会促成 IBS 的发病。外部应激源包括童年时期的受虐待经历和其他病理性压力，这些压力会改变个体的应激反应能力，使其更容易患上 IBS。在后续的生活中，感染、手术、抗生素和心理社会压力都会导致 IBS 的发作甚至恶化。"[11]

压力一定会引起肠道收缩。例如，那些遭受过性虐待的女性更容易便秘，她们的盆底肌肉长期紧绷，无法在排便时放松。对于经受过强烈惊吓的人，压力则会引起不可控的结肠运动。一位年轻的准医生在不知情的情况下参与的一项实验生动形象地说明了这一点："研究人员精心设计了一个骗局，他们向一名自愿接受乙状结肠镜检查的四年级医学生暗示他们发现了癌症。这导致了该学生肠道的收缩或'痉挛'，直到他知道真相后才有所缓解。这类研究证实了压力会影响正常人和患者的结肠功能。"[12]

关于 IBS 的研究发现同样适用于其他肠道疾病。除了 IBS，帕特丽夏还承受着"胃灼热"之苦，这同样无法被医学解释。她在提到这一症状时痛苦万分："我这种神秘的胃肠道问题从未得到确诊。特别清淡的食物都会让我胃酸反流，我不得不吃完全没味道的食物。

"我不停地做各种检查，医生也一直说我没问题……或者应该说，有一项检查确实显示出一点点的不对劲，但医生说这跟我的实际感觉完全不相符。他们把那个东西从我的鼻子一直插进食管里，然后测量胃酸的量。有一点点胃酸，但不足以导致我感受到的那种程度的疼痛。

"我服用潘妥洛克（Pantoloc）差不多三四年了。本来只需服用 6 周就能彻底控制胃酸的。我也每天服用迪奥沃（Diovol）或盖胃平（Gaviscon），但我还是胃酸反流，医生完全找不到原因。"

医学上用胃食管反流病（GERD）来描述这种胃酸向上流入食管的慢性痛苦体验。1992 年，有学者研究了 GERD 患者的反流症状与压力之间的关系。在压力刺激下，患者体验到的反流胃灼热感显著增强，而在不同的刺激下，胃酸水平的客观测量值并没有出现变化。换句话说，压力降低了疼痛阈值。[13]

一位不熟悉疼痛的神经生理学或心理学机制的肠道专家可能会通过内窥镜来检查帕特丽夏的下食管，然后坦诚地告诉她，观察到的胃酸反流并不会令她这么疼痛。理所应当地，帕特丽夏会被激怒，因为这种症状确实让她的日常生活非常痛苦，她会感觉医生是在冷漠地打发她走。

这并不是说 GERD 患者出现实际反流的情况比其他人少。他们很可能出现得更多，而且，这依然是一种脑－肠问题。研究人员对比健康对照组和 GERD 患者组后发现，GERD 受试者的食管括约肌静息压较低。括约肌的效率降低会导致反流次数增加。[14]

精神和大脑是如何导致反流的？这个过程是依靠交感神经影响下食管括约肌的肌肉张力而发生的。反过来，交感神经的活动又受下丘脑的影响。正如我们讨论过的，下丘脑接收到的信号来自大脑皮质的情绪中枢，这一中枢对压力非常敏感。因此，GERD 患者的疼痛阈值较低，并且括约肌过度放松，这两种现象都与压力有关。

在本章中接受采访的三位女性描述了相似的疼痛体验，但只有帕特丽夏的症状组合完全符合 IBS 的诊断标准。与北卡罗来纳大学医学院那项研究中的大多数患者不同，这三人都没有在童年或成年时期遭受过性或身体虐待。那么，我们该如何解释她们疼痛阈值的降低呢？

遭受虐待并非导致神经系统的疼痛"调节器"校准失灵的唯一因素；慢性情绪压力足以降低疼痛阈值，并在大脑中引发过度警觉状态。尽管虐待是这种压力的主要来源，但对发育中的儿童来说，还有其他潜在的压力，这些压力或许不易察觉，但仍然有害。这种压力存在于许多非常爱孩子、唯恐孩子受伤的家庭中。很多儿童可能并没有经历过虐待，甚至感觉到被爱与保护着，但是他们还是会有一些影响疼痛知觉和肠道功能的生理反应的经历。

影响玛格达腹痛的直接压力来源于工作。那时她在纽约的一家医院工作。

她所在实验室的主任刚刚辞职，而她与新领导相处得不太好 。"新老板从一开始就跟我过不去。现在想想，她可能刚来就想把我赶走。我爱我的工作，但我讨厌这种极其难受、紧张、痛苦的工作环境。

"我每天的工作时间很长，早上 7 点就要到岗，原则上可以下午 4 点准时下班，但是经常要开各种会议。我没有吃午饭的时间，甚至从不午休。我还要把工作带回家处理，周末也不能休息。我从来没有算过自己在这种巨大的压力和钩心斗角的环境下连续工作了多久，同时我还会非常恐惧——我的专业已经日薄西山，离开这儿我没有别的地方可去。我不想做全科医生，也不想重新做实习医师。

"即使疼得再厉害，我还是会准时在周一早上 7 点上班，从不失职。我从不生病，绝不会给他们理由辞掉我。他们永远抓不到我的任何过失。我不知道该怎么办。真想不顾一切地离开，但又不知道何去何从。"

玛格达出生在战后的东欧难民营。她的父母是纳粹大屠杀的波兰幸存者，父母的经历对她造成了间接创伤。她一直背负着沉重的内疚，认为自己要为父母的过往痛苦和眼下困难负责任。她决定从事医疗行业并不是因为自己喜欢，而是因为她感受到了父母的需要和期望，以及想减轻父母对她未来保障的担忧。

"你看看我的天赋，我擅长语言，擅长阐明事理。如果能自由选择，我永远不会学医。事实上，我非常讨厌医学，但又不得不逼自己否认这一点。

"我很讨厌那些课程教材。解剖学考试我差一丁点就没有及格。这绝对是场噩梦。我不会微积分，也学不好物理。我就没有那种头脑。我一点都不擅长临床工作。我不确定这辈子是否真的听到过舒张期杂音！我就是没这种能力。我想我从来没有摸到过脾——我只是假装摸到而已。这些都不是我擅长或想做的事情。

"我以为当医生是自己一直以来的愿望。父母从没说过我应该做什么，或不应该做什么。他们只是反复提到，能够帮助他人有多么好，就连纳粹也需要医生。"

"是的，我也听过这种说法。只有你学到手的知识才是最有保障的。"

"是的，没人能把你的知识拿走。无论在什么时代，不管发生什么事，人们总是需要医生。你可以自己做主，这多好啊。我父母从小就这样给我洗脑。

"后来我成了一名实验室研究员，而不是我父母想象中的那种'正规'医生。我母亲从未真正理解我在做的事情，也从未真正对我满意过。我的工作算是次要的，不用听诊器诊查病人，也不开处方，我做的并不是真正医生的工作。我只是看看标本和载玻片。她一直对我有些失望，尽管没当面说过。"

当意识到常规医疗方法帮助甚微时，玛格达开始接受心理治疗。她从童年起就一直很压抑，在治疗过程中，她对父母强烈的愤怒开始浮现出来："我对父亲的愤怒感受一直是短路的，他一直把我当成小孩一样吓唬，对我大吼大叫。

"更大的问题来自我和母亲的关系。我原以为我们之间的关系特别好，我们是最好的朋友——她是我的闺蜜、支持者和盟友，能在我放学回家后听我说上几个小时，让我感到亲近和被理解。经过很长时间，我才发现这种关系实际上很糟糕。正是她对我的保护害了我。她让我觉得自己很无能，社交能力也很差，她并没有帮我成长、成为自己。虽然所作所为都是出于好心，但她无法让我成熟起来。

"不止这些——她还给我讲纳粹大屠杀的故事。其他的孩子都听童话故事，而我却要听纳粹大屠杀……很多事都是不合适的。"

"你认为了解这些很不合适吗？"

"她在我三四岁的时候就开始讲这些，真的很不合适。我也不知道那是在几岁时，她不停地讲全家人在越过边境逃离波兰时差点因为我而被杀的故事——除了母亲，我跟别人在一起时都会大哭，但我太重了，她不小心摔倒，把我甩到了河里，为了救我他们大声呼救，差点被枪射中。她的肩膀脱臼了，从那时起就不灵活了。

"我父母从未说过'如果没有孩子生活会更轻松'。他们想要孩子——他们爱我。但我仍然认为自己就是一个麻烦。"

鉴于父母遭受的创伤以及她成长的环境，玛格达必然会做出忽视自我意愿的选择。这种选择也使她极易受到压力的伤害。坚信自己受困于被新领导排挤的工作中，这一信念是触发她的剧烈腹痛的自然因素。在这种情境下，她像小时候在家里那样无法坚持自我。她逐渐意识到，自己痛苦的根源与她对愤怒的无意识压抑有关。

我们已经注意到，肠道感觉是身体感觉器官的一个重要部分，它能帮助我们评估环境是否安全。肠道感觉放大了大脑情绪中枢重视并通过下丘脑传播的感受。肠道疼痛是身体用来传递信息的一种信号，我们很难忽视它。因此，疼痛也是一种感知模式。从生理上来说，我们堵塞了对一些信息的直接感知，因此它们只能通过疼痛通路来传递。当我们的主要感知模式关闭时，疼痛是一种强大的第二感知模式，它会提醒我们并提供那些被忽略的信息来防止我们陷入危险。

菲奥娜的腹痛首先被归因于结肠痉挛，然后才是 IBS。她的童年经历不像玛格达的那般戏剧化。然而，她对自身不被接纳的长期恐惧中也蕴含着强烈的情感共鸣。

"我发自内心地认为自己是个成年人，而且我知道，父亲作为一个成年人从未想要故意去评判关于我的任何事，但他总是在批评和评价。我 17 岁的时候对卡尔加里的一个女性朋友说，我还从没拥有过一份真正的工作，我觉得自己的简历达不到哥哥姐姐的水平。和爸爸在一起，就好像你一直在完善简历，而不是去做你想做的事。"

"作为一个孩子，你在感觉很糟的时候从未告诉过父母吗？"我问道。

"身体上的会说，情感上的从不说。不知道为什么，我一直说不出口。这太私密了。但现在好多了，5 年前的我是绝不会和你谈这些的。"

在我们面谈的那段时期，菲奥娜生活中最直接的压力源于婚姻。她和丈夫结婚 8 年并育有 2 个孩子。"我的丈夫患有抑郁症和惊恐发作。他真的特别容易焦虑——在我们刚认识的时候他就这样了。他是个好人，心地善良，我非常爱他，但照顾他让我筋疲力尽。我就像他的妈妈一样，我有 3 个孩子，一个 39 岁，一个 6 岁，一个 2 岁。"

"这些都是你能意识到的问题。有没有一种可能，你的痛苦反映出了另一些没被注意到的事情？与其把疼痛视作一个问题，还不如把它看成给我们提示的肠道感觉。当你不注意情绪信号时，你的身体会说，'好吧，给你一些身体信号'。如果你还是不注意它们，你就真的会有大麻烦了。"

在这次谈话结束一周后，菲奥娜给我回了电话。她透露了自己一直忽视的问题：她的丈夫有严重的毒瘾。她压抑自己的焦虑和愤怒，天真地期盼他能戒毒。在我们面谈之后，她开始重新考虑自己的处境。

帕特丽夏患有 IBS 和 GERD，在本章介绍的三名女性中，她的童年情感问题最为严重。她在成长过程中不仅感觉到不被接纳，而且觉得自己的出生就是不被欢迎的。

"我知道我的出生不被期待。我不确定我第一次意识到这一点是在什么时候，青少年时还是成年后。我仔细思考了妈妈对我说的话，才发现小时候就有迹象了。当时我还没意识到这些。我只知道我很难受。她总是说，'你知道吗，我不认为你是我们家的人。应该是抱错孩子了'。她会笑着说这种话。但是，当然，当人们说严肃的内容时，会常常假装是在开玩笑。"

IBS 患者更容易出现身体其他部位的症状。许多 IBS 患者对疼痛（例如偏头痛）非常敏感，如果我们能掌握压力性体验导致神经系统敏感的概念，我们就很容易理解这一现象。帕特丽夏的病史表明，增强的疼痛感知会扩散开来。

除了 IBS 和 GERD 外，帕特丽夏还患有其他疾病，包括间质性膀胱炎和纤维肌痛。

北卡罗来纳大学医学院的那项研究发现，大多数患有 IBS 的女性都遭受过虐待，而且被医生关注到创伤史的虐待案例只占 17%。娴熟地将了解患者的生活史排除在疾病检查手段之外使医生丧失了很多有效的治疗方法。这也让他们很无力地想抓住最新的药理学奇迹。最近治疗 IBS 的"神奇药物"的问世就是一个发人深省的典型例子。

2000 年 10 月 24 日，许多加拿大医生每周阅读的《医学邮报》（*The Medical Post*）刊登了一篇引人注目的文章："新药物缓解女性的 IBS 症状"。文章报道称，一种新药物——阿洛司琼（alosetron），"已经在临床试验中被证明是安全且耐受性良好的，能够快速有效地缓解 IBS 患者的疼痛和肠道功能，尤其是严重腹泻的 IBS 女性患者"。文章引用了一位加拿大权威人士对该药的支持言论和呼吁："医生们有机会对 IBS 提供有效的治疗了。……我们无法理解是什么导致了症状，这让 IBS 患者有一种挫败感。一些患者的症状无法得到明显的改善。"

另一位专家，加拿大一所大学的医学系主任，响应了对这种新型有效药物的积极评价："这是一项非常令人兴奋的突破。……他们除此之外别无选择。其他药物都不起作用，就是这样。"

早在 4 个月前，业内权威药物周刊《医学通讯》（*The Medical Letter*）就已经报道：没有证据表明阿洛司琼比标准治疗有优势。对于那些确实通过药物治疗而有所改善的患者，疗效在停药一周后就消失了。《医学通讯》还指出，一些服用该药的女性患上了缺血性结肠炎，这是一种潜在危害极大的疾病，肠组织可能因供血不足而缺氧，进而受损。

在美国，阿洛司琼也受到极其热烈的欢迎。它于 2000 年 2 月通过了美国食品药品监督管理局（FDA）的审批。11 月底，也就是在《医学邮报》刊登那篇热情洋溢的文章一个月后，FDA 强制撤回了该药。该药导致更多女性因缺血性结肠炎而住院治疗，其中一些甚至需要接受手术。据报道，至少有一例患者不得不切除了整个结肠，还有死亡案例报告。

如果对 IBS 这种慢性病进行药物治疗，那么患者通常需要服药数月或数年。寄希望于刚上架的新药总是有风险的，因为其长期安全性还无法被证明。如果心理因素对疾病的影响得到充分证实，医生和患者就不必去依靠药物了。有令人鼓舞的研究证据表明，即使是最小程度的心理干预也会有效果："在一项针对 IBS 患者的认知行为治疗的对照研究中，受试者在 3 个月的时间里接受了 8 次每次 2 小时的团体治疗。该治疗使受试者的有效认知和行为策略数量得到提升，对腹部问题的报告率则有所降低。并且，研究者在 2 年的随访检查中发现这些患者的症状得到了持续性改善。"[15]

纽约的玛格达医生也通过心理治疗来处理自己压抑的愤怒，从而改善了令她虚弱的腹痛。她也找到了一个更适合自己爱好和个性的职业。"有 80% 的时间都在痛苦的情况早就消失了，"她说，"在过去的两三个月里，我的情况甚至有了进一步的改善。最近我清理了办公室的冰箱，冰箱里有一瓶 Bentylol（一种缓解肠道痉挛的药物）。我真的记不清上一次吃这个药是什么时候了，可能是好几个月之前了。"

菲奥娜决定把腹痛的警告牢记在心。在清楚地认识到丈夫并不愿意戒毒后，她终于离开了他。她带着两个孩子搬去了另一座小镇并提出了离婚。腹痛再也没有发作过。

When the Body
Says No

第 12 章

人未死，脑先亡：阿尔茨海默病与情绪压抑

———

阿尔茨海默病正在成为婴儿潮[⊖]一代的噩梦。先进且充足的医疗护理将保障正在步入老年期的群体比过去的同龄群体寿命更长，但痴呆的发病率也会高于过去任何一代人。加拿大老年人的数量预计在 50 年后增加 50%。美国每年大约有 10 万人死于阿尔茨海默病，到 1999 年估计有 400 万人患此病。按目前的趋势持续下去，这一数字预计将在 2050 年达到 1500 万。

让人变得痴呆（其字面意思是"失智"）的疾病会随着年龄的增长变得越来越常见。70 岁的人中有 3% 患有阿尔茨海默病或其他形式的痴呆；到了 77 岁，这个数字上升到 13%。对于照料者来说，经济、身体和情感上的负担都是巨大的。患者会无助地经历记忆、智力和自我意识涣散成婴儿时期混乱状态的过程，头脑健全的人怎么能想象到其中的痛苦呢？随着病程自然发展，

———

⊖ 指部分第二次世界大战战胜国（如美国、加拿大、澳大利亚）在战后数年间人口出生率明显增长的现象。——译者注

患者会逐渐失去对情绪表达、言语和身体功能的控制，随之而来的是失去行动能力和死亡。

"这是在一个有思想的人身上能够发生的最糟糕的事，你能感觉到你自己，你全部的内在和外在，分崩离析。"这是一位阿尔茨海默病患者对戴维·申克（David Shenk）叙述的内容，申克所著的《遗忘》（*The Forgetting*）富于启发性地阐述了阿尔茨海默病的发展史。

申克还引用了 17 世纪的爱尔兰讽刺作家乔纳森·斯威夫特（Jonathan Swift）的话，后者在生命的最后时光里从一个精神上的巨人缩成了一个侏儒，记忆力衰退，思维混乱。"我既不能读也不能写，什么都不记得，更无法与人交谈。"斯威夫特在他痴呆早期写的一封信中哀叹道。在另一封信中，他说："很难不犯错误地写上 10 行字，你可以通过这封信上划掉错字的线和墨水渍的数量看出来。说到底，我已经不剩多少记忆了。"

阿尔茨海默病患者最早退化的结构之一是海马，这是大脑颞叶（位于双耳内部）的灰质中心。海马在记忆形成和压力调节中起着重要作用。众所周知，个体长期处于高水平的应激状态下分泌的皮质醇会导致海马萎缩。

早年经历、情绪压抑和长期的压力是否会导致老年痴呆症？科学研究表明确实如此，而且结论基于对阿尔茨海默病患者生活的仔细观察——无论是普通人，还是斯威夫特或美国前总统罗纳德·里根这样的名人。动物实验提供了一条有意义的线索：早期的人际关系可能对后来的痴呆症发展至关重要。在婴儿期接受温和照料的大鼠在老年时几乎不会损失海马细胞。[1] 它们的记忆能力保持完好。相比之下，没得到照料的大鼠在老年时更容易出现海马萎缩，并呈现出更严重的记忆损伤。

广为报道的修女研究发现，人类生命早期的低语言能力与老年期的痴呆和过早死亡密切相关。这项回溯性研究调查了一组年轻的修女候选人在进入修道院的第一年里完成的手写自传，她们写作时的平均年龄是 23 岁。60 多年后，研究人员请求查看了每一位修女的自传，此外，还对这些年迈的修女进行了心理健康和反应灵敏度的检查。作为研究的一部分，每位修女都被请求允许死后接受尸体解剖。结果表明，随着年龄的增长，那些在自传中思想表达贫乏并且语言不够生动的人被诊断为阿尔茨海默病的可能性也相应更高，而且大脑中出现典型病变的可能性也更高。[2]

语言的丰富或贫乏是由许多因素决定的，其中最重要的是早期情感关系的质量。作为世界名著《格列佛游记》的作者，乔纳森·斯威夫特看起来并不欠缺语言能力。但仔细观察他的生活和写作就会发现，两者都展现出了他情绪体验感受和直接情绪表达的匮乏。他的非凡才华被局限于理智的思想和刻薄的机智中，以至于那些不够世故老练的读者常常无法理解这种冷幽默。正如我们在吉尔达·拉德纳身上看到的，机智可以是一种应对方式，它可以防御对情感痛苦的意识，掩饰愤怒，而且易于获得他人的接纳。

我们可以通过他刻薄、讽刺的被动攻击风格以及小说中个别粗俗的描述性段落中推断，他被强烈的负面情绪煽动着，尤其是指向女性的愤怒。斯威夫特在小说里让格列佛在巨人国遇到了一个女人巨大的乳房，并体验到了强烈的身体不适。在这个场景中，格列佛看到一个奶妈正在给婴儿哺乳。"我必须承认，没有什么比看到她那可怕的乳房更让我厌恶了……乳房立在那儿，有 6 英尺[⊖]高，周长大于 16 英尺。乳头有我的半个头大，乳头和乳房上有各种各样的疹子、疙瘩和雀斑，没有什么比这更恶心了。"

斯威夫特在婴儿期遭受过严重的情感创伤，后来他把这些归咎于他的奶妈，由此我们可以在更深的层次上理解那些让人困扰的描述。斯威夫特的父亲也叫乔纳森，他在第一个也是唯一的儿子出生前 7 个月就去世了。小乔纳森一岁时就与母亲阿比盖尔分离，很多年都没见过面。斯威夫特在一篇自传中声称

　　⊖　1 英尺 =0.3048 米。——译者注

奶妈绑架了他，但在一些传记作者看来，这似乎是"一个自我安慰的谎言"。他更像是被抛弃了，因为在一次短暂的重聚之后，母亲再次离开了他。

格列佛与那可怕乳房的偶遇无疑反映着一种内在的情感记忆。在这里，我们面对的是婴儿乔纳森对母亲的突然缺位产生的绝望和愤怒。在处于前语言期的婴儿看来，他的母亲莫名其妙地被那个可恶的奶妈和她恶心的乳房取代了。

乔纳森主动提出了会面，才在他 20 岁那年再次见到了母亲。他以一种情绪压抑的常见方式，将自己对母亲的记忆理想化，尽管他们已经形同陌路了。他在给母亲的悼词中写道："如果通往天堂的道路是虔诚、真理、正义和慈爱，那她就在那里。"

斯威夫特对母亲长期压抑的愤怒，不仅体现在厌恶女性的作品中，也在他与女性的关系中爆发出来。他对她们表现出"冷酷无情的愤怒"，甚至是身体上的暴力。他在性方面也很压抑。传记作家维多利亚·格伦丁（Victoria Glendinning）写道："即便与非常亲近的女人在一起，他依然保持着情感上的冻结状态，从不冒险去融化。没有人可以凌驾于他——在减少自我控制方面，在伤害他人方面……唯一可能的情感发泄渠道是有限的、没有威胁的——无力和顺从的女人"[3]。

斯威夫特对亲密关系的毕生憎恶和对情感接触或脆弱的潜在恐惧，是一个缺乏情感滋养的、不得已迅速学会自我照料的孩子的防御性反应。"似乎没有一个成年人特别关心过乔纳森，他也没有特别关心的人。"

很多身体和心理的发展变化极不易察觉，但一些高度敏感的人可能会对此产生一些不可思议的预见。我们在前文中提到过这个观点，例如死于肌萎缩侧索硬化的大提琴手杰奎琳·杜普雷和舞蹈家乔安妮的例子。斯威夫特在他去世前 13 年就预言了自己的痴呆，虽然那时他的身体还很健康。他在《斯威夫特博士死亡之诗》（*Verses on the Death of Dr. Swift*）中写道：

> 可怜绅士，迅速凋萎，
>
> 在他脸上，清晰呈现：
>
> 头脑眩晕，如影随形，
>
> 挥之不去，直到死亡；
>
> 除此之外，记忆衰退，
>
> 所言所语，无从记起；
>
> 至交好友，遗忘殆尽；
>
> 上次晚餐，毫无印象……

他在和朋友散步时看到一棵腐朽的树后也表达了同样的预感："我会像那棵树一样，我的脑袋会最先死去。"

斯威夫特死于 67 岁，在那个年代算是相当长寿了。在最后的几年里，他遭到了痴呆的无情侵袭。即使到了生命的最后，他还是能凭记忆无意识地说出深刻的名句。格伦丁写道："在他生命最后几个月里的一天——1744 年 3 月 17 日，星期日，他坐在椅子上，伸出手去抓桌上的一把刀。安妮·里奇韦（Anne Ridgeway）⊖把刀移到了他够不到的地方。他耸耸肩，摇摇头，说道'我就是我'。他重复着这句话——'我就是我。我就是我'。"

从确诊到死亡，阿尔茨海默病患者平均还能生存 8 年，与首次发病的年龄无关。有极少数病例可能早在 50 多岁就发病了。奥古斯特·D. 夫人就是一个这样的病例，1901 年她 51 岁，因无法解释的怪异行为、情绪失控和记忆衰退住进了法兰克福的一家精神病院，并在 4 年后因不可逆的精神和身体衰弱而去世。她的问题并没有得到确切诊断，但在她死后，这一疾病以她的主治精神科医生命名——杰出的爱罗斯·阿尔茨海默（Alois Alzheimer）。

虽然 D. 夫人病情的恶化与老年痴呆（以前人们认为这是一种正常现象，

⊖　斯威夫特的管家。——译者注

是衰老可能会不幸导致的后果）很相似，但患者相对年轻的年龄提示了阿尔茨海默：她可能还有尚未明确的病程。当时最新的实验室技术使对 D. 夫人的大脑进行解剖成为可能，解剖检查发现了现在公认的诊断标志：这种疾病特有的脑组织的病变。正常的神经纤维消失了，被混乱纠缠的纤丝以及斑块所取代，戴维·申克将这些斑块描述为"硬壳的褐色块……颗粒和短而弯曲的线的混合物，就像是用来清除微观垃圾的黏性磁铁"。[4]

承蒙阿尔茨海默的开拓性工作，我们现在知道，痴呆并非变老的必然趋势，而是一种疾病。现在有不同的理论来解释阿尔茨海默病的病因，但到目前为止还没有一种理论能令人信服。几年前，有研究发现阿尔茨海默病患者大脑中的铝含量高于正常水平，于是很多人为了预防此病扔掉了铝制餐具。直到后来人们才认识到，这种金属的存在是大脑退化的结果，而不是其原因。更有趣的是，一些人的大脑中虽然出现了纤丝缠结和斑块，但他们终生未显示出任何罹患阿尔茨海默病的迹象。（回想一下类似的情况，比如在未患恶性肿瘤女性的乳房中或在临终的健康老年男性的前列腺中发现的癌细胞。）最有说服力的例子来自对修女和阿尔茨海默病的研究。"作为修女研究的黄金标准，玛丽修女在 101 岁去世之前，依然能在认知测验中取得惊人的高分。更值得注意的是，尽管大脑中存在大量混乱的神经纤丝结和老化斑块——阿尔茨海默病的典型病变，她仍然保持着这种高水平状态。"[5]

在国际上普遍得到认同的科学观点认为，阿尔茨海默病与多发性硬化、哮喘、风湿性关节炎、溃疡性结肠炎及许多其他疾病同属于自身免疫性疾病，即身体免疫系统转向对抗自身而引起的疾病。在自身免疫性疾病中，自身和非自身（需要攻击的外来物）之间的界限是模糊的。

俄罗斯研究人员最近把阿尔茨海默病的病理过程描述为"自身免疫的攻击性"。[6]加拿大医生发现，阿尔茨海默病患者的家族成员患自身免疫性疾病的概率更高，这表明了他们共同的疾病易感性。[7]意大利科学家团队将阿尔茨海默病的脑组织炎症称为"炎性衰老"，并使用被用于治疗关节炎的抗炎药成功缓解了此炎症。西班牙的研究人员在患者的脑组织中发现了免疫系统的成分，包括特异性的免疫细胞和化学物质。[8] 科学家识别出了由混乱的免疫系统制造的独特的抗大脑抗体。据奥地利研究人员称："毫无疑问，免疫系统在阿尔茨海默病的神经退行性过程中发挥了作用。"[9]

自身免疫性疾病都会涉及身体的生理性压力调节系统失衡，特别是下丘脑引起的激素爆发。这种激素的激增在肾上腺释放皮质醇和肾上腺素时达到顶峰。许多研究显示，阿尔茨海默病的生理应激反应失调包括下丘脑、垂体激素和皮质醇的异常分泌。在人类阿尔茨海默病患者和痴呆动物样本中均发现有皮质醇的过量分泌，且分泌量与海马的损伤程度相关。

宋采博士是英属哥伦比亚大学的国际知名学者，也是最近出版的教科书《心理神经免疫学基础》（*Fundamentals of Psychoneuroimmunology*）的合著者。"我坚信阿尔茨海默病是一种自身免疫性疾病，"宋博士说，"它可能是慢性压力作用于老化的免疫系统而引发的。"

正如我们所看到的，大脑的情绪中枢深刻影响了应激反应的神经反应和激素释放过程。对消极情绪的压抑（例如乔纳森·斯威夫特由于早年情感剥夺而体验到的无意识的悲伤、愤怒和憎恨）是一种严重的长期有害应激源。俄亥俄州立大学的研究人员提出，与其他自身免疫性疾病一样，在阿尔茨海默病中，消极情绪是致病的主要危险因素。[10]

世界上最著名的阿尔茨海默病患者是罗纳德·里根。里根在 83 岁，也就是第二任总统任期结束 6 年后首次被诊断患有此病。他卸任时在致美国民众的告别信中痛苦地写道："我踏上了走向生命日落的旅行。"这是多么漫长而悲伤的衰落过程。

像斯威夫特一样，里根也在早年遭受过创伤。他的父亲杰克是个酒鬼。"4 岁的时候，他还很难理解父亲因在公共场所酗酒而被捕这件事，"埃德蒙·莫里斯（Edmund Morris）在他另类的传记《荷兰人：罗纳德·里根回忆录》（*Dutch: A Memoir of Ronald Reagan*）中写道，"荷兰人，一个爱幻想的、好脾气的男孩，并未察觉父亲酗酒要花很多的钱。他不明白为什么在玩棒球的下午，爸爸却在他和尼尔（他的弟弟）的脖子上挂满一袋袋爆米花，并让他们'去游乐场卖掉'。"[11]

莫里斯虽然是一位观察入微的传记作家，但这次他错了，或者说只对了一部分。虽然一个年幼的孩子可能无法在认知层面上觉察到家庭带来的耻辱，但在情感上，他吸收着剑拔弩张的家庭系统中所有的负性心灵感应。关闭情感、回避现实，是他的大脑最易实施的防御。因此，这位伟大的沟通者能够运用富有情感而又不是真情实感的语言讲话。"真的，没什么可说的"成了里根的咒语。"这是他在不得已表露情感时通用的陈词滥调。"莫里斯写道。

如果情绪在大脑发育的关键时期被过早压抑，那么识别现实的能力可能会永久性地受损。里根一生都难以区别虚构和事实。"他无法分清现实和幻想。"他的一位前未婚妻回忆道。这标志着不止在他的童年，即便在他长大成年后，他也一直在头脑中用幻想取代痛苦的现实。"里根的记忆是有选择性的。"出版商兼编辑迈克尔·科尔达（Michael Korda）在 1999 年出版的自传《另一种生活》（*Another Life*）中写道：

> 大家都知道他会混淆幻想和现实。他曾给荣誉勋章的获奖者讲了一件事：一架美国第八航空队的 B-17 轰炸机被高射炮击中，飞行员下令机组人员跳伞离开。当飞行员正准备跳出燃烧的飞机时，他发现了被困在炮塔里的炮手，这名炮手伤得很重，无法从头顶的舱门出来，正在恐惧和孤独地等待死亡。飞行员脱掉降落伞……躺在地板上，把胳膊伸进炮塔并握住这个即将死去的男孩的手。"别担心，孩子，"在飞机冲向地面的过程中，他对炮手说，"我们一起下去。"

这让里根和荣誉勋章获得者都感动得热泪盈眶。媒体后来很快发现这件事从未发生过。这是一部电影中的场景，总统无意中将其移入了真实的生活。[12]

里根的此类逸事为数不少，还有很多关于他糟糕的对人的记忆的故事。有一次，里根在一群学生中不解地对他的大儿子眨眼，孩子恳求说："爸爸，是我。你的儿子，迈克。"

年轻时的里根曾形容自己是"平静空旷的飓风中心"，莫里斯写道，罗纳德·里根的性格里有一种"严重的偏狭……这个孩子被一种奇怪的镇定所掩盖……反应麻木"。这种防御性和自发性麻木的目的很清晰。正如一位曾拒绝过年轻里根的求爱的女士所说："我早就知道这个荷兰人是不可能受到伤害的。"

荷兰人（里根早年做广播员时的绰号）是会受伤的。他把那些痛苦和愤怒深深掩埋了起来。里根描述了他 11 岁时发现父亲在家门口喝醉的场景，没有什么比这更清楚地展现了他的情绪压抑。"雪地里的人是杰克，他张开双臂，平躺在地上。他喝醉了，对整个外界失去了感知。我在他旁边站了一两分钟。……我为我的父亲感到无比悲哀。他的双臂张开，好像被钉在了十字架上，实际上他确实备受折磨——头发被融化的雪浸湿，边呼吸边打鼾。我对他就是恨不起来。"

"恨不起来"恰恰揭示了这个年轻人对父亲的愤怒。在心理治疗中可以经常看到这种"用否认去确认"的现象：来访者自发地报告自己无法感觉到某种情绪（通常是愤怒），尽管他在治疗中并没有被问到这些。这种自我报告的内容比他已经知道的内容更准确。虽然他确实感觉不到怨恨，但这仅仅是因为他对情感的觉察能力早已被破坏了。他无意识间透露出的，是已经超出了他的意识范围的愤怒。这种否定性的声明——"恨不起来"，反映的是愤怒和压抑力量之间的内部冲突。

面对风流成性、嗜酒如命的丈夫，这段婚姻压得里根的母亲不堪重负、自顾不暇。她不愿同孩子们接触——后来，罗纳德·里根也像她一样不愿与孩子亲近。通常，孩子会通过理想化自己的母亲来化解由忽视引发的愤怒，里根可能就是这样做的。当他的替代母亲、他忠实的第二任妻子兼照料者南希患上乳腺癌时，他否认的深度开始变得极其明显。他们的医生约翰·赫顿（John Hutton）负责将该情况告知总统。埃德蒙·莫里斯在 1987 年 10 月做了如下记录。

> 南希·里根患上了乳腺癌。
>
> 约翰·赫顿鼓足勇气在 10 月 5 日的会议后告诉里根："总统先生，我这儿可能有一个坏消息，是关于第一夫人的乳房 X 光片的。"在此之前他从未见识过荷兰人的否认的力量。总统坐在桌旁听着，手里拿着笔，轻柔且面无表情地说："好吧，你是医生，我相信你能处理好这件事。"谈话就这样结束了。
>
> 约翰带着困惑回到总统府邸："里根夫人，总统震惊得说不出话来。"他陪着夫人，直到总统带着工作回家。在尴尬的问候之后，总统完全没有提起这件事。赫顿对此更加困惑了。

这些例子并不代表这个人没有情绪。一些真正缺乏依恋的人至少能假装拥有同情心。相反，一些压倒性的情绪是无法被有意识地感受到的，但它们体现在生理上的反应更为活跃。我们再一次见证了这个事实：避免体验情绪会使人们面临更大、更持久的生理压力。因为他们不了解自己的内心状态，更难保护自己免受压力的影响。此外，情绪的健康表达本身就能缓解压力。压力引发的慢性激素和免疫变化会为阿尔茨海默病等疾病奠定生理基础。

里根大学时代的自传性文章展示了他被情绪化掩盖的情感匮乏，这与那些年老后未患阿尔茨海默病的修女们丰富的情绪表达形成了鲜明的对比。一些修女在年轻时能用文字描述展现丰富的情绪，这与她们后来未患痴呆显著相关。那些在写作时情绪表达贫乏的修女就像里根那样，最终患上了阿尔茨海默病。

在多年的家庭治疗实践中，我遇到的所有阿尔茨海默病患者的个人史特点都是情绪压抑。我访谈了几个正在照顾阿尔茨海默病父母的成年人，他们都称父母的早年生活存在丧失或情感剥夺。"我母亲还很年轻的时候，她爸爸就去世了。"一个人告诉我，"她家住在温哥华，在 10 岁或 11 岁那年夏天，她被父母送到吉布森斯给一家人打工。那都是 30 年代的事情了。外公去世时，我母亲还在吉布森斯打工。她的大姐把她接回了温哥华。我外婆看到她俩回家时，竟然当着我母亲的面质问大姐'你带她回来干什么'，外婆这么做真的太残忍了。"

"我的成长过程一直充斥着紧张的氛围。"一位母亲患有阿尔茨海默病的男士回忆道，"真相不能只看表面。我母亲说的话总是很动听，但她的肢体语言却在说'走开'。她从不表达出来。我感觉自己是顶着一头雾水长大的。"

一些人可以观察到情绪压抑的人在向自己隐瞒什么。莫里斯记叙道，一位好莱坞著名女演员结识了冉冉升起的电影明星里根，尽管对他的魅力无动于衷，但她还是"被他隐藏在紧张的妙语连珠和诙谐背后的绝望所触动了"。

莫里斯有一次问到总统在年轻时最渴望什么，他写道："一阵长时间的沉默，因为他想逃避这个问题。"里根最终回答说，他最遗憾的不是没有人爱他。相反，他说："我遗憾的是没有人可以去爱。"莫里斯指出："我把这句话记下来，在下面画上螺旋线标记，对传记作家来说这代表着，他真正的感觉其实与他所说的相反。"

第 13 章

我或非我：免疫系统的混乱

———

威廉·奥斯勒（William Osler）在他 1892 年首版的著作《医学原理与实践》（*Principles and Practice of Medicine*）中指出，类风湿关节炎"很可能源于神经"。用我们今天的话说，他指的是心理情绪压力。他注意到了"疾病与震惊、担忧和悲伤等情绪息息相关。"

威廉·奥斯勒以医生而非理论家的身份闻名西方世界。医生、作家舍温·B. 纽兰（Sherwin B. Nuland）曾说，"不论在什么时代、不论在哪个国家，奥斯勒都是最伟大的临床教师"。奥斯勒曾在蒙特利尔的麦吉尔大学、巴尔的摩的约翰斯·霍普金斯大学医学院和牛津大学任教。在英格兰，他因对医术的卓越贡献被封为爵士。他的教科书被广泛使用，历经 16 版——最后一版出版于 1947 年，在他去世 28 年之后。

1957 年，温哥华内科专家 C.E.G. 罗宾逊（C.E.G. Robinson）在《加拿大医学协会杂志》的一篇短文中引用了奥斯勒的话。他写道："在类风湿病发病之前，慢性或长期压力出现的频率很高，对此我印象深刻……我认为，许多类风湿患者的情绪和心理因素是最重要的。"[1]

罗宾逊博士接受的医学教育仍然受到奥斯勒"人性"和"整体"观念的影响。在 21 世纪初的现在，人们可能在主流医学文献中找不到论述压力与类风湿关节炎或其他自身免疫性疾病相关的文章，所有这些疾病都被描述为免疫系统对自身细胞的"内战"。这个遗漏对正在承受各种类风湿病折磨的数以百万计的人来说是个悲剧。它的存在越发不合理，因为研究早已确立了压力与自身免疫之间的联系，并让我们了解了许多潜在的生理通路。

我们所说的类风湿性疾病有着众多且互相交叉的医学病症，包括类风湿关节炎、硬皮病、强直性脊柱炎和系统性红斑狼疮。在上述和其他类风湿性疾病中，紊乱的免疫系统会反抗身体自身的组织，特别是软骨、腱鞘、关节内膜和血管壁等结缔组织。这些疾病的特点是会出现各种各样的炎症。这些炎症会侵袭四肢或脊柱的关节，或侵袭身体表面组织（如皮肤或眼睑），或侵袭内部器官（如心脏或肺），在系统性红斑狼疮的病例中，炎症甚至会侵袭大脑。

许多类风湿病患者都有这样的特点：极端隐忍，绝不寻求帮助。他们经常默默地忍受不适，不会大声说出痛苦让人知道，或者拒绝服用缓解症状的药物。

一位 30 多岁的女性西莉亚经历了动脉炎发作——这也是一种自身免疫问题。她特别痛苦。"这两天我非常痛苦，我把吃下去的泰诺和布洛芬都吐出来了。我朋友说，'你还不放弃吗？'，然后她带我去了急诊。"

"'你还不放弃吗'——这是什么意思？"我问。

"我很固执。每当我生病时，我总是有一种潜在的恐惧，我害怕没人相信我，或者我会被当作一个疑病症患者。"

"你都疼得动不了了，还在担心人们会认为你是一个疑病症患者。让我们暂时换位思考，你想象一下，如果遭受这种痛苦的是你朋友，或者是丈夫、孩子，你会不会更快地采取行动？"

"会的。"

"为什么你对待他们和自己采取双重标准呢？"

"我不知道。大概可以追溯到很久以前，追溯到我的成长经历。"

类风湿病患者不抱怨的隐忍是在生命早期习得的一种应对方式。西莉亚的焦虑一直集中在别人身上。虽然她在儿童时代就遭受虐待，她在乎的却是要保护母亲免受伴侣虐待。她怕家里没钱，怕家庭暴力被外人知道。

"主要是我非常担心我的弟弟会成为少年犯，或者会有可怕的事情发生在他身上。"

"那你呢？"

"我总觉得我能想办法把难关应付过去。我不想接受令人难过的事实。我把它合理化到我可以接受并处理的程度。我总把自己排到末尾。"

美国关节炎和风湿病基金会马里兰分会在 1969 年对类风湿关节炎患者开展了深入的医学 - 精神病学研究，得出的结论是："尽管这些患者的情况各不相同，但患者的心理特征、脆弱性和生活冲突非常相似。"[2] 他们的一个共同特征是假性独立（pseudo-independence），研究者将其描述为补偿性的过度独立。西莉亚固执地认为她可以独自渡过所有难关，这是一种应对机制，是对童年被忽视的情感需求的补偿。在她的处境中，一个孩子只有通过骗自己和世界，假装自己没有需要、能够照顾自己，才能让自己活下来。这种假装的作用之一是，将感知到的情绪压力减少到儿童能接受的程度，但这种习惯可能会持续一生。

　　补偿性过度独立源于早期父母与孩子的角色颠倒，这也解释了为什么西莉亚咬牙忍耐身体的疼痛，直到朋友不得不用"你还不放弃吗？"这个问题把她拽到急诊室来。

　　1969 年，英国精神病学家约翰·鲍尔比（John Bowlby）出版了《依恋》（*Attachment*）一书，这是他探索亲子关系对人格发展影响的经典三部曲里的第一卷。他写道："儿童或青少年与父母之间的角色对调，除非是暂时的，否则不但是父母心理病态的标志，而且是导致孩子心理病态的原因。"[3] 与父母的角色颠倒扭曲了孩子与整个世界的关系。这是孩子日后患心理和身体疾病的重要根源，因为人在压力之下易于患病。

　　在对类风湿病患者的心理调查中发现的其他特征包括：完美主义、害怕自己的愤怒冲动、否认敌意和强烈的能力不足感。我们已经知道，类似的特征与"癌症人格"或与多发性硬化、肌萎缩侧索硬化等慢性病风险相关的人格有关。这些特征既不是个体的先天特征，也不是在个体身上无可救药地固定不变的。

　　根据马里兰州的研究，"从这些患者的成长史中得出的一个惊人发现是，父母中的一方或双方在患者早年丧失了其功能"。我想读者会注意到，在本书所涉及的个人成长史中，早期父母离异、被遗弃甚至父母去世的情况屡见不鲜。更常见的情况是情感剥夺，这又是一个反复出现在研究文献中的主题。1967 年澳大利亚开展的一项针对系统性红斑狼疮患者的研究报告称："与对照组相比，有更多的患者报告了童年时期的情感剥夺，它常出现在'完整'家庭中有问题的亲子关系里。"[4]

　　像补偿性过度独立一样，对愤怒的压抑也是一种解离（dissociation）的形式，一种起源于童年期的心理过程。儿童在这个过程中无意识地从意识中排除某些感觉或信息，因为如果这些感觉或信息能被有意识地体验到，就会产生无法解决的问题。鲍尔比将这种现象称为"防御性排除"（defensive exclusion）。"有可能被防御性排除的信息，是那些在过去被允许加工时会导致个体或多或少地遭受更严重痛苦的信息。"[5]

换句话说，愤怒的孩子遇到了麻烦并感觉到被拒绝。为了保持与父母的依恋关系，愤怒和拒绝必须转向内部，指向自我。由此，这导致了研究者在类风湿病患者身上发现的"强烈的能力不足感和糟糕的自我概念"。鲍尔比解释说："愤怒从一个引起愤怒的依恋对象身上转移开来，转而指向自我，这样的情况并不罕见，它也导致了不恰当的自我批评。"[6]

在自身免疫性疾病中，身体的防御转向自己。如果这种情况发生在社会中和政治中，这种行为将被谴责为叛国罪。在个体体内，身体上的叛变是免疫混乱的结果，这种混乱完美地反映了潜意识中自我和非自我界限的混乱。在这种界限混乱中，免疫细胞攻击身体，就好像身体是外来物一样，这与内心世界里自我被向内地指责和愤怒攻击如出一辙。

这种边界混淆反映了情绪－神经－免疫激素超级系统（我们称之为 PNI 系统）内相互关联的身心机制的破坏。

情绪与 PNI 网络的其他组成部分一一对应并相互补充：像免疫系统和神经系统一样，情绪会保护生物体免受外部威胁；像神经系统和激素一样，情绪会确保那些不可或缺的欲望和需要得到满足；并且，像所有这些系统一样，它们有助于维护和修复内部环境。

情绪（恐惧、愤怒、爱）与神经冲动、免疫细胞或激素活动一样，是生物体生存所必需的。在演化过程的早期，吸引或排异的原始反应对生物的生存和繁衍至关重要。情绪，以及产生情绪的细胞和组织，都作为生存器官的一部分不断演化。因此，连接身体内环境平衡和防御系统的基本分子也参与情绪反应。包括内啡肽在内的信使物质可能存在于最原始的、缺少基本的神经系统的生物中。情绪器官并不是与 PNI 系统相互作用的，而是构成该系统的重要组成部分。

我们在第 7 章中提到，细胞因子（免疫细胞产生的信使物质）可以与脑细胞上的受体结合，从而引起身体状态、情绪和行为的变化。情绪导致免疫活动发生变化是这个系统的另一半。为了说明情绪系统和免疫系统平行和互补的保护职责，我们可以将免疫细胞的作用与愤怒等情绪的作用进行比较。

为什么我们会生气？在动物界中，愤怒不是一种"消极情绪"。当某些基本需求受到威胁或受挫时，动物会感到愤怒。虽然动物缺乏对情绪现象的有意识认知，但它们确实能感受到情绪并体验到一类情绪（Emotion Ⅰ）的生理变化。它们表现出的行为被归为二类情绪（Emotion Ⅱ）。一类情绪的生物学变化的具体目的，是让生物做好战或逃反应的准备。但由于战和逃都需要消耗大量的能量，并带来受伤或死亡的风险，因此二类情绪的表现起到了至关重要的中介作用：它们通常在不让任何参与者受伤的情况下解决冲突。

一只走投无路的动物转身面对猎人，表现出强烈的愤怒。愤怒可以通过恐吓猎人或使动物拼命抵抗来挽救它的生命。或者，当来自亲属或群体之外的同一物种的陌生个体侵入领地时，动物的愤怒也会被激起。如果这两只动物因领地争议而立即开始搏斗，那么它们中的一方或双方很可能会受伤。大自然通过促使它们表现出愤怒来解决问题：露出牙齿、威胁性的身体动作、发出威胁性的声音。做出更为夸张的表现的一方通常会占据上风，同时也能避免竞争双方受到伤害。

为了适当地运用愤怒，生物体必须区分威胁和非威胁。这种区分本质上是区分自我和非自我。如果我连自己边界的起止都不知道，那就谈不上知道潜在的危险何时正在逼近。什么是熟悉的或陌生的，什么是良性的或潜在有害的——要做出这些必要的区分，需要对自我和非自我进行准确的评估。愤怒既代表对外来物和危险的识别，也代表对它的回应。

免疫系统的首要任务也是区分自我和非自我。也就是说，免疫也是从识别开始的。识别是一种感觉功能，由感觉器官在神经系统中执行。我们可以肯定地说，免疫系统也是一种感觉器官。正如我们的视觉、听觉、触觉或味觉能力受损会让我们面临危险一样，免疫系统在识别方面的任何失败都会让我们面临同样严重的危险。神经系统的另一个功能是记忆。免疫系统也必须有记忆：它需要记住外部世界里什么是好的和有营养的，什么是中性的，什么是潜在有害的。

在父母的照看下，婴幼儿开始探索环境，了解什么是可食用的，什么是不可食用的；什么让人舒服，什么导致痛苦；什么是危险的，什么是安全的。儿童获得的信息被存储在不断发育的大脑的记忆库中。免疫同样是一个学习的过程。免疫系统把记忆存储在细胞里，这些细胞可以立即回忆起以前遇到的任何威胁。正如神经系统必须终生保持学习的潜力一样，通过复制那些经过专门训练以识别任何新威胁的免疫细胞，免疫系统得以发展出新的"记忆"。

由于免疫细胞存在于血液以及身体的所有组织和空间中，我们可以把免疫系统看作一个"漂浮的大脑"，配备有检测非自我的设备。为这个"漂浮的大脑"服务的感觉装置——"眼睛、耳朵和味蕾"，是免疫细胞表面的受体，它们可以区分无害物和有害物。自我和非自我是通过所谓的"自身抗原"（self-antigens）来识别的，这种抗原位于人体正常细胞的细胞膜上，是免疫受体能够准确识别的分子——一种存在于各种类型细胞上的蛋白质。外来生物和物质缺乏这种自身标记，因此会成为免疫系统攻击的目标。对自身抗原多样性的探索才刚刚起步。《科学》（*Science*）上的一篇文章称"未来很有可能会出现更多的自身标记物"。[7]

负责"记住"外来抗原的淋巴细胞是在胸腺中成熟的 T 细胞。人类身体中存在上亿个 T 细胞。它们和同类免疫细胞"必须学会识别身体中的每一个组织、每一个细胞、每一种蛋白质。它们必须能够区分血液中的血红蛋白、胰腺分泌的胰岛素、眼睛中的玻璃体液等物质。它们必须设法击退无数的、不同种类的入侵有机物，但又不能攻击我们自身"。[8]

免疫细胞识别敌对微生物或其他有害物质的机制，以及一群免疫细胞如何被设定以消灭入侵者，这些问题超出了本书的范围。有待解开的疑惑还有很多，已知的部分涉及一系列极其复杂的生化事件之间的相互作用和影响。在本书中，我们要把握的是免疫和情绪共有的功能：第一，同时发生的对自我和非自我的觉知；第二，对有益输入物的鉴别和对威胁的识别；第三，接受那些可以改善生活的影响，同时具备限制或消除危险的能力。

当我们失去区分自我和非自我的心理能力时，这种损害势必会延伸到我们的生理机能中。压抑的愤怒会导致免疫混乱。无法有效地处理和表达感受，以及优先满足他人需求的倾向，都是慢性病患者的常见模式。这些应对方式反映了界限的模糊，反映了自我和非自我在心理层面上的混淆。在细胞、组织和身体器官层面也会出现同样的混乱。免疫系统太过混乱，以至于无法把他者和自己区分开来，失去了抵御危险的能力。

通常，对自身起反应的免疫细胞会立即被杀死或失活。如果这些细胞没有被破坏或无害化，就会攻击它们本应保护的身体组织。这个过程可能会导致过敏反应或自身免疫性疾病。或者如果健康的免疫细胞被辐射、药物或人类免疫缺陷病毒破坏，身体就没有办法抵抗感染，肿瘤会不受控制地生长。让免疫系统失去功能的慢性情绪压力可能也有类似的效果。

1965 年对患类风湿关节炎女性的健康亲属进行的一项研究，说明了自我压抑和免疫叛变之间的关系。通常，我们仅在微生物或潜在有害的外来分子入侵时才会响应并产生抗体。类风湿关节炎研究的标志性实验室成果之一在于发现了来自混乱的免疫系统针对自身的抗体。它被称为类风湿因子（rheumatoid factor，RF）。RF 出现在超过 70% 的类风湿关节炎患者身上，也可能出现在没有患病的人身上。这项特殊研究的目的在于弄清，是否即便在没有疾病的情况下，某些人格特征也与该抗体的出现有关。

这项研究中包括 36 名女性成年人或青少年，她们中没有人患风湿性疾病，其中 14 人有 RF 抗体。与没有 RF 抗体的女性相比，RF 阳性组在反映对愤怒的抑制程度以及对行为的社会可接受性的关注度的心理量表上得分显著更高。她们在"顺从、害羞、责任心、虔诚和道德主义"等特质量表上得分也更高。

这些受试者身上存在 RF 抗体这一事实表明，情绪抑制已经引发了针对自我的免疫反应，但还没有达到临床疾病的程度。我们认为，如果这些女性的生活中发生额外的压力事件，它们就可能会进一步刺激免疫叛变，激活炎症，并引发明显的疾病。研究者总结说："情绪障碍与类风湿因子叠加可能导致类风湿病。"[9] 在没有针对自身的 RF 抗体的情况下，个体也可能患上类风湿关节炎。我们可以预测，在这些情况下，个体的压力程度甚至可能会更大，另一项研究的发现正是如此。[10]

1987 年的一篇文献回顾得到如下结论："各种研究的大量证据表明，心理压力在诱发、加剧类风湿关节炎和影响其最终结果方面发挥了作用。"[11]

一位年轻的犹太妇女瑞秋的经历，可以具体说明压力对引发自身免疫性疾病的影响。她的第一次类风湿关节炎发作是为了应对一个使童年情感创伤重演的事件。

瑞秋在与她哥哥的冲突中长大，她一直认为哥哥更加受宠。瑞秋的父母离异了，她觉得父亲非常排斥她。"我一直是二等公民，"她说，"他想要的是我哥哥。我仍然记得一个场景，爸爸搂着哥哥，而我跟在他们身后走过了半个街区。我记得我总是坐在汽车后排。几年前，妈妈让我跟哥哥一起去芝加哥找爸爸，只是因为她说'你把两个孩子都带走，要么就都别带走'，没有人想要我。"

瑞秋说她小时候是一个"从不惹麻烦的好小孩"，这种应对方式一直持续到成年。两年前的犹太新年，她在母亲家为家人准备晚餐。她很着急，因为哥哥突然决定来母亲家过犹太新年，所以她必须及时离开，以免和他碰面。"他不想和我一起来，所以我们说好了，我早点儿去妈妈家帮她做饭。下午 4 点我得离开，这样他和嫂子、侄女就可以跟妈妈一起过新年了。"

"我没听错吧？"我插话，"你的意思是你会去做饭，干所有的活，然后你得离开，让其他人热热闹闹地庆祝并享用晚餐？你为什么会接受这种安排呢？"

"因为这是犹太新年，我觉得家人应该团聚在一起。"

"然后发生什么事了？"

"当我在我妈家时，我的身体开始疼痛，疼得无法想象。我被送到了医院。我有一条腿得了关节炎，彻底不能动了。我一般不会疼得大叫，但我敢肯定，那天整个急诊室都听到了我的喊叫声。第二天，我又被送去医院，因为疼痛遍及我的整个身体。我疼得动弹不得。即使坐在轮椅上，我都疼得大叫。"

风湿性疾病的产生、发作和严重程度都与压力有关。在 1967 年开展的一项研究中，50 名刚刚被诊断患有类风湿关节炎的青年接受了为期 5 年的随访。在开始阶段，研究者评估了他们发病前的心理社会压力因素。所有患者每年接受两次身体检查，每年接受一次手腕和手部（最常见的疾病活动部位）X 光检查。在研究结束时，研究者根据组织损伤程度对被试进行分类。在第一类患者中，体检时没有发现软组织肿大现象，X 光也没有显示出被称为骨侵蚀的骨质破坏的证据；在第二类患者中，软组织肿大但无骨侵蚀；在第三类患者中，手腕和手部存在骨侵蚀。研究结果发表在了《美国医学杂志》（*The American Journal of Medicine*）上。研究者发现，最终被归入第三类的患者在开始参与研究时，"与疾病发作相关的心理社会压力因素出现的频率明显高于其他两类患者"。[12]

本书中的大部分访谈都是在访谈对象的家中进行的。吉拉是一位患有类风湿关节炎的 51 岁女性，她坚持要在附近的麦当劳见面。她正是符合心理学文献中描述的"自我牺牲、顺从、忸怩、害羞、拘谨、完美主义"的类风湿病患者的典型。

　　1976 年，吉拉是在多发性肌炎（又称全身性肌肉炎）发作期间被确诊的。当她看医生时，她肩膀和臀部的大部分肌肉都已经流失了。她的呼吸肌很虚弱，呼吸变得很浅。她无法抬起手臂或腿，也无法吞咽任何干的东西。医生立即安排她住院接受了一个疗程的静脉注射皮质类固醇治疗。"医生说我是一具行走的尸体。我甚至不应该到处走动。在我的肺功能测试中，当我向仪器吹气时，指针不动，纹丝未动。而且我还有其他的代偿反应。你懂的……我没有意识到，当我走路时，我是在不断晃动中前进，而不是抬起腿走。"

　　"你觉得为什么自己之前没有注意到这些？"

　　"我想是因为我很忙，我累了。因为我有两个孩子，很小的孩子，我得到处跑。"

　　"我很好奇你为什么想在麦当劳见我。"

　　"在家里时，我总是非常在意我家的样子。它必须干净整洁。如果有人到我家发现这里或那里有灰尘，那么……"

　　"你不是在谈论整洁，而是在谈论完美。你没法完全摆脱灰尘，对吧？灰尘是生活的一部分。如果你没法接受它，就没法接受任何不完美的东西。你对所有事物的要求都是如此吗？"

　　"是啊。在我患上类风湿关节炎之前，我更是如此……我姑姑叫我女超人。我丈夫以前经常出城，他在一家锯木厂当学徒。我一个人在家带两个孩子。我还得工作、加班，因为我们刚买了房子。有时我每周要工作 7 天，每天工作 10 小时。"

　　"你是做什么的？"

　　"我以前在邮局工作。虽然很忙，但我很喜欢这份工作。"

　　"你喜欢每周工作 7 天、每天工作 10 小时吗？"

　　"上班就像度假一样。我喜欢那里的人。我和主管是朋友，没人跟我过不去。尽管周围的人都很厌恶邮局的工作，但我不明白他们为什么厌烦和抱怨。我在那里很开心。所以我认为这也是我得类风湿病的原因之一，我想我是在虐待自己。我得不到足够的休息、充足的睡眠。"

　　除了工作和家务，吉拉还觉得她需要把花园和后院维护得整洁无瑕。她的家位于两对退休夫妇的房子之间，他们把院子维护得非常完美。吉拉担心如果忽视了花园，自己的房子就会贬值。"是的，他们做得无可挑剔。他们每周都会除草。为了不落后于人，我也必须每周打理草坪。"她还希望孩子们得到她自己曾经错过的机会。周末，她开车带孩子去上钢琴课、声乐课、芭蕾课、民间舞蹈课，还带他们去参加体育比赛。

　　在没有丈夫任何帮助的情况下，吉拉独自完成了这一切。而且她在邮局上的是晚班，从下午 4:30 工作到凌晨 1:00，这么多年来每天只睡 4 个小时。"当我患上类风湿关节炎时，我的理疗师告诉我，'当你感觉疼时，你必须要停下来，你必须去休息，你的身体在告诉你需要停下来'。于是我休息了。但问题是，我没办法像以前那样完成家务了。以前，我会每隔一天吸一次尘，甚至一天两次。现在，我丈夫负责吸尘，因为我做不了了。我对他干的活不满意。所以有时我会在他做完之后再做一遍，但不让他知道。我只是做一些收尾的工作。我的房子不像以前那样干净整洁了。"

　　吉拉在菲律宾长大，我想读者现在已经猜到了她的成长环境。她是 8 个孩子中的老大，要照顾所有弟妹。她的父母总是无情地批评她。任何事出现问题时她都会挨打。

　　"我有哮喘。每次我挨打，就会犯哮喘。我妈妈就会说，'哦，这是上帝的惩罚，因为你很糟糕，因为你没有做好你的事情，因为你顶嘴'。所以我试着做好所有的事情。我不是故意搞砸的。我尽了最大的努力，但还是会在忘事时受到惩罚。有时我只是没有按照她想要的方式去做。她也是一个完美主义者。"

在刚结婚的几年里，吉拉的丈夫总是打她。后来，虐待变成了情感上的冷漠，丈夫继续病态地猜忌和控制她。

尽管一些理疗师在治疗中提出了吉拉的压力问题，但为她治疗类风湿关节炎的医生都没有询问过她的个人生活或情感生活。威廉·奥斯勒爵士的智慧已经在现代医学实践广阔的"百慕大三角"中消失了。

患病后，吉拉意识到她需要做心理咨询。她明白了这个病虽然让人讨厌，但也许是想告诫她一些东西。医疗系统对此无能为力。在她自己的要求下，吉拉被转介给了一位精神科医生。"他告诉我，我应该把丈夫当成大儿子一样对待，我不应该为此难过。我没有这么做，我不想要第三个儿子，我想要的是丈夫。"

在患有类风湿关节炎的女性中，免疫系统在她们遭受压力时会出现更多的紊乱。婚姻关系更好的女性身上则不会出现炎症和疼痛等疾病活动的恶化情况。[13] 一项研究发现，关节炎发病率的提升与人际关系压力的增加有关。[14]

这样的结果并不奇怪。我们回想一下，压力是对感知到的威胁的反应。实验研究表明，身体的许多器官和组织在受到威胁的当下或之后都会变得更容易产生炎症和受到伤害。[15] 被身体认作潜在危险的刺激会立即引起血管扩张、肿胀、出血、组织损伤的易感性增加和疼痛阈限降低。只需要使用增强威胁感知的访谈技术，就可以在受试者身上迅速引起这种变化。

几种可能的途径会使压倒性的心理压力显现为关节、结缔组织和身体器官的炎症。2世纪古罗马时期最著名的医生盖伦（Galen）的学说之一，就是身体的任何部分都可以通过神经连接来影响其他部分。身体对压力的快速反应很可能是通过神经系统的瞬时活动来实现的。源自大脑的放电可以刺激远端的神经末梢释放强大的促炎分子，这些分子能够通过促使免疫细胞过度活跃来诱发关节损伤。一些脑神经递质也是诱发疼痛的强刺激剂。在自身免疫性疾病中，我们会在发炎的关节液和循环系统中发现这些物质水平的升高。反应如此快速的机制可能是瑞秋关节炎症状发作的原因，因为她正在为自己不能参加的新年晚宴而操劳。第一次发作时症状的严重性，表明了她对哥哥压抑的情绪反应的严重性。

自身免疫性疾病的慢性特征涉及整个 PNI 系统，尤其是脑、激素和免疫之间的联系。有大量的研究证据支持由压力引起的 PNI 失衡在生理上导致自身免疫性疾病发作的假设。

压力会通过 PNI 系统引起自身免疫性疾病，对其潜在机制的详细阐述涉及太多的科学细节，本书不作赘述。简而言之，身体应对压力机制的运作，特别是关键压力激素皮质醇的生成，会因长期过度刺激而变得不平衡。肾上腺正常的皮质醇分泌能够调节免疫系统，并抑制免疫细胞产物引发的炎症反应。在类风湿关节炎中，皮质醇对压力的反应低于正常水平，免疫活动紊乱和过度的炎症反应就是由此发生的——一方面，免疫系统脱离正常控制，攻击身体并引起炎症；另一方面，必要的抗炎反应减弱和失效了。

所有自身免疫性疾病的常用药物都是肾上腺皮质类固醇——皮质醇，或者更准确地说，其合成类似物，这一点绝非巧合。皮质醇是对应激反应最为重要的激素，研究表明，这种激素在个体经历慢性压力后失调得最为严重。自身免疫性结缔组织疾病——系统性红斑狼疮、类风湿关节炎、硬皮病和强直性脊柱炎，都反映了机体正常压力控制机制的衰竭和破坏。

当一位强直性脊柱炎患者描述他在疾病发作之前甚至之后的生活时，我脑海中立刻浮现出"衰竭"这个词。

罗伯特是不列颠哥伦比亚省杰出的劳工领袖。我在他的办公室里采访了他。罗伯特 40 多岁，身材高大，和蔼可亲，说话声音洪亮，诙谐幽默。当他需要转头接电话或稍微换个角度看你时，他得转动整个躯干。他的脊椎几乎没办法动。"从我的脖子到屁股，一切都僵硬了。"他说。

罗伯特从 25 岁开始就感觉脚后跟痛，之后，他的肩部和锁骨关节持续疼了 12 年。他看了几次医生，但很快就放弃了。"他们不停地告诉我是这个病、那个病，或者不是这个也不是那个病。他们没办法减轻我的痛苦。我还能怎么办呢？"经历了 5 年的臀部和腿部疼痛之后，他终于遇到了一位风湿病专家。

"我偏爱使用左腿，有一天晚上我躺在床上，我的爱人注意到我的一条腿比另一条腿细——因为我不用右腿，所以肌肉已经萎缩了。当然，她焦急万分，非让我去看医生。"

从出现症状到确诊的 12 年间，罗伯特从未停止过工作。他的故事在许多方面都很典型。我治疗过的每一位工会官员都过度劳累。工作占据了他们生活的大部分时间，更不用说工作中固有的压力、不断的冲突和钩心斗角、漫长得不可预测的办公时间和会议，以及无尽的职责。"我们在劳工运动中提出的养老金计划实行得非常非常好，"罗伯特说，"我们有很好的养老金计划的原因是没有人能活到 65 岁来领取养老金……或者很少有人能活到！这就是养老金计划在劳工运动中运行如此顺利的原因。因为没有人会退休。"

患上风湿病之初，罗伯特每年在北美飞行大约 100 000 英里[⊖]。1976 年是最糟糕的一年，他连续 4 个半月在外奔波。"那段时间我从未见过家人。我在美国南部处理罢工事件，因为我所在的国际工会里没有别人有能力处理此事。我穿梭于阿肯色州、俄克拉何马州和佐治亚州之间，每周工作 6 天，每天工作12 ~ 14 个小时。"他会在"剩余的时间"里睡觉。

"你的个人生活怎么样？"

"我有老婆和两个孩子。劳工运动总是扼杀婚姻。我的朋友们全都离过婚。我从 1973 年就认识他们中的一些人了，其中有些人已经死了，有些人已经结

⊖　1 英里 ≈ 1.609 公里。——译者注

了两三次婚，甚至有个人结了五次！工作让我们只是尝尝婚姻的味道而已。

"你永远不在家，也没法为家庭做出贡献。现在我对此感觉很糟糕。我当时太傻了，都不会为此感到难过。我没有意识到自己曾经拥有过什么。现在和我的孩子们关系密切——他们已经长大了。我不太记得我儿子十几岁和小时候的事了。嗯，我只有照片。我甚至不知道自己有一个女儿，直到她 20 岁。

"我不会对此产生怀疑，因为其他人都这么做。这是我们工作文化的一部分。死去的婚姻和酒席很常见。我是同龄人中第一个戒酒的人。"

罗伯特说他有一种成瘾的性格。"不仅仅是工作。酒、药物、女人、赌博，能沾的我都沾过。1980 年 9 月 2 日晚 7 点 40 分是我最后一次喝啤酒，之后我滴酒不沾。我厌倦了自己在地板上醒来、舌头粘在地毯上的样子。我也尝试戒了 132 次烟。问题是，我已经开始第 133 次了。这个瘾我一直戒不掉。"

吸引罗伯特加入工会组织并让他至今致力于此的原因，是这个工作给他提供了一个改善人们生活、努力建设一个更公平公正的社会的机会。"这就是为什么我从不说'不'。总是有很多事情要做。不公正的事情从来不见减少。能够为了让这个世界变得更美好而做出贡献，我感到非常幸运。"

罗伯特现在已经有能力对过分要求说"不"了。有趣的是——也许这并非巧合，他发现，他的情感表达竟然从已发展到肋骨和椎骨完全融合的强直性脊柱炎中获益匪浅。

"在表达愤怒方面，我比其他人更在行。我对语言的使用游刃有余。我从不对任何人大喊大叫。我没必要大喊大叫，因为我可以通过控制我的呼吸，风轻云淡地说出直击对方要害的话。强直性脊柱炎的好处之一是肋骨僵硬，你的前后肋骨都被锁住了。"罗伯特解释说，当人们变得心烦意乱并失去对愤怒反应的控制时，他们会以非常浅的方式呼吸，这种方式利用肋骨之间的肌肉使胸腔膨胀，进而将空气吸入肺部。由于他的强直性脊柱炎，他没法这么做。

"为了有更洪亮的声音，并更好地控制说话方式，我必须用膈呼吸。你不用这种方式呼吸，你的呼吸很浅，使肋骨上下起伏。而我的肚子上下起伏，因为我必须用膈呼吸。膈的肌肉控制比肋骨上的要多得多。"这还提供更好的情绪控制，并确保大脑思考部分的氧气供应。

"以前，我必须努力这么做。当我的肋骨僵硬时，我别无选择。"

"这是最有趣的地方。教瑜伽呼吸的老师总是告诉我们，用膈呼吸才是健康的。而你的强直性脊柱炎迫使你这样做了。"

"它给了我清晰表达的力量。你可以知道别人生气了，因为他们会对你大喊大叫。他们会用言语表达愤怒。以我的呼吸方式，我必须用更短的句子说话，我可以省略单词并控制声音，而不是大喊大叫。控制你的呼吸可以让你控制你的脾气和愤怒——控制，我的意思是通过它达到你想要的目标。"

罗伯特的话让我们发现，大自然通过疾病给人类上了一课。我被大自然的这种不可思议的力量所震惊。不过，在更美好的世界里，人们应该在童年和健康的状态中学习这些知识。

一项研究指出了一种有趣的可能性，即类风湿关节炎的疼痛炎症也可以起到保护作用：关节疼痛与一周后压力事件的减少显著相关。"这个结果具有重要的临床意义。"研究人员总结道，"社会冲突事件和关节疼痛之间的动态相互作用描述了一个内环境平衡系统，在这个系统中，消极的社会互动是通过疾病的恶化来得到调节的。"[16]

换句话说，疾病的突然发作迫使患者避免有压力的社交互动。是身体在说"不"。

第 14 章

微妙的平衡：关系生物学

————

我有一个 7 岁的小患者，预约在不列颠哥伦比亚儿童医院接受心脏外科手术。在此之前，她已经接受过两次先天性心脏病手术了。她的父母已经对手术程序非常熟悉，他们希望医院能改变一项手术室的规定。在之前的手术中，他们的女儿被绑在担架上，身边围着戴口罩的陌生人，手臂被强按住插入静脉导管，这一切都让她非常痛苦、拼命挣扎。他们希望在这次手术中陪在女儿身边，直到麻醉剂生效、女儿入睡后再离开。虽然医院的工作人员认为，如果父母在场，孩子就会黏人且不配合，但他们还是同意了。麻醉过程很顺利，没出任何问题。

医院把父母排除在外的传统做法忽略了依恋关系在调节孩子情绪、行为和生理方面的重要作用。孩子的生理状态在父母在场和不在场的情况下会大不相同，其神经化学物质的输出、大脑情绪中枢的电活动、心率、血压以及多种应激相关激素的水平都会有很大的差异。

只有在明确的内在或外在界限之内，生命才会成为可能。比如说，我们在血糖超高的情况下和核爆炸产生的高辐射下都无法生存。无论在情感上还是生理上，自我调节的作用都可以被比作温控器，后者能确保家里的温度在极端的外部天气条件下保持不变。当环境太冷时，加热系统开启；当空气过热时，空调开始工作。在动物王国中，恒温动物能在更广阔的环境中生存的能力，向我们展现了自我调节的重要性。与冷血动物相比，恒温动物不需要冷却或者加热就能在更极端的冷热变化中生存下来。冷血动物因为没有自我调节内部环境的能力，栖息地更加受限。

儿童和幼年动物几乎没有生理上的自我调节能力，其内部生理状态（心率、激素水平、神经系统活动）完全依赖于与成年照料者的关系。爱、恐惧或愤怒等情绪能够使其在满足自我保护需求的同时维持与父母和其他照料者的基本关系。任何心理压力都会威胁儿童对与成年人之间的安全关系的认知，因为这种关系任何的破坏都会导致儿童内部心理环境的动荡。

情感和社会关系在童年之后对人的影响依然重大。"即使成年后也并不存在独立的自我调节。"纽约阿尔伯特·爱因斯坦医学院精神病学和神经科学系的迈伦·霍弗（Myron Hofer）博士在 1984 年写道，"在生命全程，社会互动持续对内部生物系统的日常调节发挥重要作用"。[1] 人际交往及环境作用深刻影响着我们面对外界挑战产生的生物学反应。一位著名学者给出了最为贴切的描述，"适应不仅发生在体内"。[2]

人类这一物种没有进化成独居动物，而是进化成了社会动物，而社会动物的生存取决于与家庭和部落强大的情感联结。社会和情感联结是我们神经和生化结构的一部分。与他人互动时，我们的身体会发生巨大的生理变化。我们能从一些日常的经历中了解到这一点。怒吼出和笑着说出"你又把吐司烤焦了"这句话，会唤起我们明显不同的身体反应。综合考虑进化史和目前的科学证据，如果脱离心理情绪网络去理解健康和疾病，光是想象一下就很荒谬。"与其他社会动物一样，人类的生理内环境平衡和基本健康状况不仅受物理环境的影响，还受社会环境的影响。这是最基本的前提。"[3]

从这种生物－心理－社会的视角来看，个体生理、心理功能以及人际和社会关系共同作用，相互影响。

⌒

乔伊丝是一位 44 岁的应用语言学教授。她注意到，强加于自我的压力是导致她哮喘症状发作的主要原因。"每当我承担了超过自己能力负荷的事情时，我都会犯病。我认为能做好，我的身体却莫名其妙地说我不能。

"我在大学里当了 10 年教员。多年来，我是那里唯一的女性。现在确实有了变化，我觉得努力得到了回报。现在有 4 个女性教员了，真的很棒，但我打心底总觉得还要承担很多工作。我必须要证明自己。我们系从来没给过女性教员终身职位。这里的氛围对女性观点或女教授不够友好。

"我内化了很多'应该'，这太难了。我的问题在于无法说'不'。对我来说，说'不'意味着极大的空虚，这让我很恐惧。我做大部分事情只是为了填补空虚。"

乔伊丝的哮喘在去年秋冬季加重了。她不得不使用比平时更高剂量的吸入剂来打开气道以及对付肺部炎症。"我意识到我的病正在让我说'不'。交换项目需要我去巴尔的摩，而我说，'不，我去不了'。在其他一些情况下，我也这样做了。我取消掉一些工作，并说，'我哮喘发作了，做不了了'。对于一些事情，我依旧躲在背后。我不愿意只是说'我不想做'。"

哮喘一词来自希腊语的词根"呼吸困难"，它指的是肺中的小呼吸道——细支气管发生了可逆性狭窄，因为包围它们的肌肉纤维开始收紧。同时，细支气管的内膜变得肿胀发炎。PNI 系统的各部分都与哮喘有关：情绪、神经、免疫细胞和激素。包括情绪在内的许多刺激会导致神经放电，进而导致呼吸道狭窄。免疫系统会导致细支气管内膜的炎症，这是哮喘的另一个特征。最后的结果就是细支气管内膜肿胀和炎性组织的堆积。

在哮喘中细支气管的受损与狭窄主要影响呼气而非吸气。哮喘患者呼气困难，感觉胸腔紧绷。肺部试图通过激活咳嗽反射来清除堵塞的呼吸道。急性发作时，费力的呼气使狭窄的细支气管发出众所周知的哮喘声，就像吹口哨一样。在较轻的病例中，症状可能只是刺激性咳嗽。哮喘对一部分人来说是慢性病，而对另一些人只是间歇性的。

根据个体的易感程度，哮喘发作可能由各种因素引起，从过敏原、运动、冷空气、阿司匹林等药物，到哭泣和大笑、病毒性呼吸道感染以及情绪唤醒。哮喘是少数几种被主流医学公认的典型心身疾病之一。

无论直接诱因是阿司匹林、冷空气还是焦虑，情绪都在个体易感性方面起着重要作用。慢性的情绪压力会使免疫系统变得敏感，进而对任意数量的刺激因素都会过度反应。

情绪还会通过激素来影响哮喘的炎症反应。糖皮质激素（抗炎类固醇激素，尤其是皮质醇）是由肾上腺根据大脑下丘脑－垂体系统发出的信号而分泌的。HPA（下丘脑－垂体－肾上腺）轴受损导致的皮质醇减少会促进炎症反应。德国特里尔大学的一项研究发现，已知患有过敏性皮炎（湿疹、过敏性皮疹）或哮喘的儿童在应对压力时会减少分泌皮质醇。"当被要求讲故事或做心算时，这些儿童的唾液中糖皮质激素浓度的增加低于健康同龄人。"[4]事实上，人造类皮质醇激素是治疗哮喘的关键。

许多针对哮喘儿童和成年人的研究表明，病情严重程度与由人际关系引发的情绪状态之间存在密切关联。[5]相关研究明确指出，哮喘儿童与父母的互动属于典型的不安全依恋模式。不仅与健康对照组相比，甚至与患有囊性纤维化（一种先天性肺病）的儿童相比，哮喘儿童的分离焦虑水平均更高。[6]换句话说，焦虑水平并不是由疾病的严重程度决定的。

一项研究使用健康对照组的对比实验对 2 ～ 13 岁哮喘儿童的呼吸模式进行了检测。每个儿童分别听自己母亲和陌生人的录音。"不管声音的语调如何，相比于听到陌生女性的声音时，哮喘患儿在听到母亲的声音时异常呼吸模式更多。之前预测母亲会让孩子感到安心，但实验结果中特定情绪对呼吸的影响刚好相反。"[7]

在德国的相关研究中，哮喘儿童与健康被试相比更可能与父母进行长期不断恶化的消极互动。与其他孩子的父母相比，哮喘儿童的父母往往对孩子更挑剔。[8] 当哮喘儿童感到挫败或受到批评时，肺部的气流会减弱，这表明呼吸道正在收缩。当他们被要求回忆能引发强烈愤怒或恐惧的事件时，也会出现气流减弱。

患者或家人对可能导致儿童哮喘的压力并没有足够的认识。费城儿童指导诊所的萨尔瓦多·米纽庆（Salvador Minuchin）博士研究了哮喘和其他儿童疾病。在他看来，高度敏感的孩子会从环境中获取潜意识线索，尤其是关于父母情绪状态的线索。他指出，患病儿童的家庭系统有四个共同特征：纠缠、过度保护（控制）、刻板和缺乏解决冲突的能力。"一个纠缠不清的家庭系统的特点是过分敏感和横加干涉。这些特点可以从以下方面观察出来：人际关系的相互依赖、对个人边界的侵犯、对自我和其他家庭成员低分化水平的认知，以及很弱的边界感。"[9]

在一次家庭聚会之后，乔伊丝的哮喘又发作了，这次病情绵延了数月。在发作前，她感觉到被哥哥抨击了，这唤起了她童年时期的恐惧和压抑的愤怒情绪。

"小时候我很恐惧他人展现出来的愤怒。我从来没有挨过打，但我的家人——我的爸爸和哥哥，都充满了愤怒。我妈妈对此也负有责任。她并没有保护我免遭愤怒的伤害。那些愤怒不一定针对我，但时刻充斥在我周围。我真的非常无助。我无法说'不'的部分原因一直是害怕惹恼别人，害怕陷入艰难的局面。即使是现在，我也很难处理类似情境。

"家里一直充斥着这种低气压的愤怒。父亲总是那个正确的人。他脸上的表情、话里的语气就像个小孩子一样缺乏理智，这不是一个成年人该有的样子。

"我受不了——我太害怕了。我从未感觉安全过。我父亲现在 82 岁了，出于年龄的原因，他的脾气不再那么暴烈了。我的哥哥是一个特别爱发怒的人，随时随地地大发雷霆，那可是毁灭级别的暴怒。

"就说今年秋天发生的那件事吧……11 月底是我儿子 6 岁的生日，这是件大事。我父母从西雅图赶过来，我哥也一起过来了。周五我们一起吃了晚饭。他那天简直太过分了——发火，挑剔，针对我。周六是我儿子的生日，当天我特别难过。周一早上醒来我就说不了话、走不了路、做不了任何事了。"

澳大利亚最近的一项研究指出了积极的社会关系在调节压力方面的重要性。研究采访了 514 名需要接受乳房活检的女性。接近一半的受试者随后被诊断出患有癌症，其他人则是良性肿瘤。研究结果"揭示了高威胁性的生活应激源和社会支持之间的显著交互作用。正在经受高威胁性应激源（客观评估）并且缺乏亲密情感社会支持的女性患乳腺癌的风险增加了 9 倍"。[10]

研究人员自己也很惊讶。他们写道："我们的研究发现，严重威胁生命的事件与缺乏社会支持之间存在交互作用，缺乏单独效应。这个结论有些出人意料。"

比起知道不会游泳的人不穿救生衣反而没有溺水风险（除非被扔进深水区），上述发现反而没有多么令人惊讶。请各位读者回忆一下第 1 章的内容：

研究表明，处在考试压力下的医学生的免疫系统活动会减弱，而他们中最孤独的人的免疫系统是最脆弱的。无论理论还是实践均表明，人类的生理机能与那些支持我们生存的情感和社会联系密不可分。

　　一项对加利福尼亚州阿拉米达县居民进行的为期 17 年的跟踪研究，探索了人们的社会联系及孤独感与罹患癌症之间的联系。在这项前瞻性研究中，一开始加入的成年人中没有一人患癌症。"女性的主要风险因素似乎是社交隔离，不仅是被孤立，还有感到孤独……鉴于情绪对激素调节的影响，社交隔离可能对这类癌症的发展产生直接促进作用。"[11] 研究人员将女性乳腺癌、卵巢癌和子宫癌归类为激素相关癌症。

　　在生理上如何受到社会和人际压力等其他外部压力的影响方面，我们每个人不能一概而论。除了与生俱来的气质，还有什么造成了这些个体差异？

　　情绪发展是一个关键因素。如果本章第一个例子中的孩子在 25 岁时再次接受手术，她就不再需要父母在麻醉时陪伴自己了。她已经具备足够的自我调节能力，就算父母不在身边，她的神经递质活动和压力激素也不会失去平衡。然而，我们不能想当然地认为，随着年龄的增长我们就会自动获得情感独立。在任何年龄，我们对潜在应激源的反应都深受情绪功能水平的影响，情绪功能水平又进一步受制于依恋需求、恐惧和焦虑。

　　根据已故美国精神病学家莫里·鲍文（Murray Bowen）博士提出的家庭系统理论，疾病不是发生在单个人身上的简单生物学事件。家庭系统观点认为，个体的生理功能时刻相互关联。这在母亲和胎儿的关系中是不言而喻的，这种生理上的相互关联不会随着胎儿出生与身体发育成熟而结束。正如我们所看到的，人际关系是贯穿一生的重要生物调节器。

　　家庭系统理论有一个基本概念是"分化"（differentiation），它的定义是"能够与他人进行情感交流，且在情绪功能中仍具有自主性"。分化差的人"缺乏与他人之间的情感界限，也缺乏一个界限来防止他的思维过程被情感过程所淹没。他会自动吸收别人的焦虑，并产生强烈的自身焦虑"⊖。[12]

分化良好的人可以开放地接受自己的情绪并做出反应，不会为了满足或抵制别人的期待而活。他既不会压抑自己的情绪，也不会冲动地发泄。迈克尔·克尔（Michael Kerr）博士是莫里·鲍文的前同事，现任华盛顿特区乔治城大学家庭研究中心主任。他区分出两种类型的分化：功能分化和基本分化。这两种类型可能表面上看起来一样，但从健康和压力的角度来看，它们截然不同。

功能分化是指一个人基于其与他人的关系发挥功能的能力。例如，只有当其他人（我的员工、配偶、孩子）能够忍受我的坏脾气、不可靠的陋习、缺乏情感投入甚至虐待，从而吸收我那些无从化解的焦虑时，我才能做好我的工作。如果他们拒绝我分配给他们的角色，我就会崩溃。反之，如果我的功能不依赖于他人是否为我提供情感保障，也就是说，如果我能在保持与他人互动的同时，对他人和自己保持情感开放，那么我就拥有基本分化。一个人的基本分化程度越低，就越容易产生情绪压力和身体疾病。

一项关于压力、适应和免疫的研究对西点军校的 1400 名学员进行了为期4 年的跟踪调查。他们接受了心理测试，并定期接受验血，以供科学家研究他们对传染性单核细胞增多症的病原体 EB 病毒的易感性。那些最容易感染病毒或患病的人有以下共同点：高抱负水平，学习勤奋，父亲成就很高。[13] 我们可以在这里看到感知到需要满足父母期待与压力之间的关系，即孩子对获得认可的持续需求与内部生物环境之间的关系。

在一项对已婚女性与离婚或分居女性进行的研究中，已婚组通过自我报告的方式评估婚姻质量和满意度。受试者的血液样本被用于研究免疫系统活动。较差的婚姻质量与较差的免疫反应呈"显著正相关"。在离婚或分居组中，与

⊖　引自《家庭评估》，该书中文版已由机械工业出版社出版。

免疫功能下降最密切相关的两个心理因素是关系破裂的时间（距离婚姻失败发生时间越近，免疫抑制越强烈）和女方对男方的依恋程度（情感依恋越深，免疫功能越差）。[14] 自我调节能力更强的女性，对失败的关系有更少的情感依赖，免疫系统也更强。越分化意味着越健康。

在任何关系中，权力较弱的伴侣都会吸收更多的共同焦虑——这就是为什么女性比男性更多因焦虑或抑郁而就诊。（权力不等同于力量，关键在于谁为谁的需求服务。）这些女性并不比丈夫更加心理失衡，尽管后者可能看起来有更高水平的功能。不平衡的是他们的关系，妻子要吸收丈夫的压力和焦虑，同时还要控制自己的那部分。

还记得南希吗（见第 10 章）？她丈夫蒂姆患有溃疡性结肠炎，性格极度具有强迫性且控制欲强，她被这些压力深深困扰。蒂姆的病情多年来一直得到较好控制。南希事实上吸收了他的大部分焦虑，但代价是牺牲她自己。南希正在接受抑郁症和焦虑症的治疗，她说她被逼上了绝路。"那感觉就像我又生了一个孩子。"她说，"他很难伺候。我现在明白我要负责照顾 4 个孩子。我既当妈又当爹。很长一段时间以来，我一直压抑着情感需求，自己却浑然不知。现在想想真的挺可怕的，我甚至一点都没意识到这些，直到我经历了一次小型崩溃。"如果南希放弃她在这段关系中大包大揽的养育角色，蒂姆也许又会结肠炎发作——除非他学会为自己承担更多的情感责任。

伴侣中为了关系而必须压抑更多自我需求的一方也更可能罹患身体疾病——因此，自身免疫性疾病和非吸烟相关癌症在女性中的发病率更高。"心身联结和人际联结的存在意味着一个人的焦虑有可能在另一个人身上以躯体症状的形式表现出来。"克尔博士写道，"与情绪功能障碍的情况一样，最容易出现症状的一方是为了维持关系和谐而极力适应的那个人。"[15]

大自然的最终目标是促进个体从绝对依赖到独立成长——或者更准确地说，促进生活在集体中的成年个体间的相互依赖。在我们的基因程序设定的范围内，发展是一个从完全的外部调节转向自我调节的过程。有较强自我调节能力的人拥有很强的与其他集体成员进行成功互动的能力，并且能更好地把孩子培养成具有自我调节能力的成年人。任何干扰这一自然进程的事物都会威胁生物长期生存的机会。几乎从生命之初，我们就能看到安全和自主这两个互补需求之间的紧张状态。发展需要一个循序渐进的、与年龄相适应的转变，从安全需求转向自主驱动，从依恋转向个性化。没有哪一方会完全消失，也没有哪一方注定会以牺牲对方为代价来占据主导地位。

随着成年期自我调节能力的提高，对自主性（拥有做真正选择的自由）的需求也越来越高。任何破坏自主性的事物都会被视为应激源。当缺乏对社会或自然环境做出有效反应的能力时，或者当实验动物或人类感到无助并缺乏有意义的选择时——换句话说，当自主性受到破坏时，压力就会被放大。

然而，行使自主权并不意味着破坏生存所依赖的社会关系，无论是亲密关系还是与其他重要的人（雇主、同事、社会权威人士）的关系。自我调节的情绪能力在婴儿期和童年期发展得越少，一个人在成年期就会越依赖关系来维持自我平衡。依赖性越强，一旦关系丧失或变得不安全，造成的威胁就越大。因此，主观压力和生理压力的易感性与情感依赖程度成正比。

为了尽量减少来自危险关系的压力，一个人可能会放弃部分自主权。然而，这种方式并不健康，因为失去自主性本身就会引发压力。即便从表面上看必须为了关系的"安全"而这么做，即便在这样做获得"安全感"时，我们主观上感觉轻松了，放弃自主权还是会提升压力水平。如果为了让别人满意而长期压抑自己的情感需求，个体很可能会以生病的方式付出代价。

保护自己免受危险关系压力的另一种方法是关闭情感。为了确保安全，那些容易受伤的人会远离他人并拒绝亲密。这种应对方式可以避免焦虑和压力的主观体验，但无法阻止其生理影响。人们在心理和生理上都需要情感亲密。那些排斥亲密关系的人缺乏自我调节能力，他们的情感被冻结了。他们因需求无法得到满足而产生巨大的压力。

　　社会支持有助于缓解生理压力。健康与社会环境之间的密切联系已得到充分证实。那项在阿拉米达县进行的研究显示，那些社会孤立的人更容易患多种疾病。在针对老年人的 3 项独立研究中，5 年内的死亡率与社会融合水平直接相关：一个人与社会联系越紧密，死亡风险就越低。"社会联结和支持，"研究人员总结道，"……能够有效预测发病率和死亡率，且独立于其他风险因素。"[16]

　　因此，对于成年人来说，生物压力调节取决于两方面的微妙平衡：一方面是社会和人际关系安全，另一方面是真正的自主性。任何对这种平衡的扰乱都会引发压力，无论个体是否有意识地觉察到。

第 15 章

丧失的生物学机制：疾病易感性的来源

———

　　瑞秋是一位身材瘦小的女性，身高仅 5 英尺，她的类风湿关节炎在犹太新年前夕首次发作。她坐在客厅的沙发上，与身边的巨大泰迪熊相比显得矮小异常。她脸上那种饥饿的神情，使人联想到她曾是一个营养不良、情感匮乏的早产儿。

　　"我出生的时候，肺里灌满羊水，差点窒息。我出生后的最初 4 周在早产儿的保育箱中度过。在 1961 年，人们还不知道保育箱中的婴儿也需要被触摸。所以我生命的第一个月里只有针头、打针。母亲没来看过我，她得照顾我哥哥。如果我父亲能来……我不知道。"

　　如果瑞秋在之后的生活中被很好地抚养，那么最初那些情感和触觉剥夺造成的不良后果本可以被克服，但事态并未如此发展。她几乎从一开始就没能实现既定的人生目标。她母亲曾寄希望于用怀孕保住婚姻，但在瑞秋出生前，她就被丈夫抛弃了。母亲独自一人，还要照顾蹒跚学步的哥哥和一个新生儿，当时的精神状态可想而知。

在这种情况下，证明自己存在的意义成为瑞秋的第二天性——这不是任何人的第一天性。她的基本预设是自己会被抛弃。"我相信任何人一旦了解我，就肯定会离我而去。"她说。上个假期她被很多人邀请去家里玩，她感到非常震惊。她完全无法理解，怎么会有人没有任何企图，只是想要跟她在一起。

自从被诊断出患有类风湿关节炎，瑞秋就开始接受治疗。结果，她比以前更了解自己在很多时刻的感受了。愤怒是她一直以来最难识别的情绪。当感到被忽视或贬低时，她会很愤怒，例如，最近她母亲批评她选择做心理治疗："她不明白为什么我会用福利支票去做心理治疗，而不是去看由医疗计划资助的精神科医生。我终于在心理治疗室找到了一个可以交流的人，可我母亲只会考虑开支。"然而，瑞秋无法面对母亲镇定地说出她要自己做决定，而只是反复辩解并恳求母亲的理解。这场充满敌意的交流导致了瑞秋持续一周的厌食症，这是她将愤怒转向自身的一种模式。

当瑞秋需要自己做主时，她强忍愤怒，试图去辩解，去用安抚或保证来说服对方，从而获得"理解"。这些努力是敏感脆弱的孩子的自发反应，他们努力让父母适应自己的需要。她是那么害怕被拒绝和抛弃，这种焦虑和恐惧迫使她压抑自己的情绪。

瑞秋的宠物兔子对主人的情绪状态非常敏感。当瑞秋生气时，兔子干脆不让她抱。"如果我意识到自己很生气，我会让它独自待着。但如果我没意识到自己在生气，它就会拒绝我的触碰——它通过这种方式提示我去审视内心，我确实在生气。"尽管可能有些人觉得这很奇怪，但道理其实很简单。人类和他们的宠物通过类似的大脑结构进行交流，这一结构的发育早于人类具有语言和理性功能的额叶皮质。动物和人类通过各自的边缘系统（大脑的情感部分）进行互动。与人类不同，动物对来自边缘系统的信息非常敏感——无论是自己的还是主人的。瑞秋无意识的愤怒让兔子感觉到了威胁。

　　为什么一个人需要通过兔子才能知道自己正在难过呢？答案很简单：童年时的条件作用。婴儿不会天生就压抑自己的情绪表达。事实恰恰相反，人类天生就有对抗压迫和表达不满的能力，任何曾试图强迫婴儿吞下不喜欢的食物或诱使学步儿在不想吃东西的时候张嘴的人，都可以证明这一点。那么，为什么我们会开始吃掉那些自己不喜欢的食物，容忍那些我们父母不喜欢的感受呢？这不是出于自然的反应，而是源于生存的需要。

　　只有一部分童年经历可以被有意识地提取出来。例如，瑞秋回忆起她的父亲搂着哥哥走在前面，她远远地跟在后面，当时的她感受到了排斥和强烈的屈辱感。她很在意自己的出生史，虽然没办法直接回忆起来。就算没有这些信息，也有很多证据能够让我们了解她的早年经历：她对亲密关系的绝望；尽管近 40 年徒劳无功，她仍不断请求母亲的理解；以及需要依赖兔子才能觉察愤怒。这些行为呈现了一套极其精准的记忆系统，它在发展早期就刻在她的大脑中。这套记忆系统支配了她毕生的行为反应，并最终为自身免疫性疾病的发作奠定了基础。

　　潜在疾病的生物学表现在生命早期就出现了。大脑的压力反应机制是由婴儿期的经历决定的，控制我们对自己、他人和世界的态度和行为的内隐的、无意识的记忆也是如此。癌症、多发性硬化、类风湿关节炎和我们所检视的其他疾病，并不是在成年生活中突然出现的新情况——冰冻三尺，非一日之寒。塑造这些过程的人类互动和生物学印刻发生在人生的各个时期，也许我们很难有意识地回忆起来。

　　在我为撰写本书进行的大约 100 次详细访谈中，情感上得不到满足的亲子互动是一个贯穿始终的主题。这些患者的疾病各不相同，但他们的故事有着相同的线索——早期丧失或在情感上极度不满足的早期关系。医学和心理学文献中有相当多的研究也可以证实，患有严重疾病的成年人在童年早期经历过情感剥夺。

　　意大利的一项研究显示，与健康对照组相比，患有生殖器癌症的女性与父母的亲密度较低，情感流露也较少。[1]

　　欧洲的一项大型研究将 357 名癌症患者与 330 名健康者进行了对比。与对照组相比，患有癌症的女性不大可能以积极的情绪回忆童年的家。多达 40% 的癌症患者在 17 岁之前经历过父亲或母亲的死亡——这一比例是对照组的 2.5 倍。[2]

　　前文引用了对约翰斯·霍普金斯大学医学生 30 年的跟踪研究。那些在初次访谈中透露儿童期与父母亲密度低于正常水平的毕业生患病风险尤其高。到中年时，他们更可能自杀，患精神疾病、高血压、冠心病或癌症。在一项类似的研究中，研究者调查了哈佛大学本科生对于父母照料的看法，并在 35 年后评估这些受试者的健康状况。到中年时，那些对父母照料持高度积极评价的学生中只有四分之一患病。相比之下，那些对父母情绪照料持消极评价的学生中有近 90% 的人患病。研究人员得出结论："简单直接的对被爱感觉的评分与健康状况显著相关。"[3]

　　触觉接触是新生儿对世界的最早体验，也是我们最早接受爱的途径。哺乳动物的母亲总是为后代提供触觉刺激，例如，老鼠舔幼鼠，灵长类动物抚摸幼崽。阿什利·蒙塔古（Ashley Montague）在他的著作《触摸：皮肤对人类的重要性》（*Touching: The Human Significance of the Skin*）中写道："新生儿和幼儿接受多种形式的触摸对于他们身体和行为的健康发展至关重要。对人类而言，触觉刺激似乎对健康的情绪或情感关系的发展具有重要意义，'舔舐'在实际意义和比喻层面上都与爱密切关联；简而言之，爱不是教出来的，而是通过被爱学到的。"

　　动物实验发现，身体接触引起生长激素的分泌，促进体重增加和身体发育。这些发现也适用于人类。一项对早产儿的研究把保育箱内的婴儿分为两组。营养供给等条件都是相同的，只有一个变量除外：一组婴儿在两周内每天接受三次长达 15 分钟的触觉刺激。与对照组相比，"为这些婴儿提供触觉刺激导致他们的体重增长显著加快，头围增加，行为指标得到改善"。[4] 抚触的缺乏损害了瑞秋的身体发育，同时给了她人生最初的暗示：她是个不受欢迎、不被爱的女孩。后来的经历又强化了这一早期印象。

与外部世界的互动设定了我们的生理和心理发展。情感联结与身体接触同样重要。这两者很相似，当我们谈到情感上的触动时，我们就会认识到这一点。我们的感觉器官和大脑提供了一个框架，通过这个框架，人际关系塑造了我们从婴儿期到成年期的进化过程。社会情感互动对人类大脑的发育有着决定性的影响。从出生的那一刻起，它们就控制着 PNI 系统的基调、活动和发育。我们处理心理和生理压力的特有模式在我们早年就已经形成。

哈佛大学的神经科学家研究了在齐奥塞斯库执政期间建立的罗马尼亚儿童保育机构中长大的备受忽视的孤儿的皮质醇水平。在这些机构中，照料者和儿童的比例为 1∶20。除了最基本的照顾，孩子们很少被人抱起或触摸。与被遗弃的小孩或灵长类动物幼崽相同，这些孤儿也表现出典型的自我拥抱动作和消沉状态。在唾液测试中，他们的皮质醇水平异常，表明下丘脑－垂体－肾上腺轴已经受损。[5] 我们已经知道，在自身免疫性疾病、癌症和其他疾病中均已发现 HPA 轴受损。

我们很容易凭直觉理解，为什么童年期的虐待、创伤或被极端忽视会导致消极后果。但为什么很多人没有受到虐待或创伤，却患上了压力相关疾病？这些人之所以遭受痛苦，不是因为在他们身上发生了一些消极事件，而是因为缺乏了某些积极事件。哥伦比亚大学发展心理生物学系主任迈伦·霍弗博士在 1996 年《心身医学》（*Psychosomatic Medicine*）杂志的特辑中写道："悖论仍然存在，某物或某人的缺失怎么会造成这样的紊乱呢？……一定有关于丧失的生物学机制，我们必须发现它。"[6]

如果我们回想一下关于压力的讨论，那么缺失某物或某人会造成生理紊乱的原因就会变得更加清晰。所有的应激源都反映着环境中某些基本特征的缺失——可能发生或真实存在的缺失，这些特征被生物体感知为生存之必需。在"什么是压力"（What is Stress）一文中，莱文（Levine）和于尔森（Ursin）写道："压力刺激……说明一些对生物体十分重要并被极度渴望的东西正在消失或即将消失。"[7]

对于任何年幼的暖血动物来说，离开父母就意味着无法生存。人类幼儿对成年人的依赖时间比其他物种的后代要长得多，其原因远远不止于迫切的身体需求。父母作为照料者不仅仅提供食物、住所、生活技能信息以及使幼儿免受掠食者侵害的保护。罗马尼亚孤儿的悲惨例子表明，父母也是孩子不成熟的生理和情感系统的生物调节器。父母的爱不仅仅是一种温暖和愉快的情感体验，也是健康的生理和心理发育所必需的生物学条件。父母的爱和关注可以推动大脑回路、PNI 系统和 HPA 轴达到理想的发育结果。

与各自的成年体相比，人类新生儿大脑发育得不如其他幼年哺乳动物成熟。相比之下，一匹马刚出生就能奔跑，而这项活动所需的神经回路、视觉空间技能和肌肉协调能力是我们人类在出生一两年之内都缺乏的。人类刚出生时神经系统发育不全的直接原因是解剖学方面的：我们头部的尺寸过大。在分娩时，婴儿的头部就是直径最大的身体部位，也最有可能卡在产道中。在人类头部逐渐长大以适应大脑日益复杂的智力和控制能力的同时，人类骨盆却为了方便更平衡的双腿运动而变窄了。要是骨盆跟马的一样，人就无法用两条腿走路了。因此，头部尺寸的增加与骨盆变窄共同进化；如果我们的大脑在妊娠末期变得更大，那么就没有人能出生了。

大脑四分之三的生长和近 90% 的发育发生在出生后，主要在生命的头三年。在哺乳动物中，只有人类的大脑在出生后以与在子宫内相同的速度生长，在最初几个月及随后的时间里，神经连接（突触）以惊人的速度进行复杂发育。有时我们每秒会形成数百万个新的突触。

任何发育过程的演变都不仅取决于遗传潜力，还取决于环境条件。再优秀耐寒的小麦品种也不能在贫瘠干旱的土壤中生长。数十年的神经科学研究已经证实，培养与父母的情感互动是人类大脑发育必不可少的条件。情绪互动通过释放体内的化学物质等复杂过程来刺激或抑制神经细胞和回路的生长。举一个稍简单点的例子，当婴儿产生"快乐"体验时，内啡肽（一种"奖赏化学物质"，大脑产生的阿片样物质）会释放。内啡肽促进神经细胞的生长和连接。相反，动物研究显示，长期高水平的压力激素（如皮质醇）会导致重要的大脑中枢萎缩。

　　大脑的神经回路和神经化学作用通过对环境的不断反应得到发展。如果把出生时视力完好的婴儿关在一个黑暗的房间里 5 年，他绝对会失明。因为视觉回路的发育需要光线的刺激。"达尔文式"竞争决定了神经元及其突触的生存原则：用进废退。那些缺少适宜环境刺激的神经元及突触会萎缩、死亡，或者无法良好发育。

　　人类发展的基本目标是造就一个能够自立且自我调节的人，可以在社会环境中与他人和谐相处。与父母的关系对于儿童自我调节的神经系统的健康发展至关重要。在这种关系中，父母能看到和理解孩子的感受，并能对孩子的情绪暗示做出共情得当的反应。情绪是一种生理唤醒的状态，要么是积极的——"这个我想要更多"，要么是消极的——"这个我不想要"。婴儿和幼童没有能力调节自己的情绪状态，如果不通过与父母的互动来调节，他们就会面临在生理上衰竭甚至死亡的风险。因此，与父母亲近有助于保持婴儿的生理调节。

　　自我调节的实现需要在解剖学意义上独立的脑区间的协调活动，以及较晚进化的位于下层脑区之上的上层脑区良好的主导。大脑中最原始的部分、对生命最关键的部分是脑干，这是"爬行动物脑"的原始生存冲动出现的地方，也是控制饥饿、口渴、心血管活动、呼吸以及体温等基本自主神经功能的地方。人类大脑最晚进化的部分是位于大脑最外层的新皮质。皮质是指包裹大脑白质的薄薄的灰质，主要由神经细胞（神经元）的细胞体组成，负责处理人类大脑最高度进化的活动。前额皮质不是根据原始驱动力，而是根据习得的信息来调节我们对外界的反应，这些信息包括什么是友好、中立或敌对的，以及什么对社交有益或无益。前额皮质的功能包括冲动控制、社交－情绪智力和动机。皮质的大部分调节工作不涉及动作的启动，而是涉及抑制大脑中枢下部产生的冲动。

大脑皮质的调节过程和脑干的基本生存功能之间的中介是边缘系统的情绪结构，边缘系统包括位于皮质和脑干之间的结构，也包含皮质的某些部分。边缘系统对于生存至关重要。没有它，皮质的调节和思考能力将犹如情感上的矮子、智力上的巨人，理智将与社会实际脱节。

情绪为我们解读外部世界。情绪具有信号功能，能在我们受外界刺激影响时让我们了解自己的内部状态。情绪通过对以往经验记忆的筛选对当前刺激做出反应，根据我们对过去的认识预测未来。

皮质和中脑中负责体验和调节情绪的大脑结构，通过回应父母输入的信息而发育，就像视觉通路通过对光的反应而发育一样。边缘系统通过"读取"和整合父母的情绪信息而逐渐成熟。记忆中枢，无论是有意识的还是无意识的记忆，都依赖于与父母的互动来强化记忆，以及在未来进一步理解世界。负责分泌重要神经递质如5－羟色胺、去甲肾上腺素和多巴胺的通路在儿童与其照料者的关系情境下被激发并变得协调，这些神经递质对情绪的稳定与唤起、动机、注意力都至关重要。与母猴分离仅几天后，幼猴大脑中这些不同的神经化学物质就被测量出严重失衡。

孩子对世界的感知在亲子互动中得以建立：这是一个充满爱和接纳的世界，还是一个必须拼尽全力才能勉强获得满足的充满忽视和冷漠的世界，或者更糟糕，一个必须永远保持焦虑和高度警惕的充满敌意的世界。未来的关系将以我们在与早期照料者的关系中建立的神经回路为模板。我们曾经被理解，就会以同样的方式理解自我；我们曾在最深的无意识层面上感受到被爱，就会以同样的方式爱自己；我们小时候曾在内心深处感受到足够多的关怀，就会努力关怀自己。

婴儿期和童年期依恋关系的受损可能会对大脑的应激反应区域和免疫系统造成长期影响。大量的动物实验已证实，早期被扰乱的依恋关系和成年后不平衡的应激反应能力之间存在很强的联系。这项研究的关键在于，婴儿期依恋的受损会导致成年期过度的生理应激反应。相反，滋养的婴儿期依恋互动让人可以更好地调节成年期的生物应激反应。

要满足依恋需求，人类需要的不仅仅是身体上的贴近和触摸。同样重要的还有滋养的情感联结，尤其是同调（attunement）的质量。同调是父母与孩子的情绪需求协调同步的过程，这个过程很微妙。它是内心深处的本能反应，但当父母在情感、经济或任何其他方面受到压力或干扰时，又很容易被破坏。如果父母在自己的童年期从未接受过同调，那么也可能对自己的孩子缺乏同调。许多亲子关系中存在着强烈的依恋和爱，却缺乏同调。处于非同调关系中的孩子可能会感觉到被爱，但在更深的层面上，他们无法体会到自己真实的样子是被欣赏的。他们学会只向父母展示"可被接受"的一面，压抑那些被父母拒绝的情绪反应，甚至因为拥有这样的反应而厌弃自我。

无论出于何种原因，如果照料者压力过大，而无法给予婴儿必要的同调接触，那么这些婴儿长大后就会长期倾向于独自感受自己的情感，他们会有一种感觉（无论对错）——没有人能分享他们的感受，没有人能"理解"他们。我们在这里说的不是缺乏父母的爱，也不是父母和孩子身体上的分离，而是孩子在情感层面上感觉没有被看到、不被理解、没有共情和不被接纳。这种身体亲近但情感分离的现象被称为貌合神离（proximate separation）。当父母和孩子之间缺乏同调接触，或由于父母在压力下无心互动而导致同调接触被打断时，都会发生貌合神离。

如果父母在非常愉快的对视互动中首先将目光从孩子身上移开，同调破裂就发生了。另一个同调破裂的例子是，父母希望与孩子互动，因而非要刺激正在休息的孩子，而此时孩子需要的是从高强度的互动中缓一缓。

"灵长类动物实验表明，即使母亲能被看见，但如果在心理上不可接近，幼崽还是会经历严重的分离反应。"加州大学洛杉矶分校心理学家、理论家和研究员艾伦·肖尔（Allan Shore）写道，"我认为，貌合神离是早期人格发展中一种普遍且影响深远的现象。"[8]

在貌合神离的状态里，父母身体在场，情感却缺席。这种亲子互动越来越成为高压社会的常态。儿童在貌合神离时体验到的生理压力水平接近于与父母身体分离时的压力水平。貌合神离会在无意识的生理层面而非有意识的思维感觉层面上对幼儿产生影响。当成年人回顾童年经历时，虽然不会再回忆起这种状态，但它已经作为丧失的生理学机制根植于心了。

貌合神离的体验会成为一个人心理模式的重要部分：在童年时被这种方式"训练"的人，可能会在成年后选择那些不断重现貌合神离的关系。例如，他们可能会选择无法理解、接纳或欣赏他们真实自我的伴侣。因此，由貌合神离引发的生理压力也将在成年生活中继续反复出现，而且通常是在无意识的情况下。

第 16 章

代际之舞：创伤、压抑与疾病的代际传递

———

  从前几章讨论的内容来看，似乎父母应该为子女未来罹患的疾病负责。这一结论有违我的初衷，也脱离了科学依据。育儿风格并不能反映出父母心中爱的多少，还有更多其他因素在起作用。父母对子女无限的爱有一个非常现实的原因：对子女的无私养育根植于哺乳动物大脑的依恋机制中。

  如果父母表达爱意受限，那只是因为父母自己遭受过很深的伤害。在温哥华市中心东区与吸毒者一起工作时，我治疗了许多物质成瘾患者。尽管犯罪、持续吸毒、艾滋病、备受困扰的边缘化生活让他们变得麻木冷酷，但他们内心仍有最深的伤痛，与他们曾经遗弃的或被带走的孩子有关。他们自己在童年期也无一例外地遭受过虐待或遗弃。

  父母无法在养育中向孩子传达无条件的接纳，是因为孩子实际上接受到的爱并不是父母所期望传递出的爱，而是通过父母的人格折射出来的爱。如果父母感受到压力、未解决的焦虑或因未满足的情感需求而烦躁不安，那么无论父

母的本意如何，孩子都可能会认为自己被抛弃了。

无论好坏，我们的许多养育态度和反应都与我们的童年经历有关。从动物观察和对人类心理的复杂研究中可以明显看出，养育模式反映了父母自己的早期生活情况。

恒河猴是一种备受心理学家青睐的灵长类动物，因为它们的体型相对较小且易于照料。在一群猴子中，大约 20% 是"高反应者"，它们比其他猴子更可能在与母亲分离时表现出抑郁行为，同时伴随 HPA 轴更强烈和持久的激活、交感神经系统过度兴奋以及免疫活动强烈抑制。用形容人类的话来说，我们可以称高反应者为神经过敏。与这部分人类相同，这群猴子往往处于社会等级的最底层。它们的后代在行为、反应和社会地位方面与它们相似。

研究表明，"可以通过改变环境来改变那些天生高反应者的命运"。积极的变化可以传递给下一代："当被和更会照料子女的母猴一起饲养时，这些猴子没有表现出往常的行为障碍。相反，他们表现出早熟的行为发育迹象，并在成年后升到了猴群等级的顶端。幼年雌猴们也继承了更会照料幼崽的模式。"[1]

严格来说，这些观察结果与习得的行为无关。在大多数情况下，养育方式上的亲子相似性并不能反映动物或人类的认知学习。养育风格的代际传递在很大程度上是生理发育的问题——大脑的边缘回路在童年期如何被设定，以及 PNI 系统内的连接如何被建立。如前一章所述，孩子的情绪脑发育受父母的情绪脑影响。孩子无法通过模仿来学习父母的养育方式，或者只能学习一部分。对孩子未来养育方式产生最大影响的，是他的情绪和依恋模式在与父母的关系之下如何发展。儿童应激反应机制的发展也是如此。

一个生动的动物实验足以说明这一原理。安定和劳拉西泮这类镇静剂属于苯二氮䓬类药物。像所有影响精神功能的药物一样，它们之所以起作用，是因为特定脑区有接收大脑产生的类似天然镇静物质的受体。杏仁核是大脑颞叶中的杏仁状结构，是恐惧和焦虑反应的主要调节器之一。它含有天然苯二氮䓬受体，一旦被激活就可以平复我们的恐惧反应。与在幼年接受较少养育的成年大鼠相比，那些在幼年常被母亲舔舐和理毛的成年大鼠的杏仁核含有更多的苯二氮䓬受体。婴儿期的母亲照料影响了成年期大脑中的焦虑调控生理机制。这些差异无法用遗传因素来解释。[2]

尽管人类的心理发展远比动物复杂，但育儿行为和压力的代际传递都是普遍存在的。这与儿童应激反应的发展相似。一组加拿大研究人员认为："婴儿期的母亲照料通过改变调节恐惧的神经系统的发育来'设定'后代对压力的行为反应。"[3] 简而言之，焦虑的母亲可能会养育出焦虑的后代，并代代相传。

研究人员开发了评估亲子联结质量的量表。他们在三代人中测量了两代间的联结得分：成年母亲与她们的母亲之间的，以及这些成年母亲与她们的女儿之间的。母女联结的测量结果在两代之间是一致的。[4]

患有创伤后应激障碍（PTSD）的纳粹大屠杀幸存者的孩子在成年后出现了 HPA 轴和皮质醇分泌紊乱。父母的 PTSD 越严重，子女的皮质醇机制紊乱就越严重。[5]

玛丽·安斯沃思（Mary Ainsworth）是约翰·鲍尔比的前同事，后来任弗吉尼亚大学的发展心理学教授，她设计了一种评估亲子依恋模式和质量的方法。在孩子出生后的第一年里，研究人员在家中观察母婴互动，并记录了他们的感受。一年后，每对母婴都被带到实验室参与一个被称作"陌生情境"（Strange Situation）的简短实验。"整个过程约 20 分钟，婴儿在不同时间里与母亲、母亲和一个陌生人、一个陌生人相处至多 3 分钟，并且独处 3 分钟。研究者当时的想法是（现在仍然是），在一个陌生的情境中将一岁婴儿与其依恋对象分开，应该会激活婴儿的依恋系统。这样就能够研究婴儿面对分离和重聚时的反应。最有用的评估主要来自这一实验范式的重聚阶段。"[6]

事实证明，婴儿对回到自己身边的母亲的反应是由出生后第一年的母婴互动方式设定的。那些在家中受到母亲同调关注的婴儿在分离时表现出了对母亲的想念。他们通过发起身体接触来迎接母亲。他们很容易安抚，能马上恢复自由玩耍。这种模式被称为安全型依恋。还有一些不安全型依恋的模式，分别为回避型、矛盾型和混乱型。回避型的婴儿在与母亲分离时没有表现出痛苦，在团聚时又回避或忽视母亲。这种行为并不代表真正的自立，而是我们提到的假性独立，例如一些类风湿病患者认为，必须只依靠自己，因为试图从父母那里寻求帮助是没用的。其实，当母亲回来时，测量出的心率变化反映了这些回避型婴儿的生理紧张。不安全型依恋的婴儿在家中得不到同调的养育。他们收到的是母性情感缺失的暗示，或者是接触与疏远交替的混合信息。

婴儿在一岁时表现出的对关系的反应能够预示其未来的个性和行为。陌生情境实验已在许多国家被重复了数百次。一岁时的观察结果能够准确预测青春期的行为，包括情绪成熟度、同伴关系和学业表现等。在所有这些测量中，安全依恋婴儿的得分始终比不安全依恋婴儿的得分高。

正如丹尼尔·西格尔（Daniel Siegel）在他的《心智成长之谜》（*The Developing Mind*）一书中阐明的，在养育的代际传递中最重要的发现是，婴儿在陌生情境中的表现在出生前就能准确预测。

加州大学伯克利分校的玛丽·梅恩（Mary Main）教授曾是安斯沃思博士的学生，她设计了一种准确的方法来评估成年人在童年期的亲子依恋关系模式。她的方法主要关注的不是一个人回答的内容，而是他描述的方式。比起有意识地想要传达的内容，说话的模式和"碰巧"使用的关键词更能有意义地描述童年。言语的字面含义仅反映说话者有意识的观点，痛苦的记忆往往被排除在外。叙述的模式（流畅或犹豫，事无巨细或词汇贫乏，前后一致或自相矛盾，有无弗洛伊德式的口误，有无跑题及明显的不合逻辑）透露的才是真实的故事。

玛丽·梅恩设计的测试叫作成年人依恋访谈（AAI）。正如婴儿在陌生情境实验中的反应一样，成年人的叙述也可以根据他们在早期与父母互动中体验到的安全程度来分类。

事实证明："AAI 是婴儿对父母依恋方式的最有力预测指标。"换句话说，一个成年人在依恋访谈过程中无意识透露的个人童年信息能预测他自己与孩子的依恋模式。因此，在婴儿出生前与其父母进行的 AAI 能够准确地预测婴儿一岁时在陌生情境实验中的行为表现。而且在 20 年后的追踪研究中，他们当初在实验中的表现能准确地预测他们在成年人依恋访谈中的叙述模式。

也就是说，成年人在 AAI 中关于自己童年的叙述往往预示着他日后养育孩子的模式，以及他的孩子在一岁时将如何应对陌生情境。反过来，孩子在陌生情境实验中的表现也预示其在 20 年后如何讲述童年！

简而言之，养育子女就像一场世代相传的舞蹈。任何影响一代人但未被完全解决的问题，都会传向下一代。记者兼作家兰斯·莫罗（Lance Morrow）在他的著作《心》（*Heart*）中简明地描绘了压力的代际传承，因近乎致命的心脏病而与死亡擦肩而过的他对此有着痛苦却出色的描述："一代代人就像盒子套盒子。在我母亲的暴虐中你会找到另一个盒子，里面装着我外祖父的暴虐，在那个盒子里（我怀疑但并不了解），你还会发现一个装着黑暗神秘力量的盒子——故事中的故事，随着时间的推移而逐渐模糊。"

如果理解了家族史是如何追溯到前几代人的，那么责怪就变成了毫无意义的概念。"认识到这一点就会很快消除父母皆祸害的想法。"英国心理学家约翰·鲍尔比写道，他的工作为婴儿期和童年期依恋的决定性重要意义提供了科学依据。那我们应该责怪谁呢？

如果了解压力的代际传承，我们就可以更好地理解为什么本书中的这么多故事都提到了家族中的几代人患有同一疾病，或同一代人中的几个人患有明显不同且毫不相关的疾病。下面随便举一些例子。

● 娜塔莉：多发性硬化。她的大哥是个酒鬼，死于喉癌。她的妹妹患有精神分裂症。她的叔叔、姑妈、外祖父都酗酒。她的丈夫比尔死于肠癌。她的儿子患有多动症，并且有毒瘾。

- 韦罗妮克：多发性硬化。她认为自己是一次乱伦强奸的产儿。在她的收养家庭中，外祖父是个酒鬼，外祖母在 60 多岁时患上了阿尔茨海默病。她的父亲患有早发性高血压，还有其他的健康问题。

- 苏·罗德里格斯：肌萎缩侧索硬化。她的父亲死于酒精性肝病；她的一个姨妈死于脑动脉瘤，另一个死于住宅失火。

- 安娜：乳腺癌。她的母亲和外祖母都死于乳腺癌——但都不是因为基因遗传。安娜从父亲那里遗传了乳腺癌基因。她有两个姐妹：一个和酒鬼生活在一起，另一个是精神病患者。

- 加布里埃尔：硬皮病，且有类风湿关节炎症状。她的父母都酗酒。她的哥哥因肠癌接受了结肠切除手术，她的姐姐最近被诊断患乳腺癌。

- 杰奎琳·杜普雷：多发性硬化。大约在她母亲出生的时候，她的外祖母因其他孩子去世而精神受到刺激。她的母亲死于癌症，她的父亲患上了帕金森病。

- 罗纳德·里根：结肠癌、阿尔茨海默病。他的父亲和哥哥都酗酒。他的第二任妻子患上了乳腺癌。他的女儿死于转移性恶性黑色素瘤。

读者可能还记得第 1 章中一位风湿病学家对我关于玛丽的文章的愤怒来信。我认为，玛丽童年受虐待和被遗弃的经历使她形成了压抑的应对模式，而她的硬皮病在一定程度上也是这段经历的结果。这位专家说硬皮病是一种遗传性疾病，我的结论"没有可信度"。她写道："这个专栏误导了普通大众，错误地将硬皮病发病的责任归咎于患者及其家庭。"我们现在能够认识到，"责任"（风湿病学家的意思是"责备"）并不是问题所在。核心问题是压力和焦虑在几代人之间的无意识传递。

我的另一位患者凯特琳也死于硬皮病。她的病程比玛丽快得多，在确诊后不到一年就去世了。我在凯特琳生命的最后几个月里才开始真正了解她。虽然我为她接生过孩子，一直是他们家的医生，但她在被诊断出硬皮病之前都是找一位女医生看病的。

与玛丽一样，凯特琳也是一个善良而安静的人，只知道关心他人却不关心自己。每当被问到感觉怎么样时，她总是温暖谦逊地微笑回答，尽量保护对方不受她身体和情感上的痛苦影响。她会很快将话题转移到对方感兴趣的事情上，远离她自己的困扰。

我不会忘记我与凯特琳在病床边的最后一次谈话。当时她的肺和心脏功能几近衰竭了，她离死亡只剩不到 24 小时。我问她感觉如何，她立刻把注意力转向我，关心我的近况如何。我有些失望地说，就在那天早上，我为当地一家报纸撰写的每周医学专栏被编辑取消了。"哦，"她低声说，脸上充满了同情的悲伤，"这对你来说一定很糟糕。你那么喜欢写作。"在 42 岁病入膏肓处于死亡边缘，要离 4 个孩子和丈夫而去之际，她对自己的糟糕感受只字不提。

她的丈夫兰迪在最近的一次访谈中告诉我："无论她是否生病，她一直保持着开朗和热情的天性。"根据兰迪的说法，凯特琳"压抑了很多情绪"，尤其是在她难过的时候。有两件事她很少谈及：她的绝症和她的童年。"如果她提到童年，那一定是讲她曾经拥有的那点美好时光。"

从兰迪的角度来看，种种迹象表明，他妻子童年的美好时光少得可怜。她的父亲是一位成功的商人，一个严厉而专横的监督者，他的话就是准则。他对两个孩子中的老大凯特琳总是极为苛刻。"在我看来，她觉得父母怀上她是个大麻烦。她来得太早，他们其实并不想要她。"

　　这一下子触动了我。凯特琳一直是坚定的反堕胎倡导者，但不是那种充满敌意或怨恨的反对者。她知道我支持女性自己决定继续还是终止妊娠的权利。由于我们之间的关系是相互尊重的，她曾写信劝我不要将患者转诊到堕胎诊所。她在信中说："如果当我还是胎儿时堕胎是合法的，我早就被堕掉了。"兰迪说，她深深地觉得没有人需要她。

　　在凯特琳生病后期发生了一件事情，兰迪在讲述时眼泪夺眶而出。"我们坐在厨房里，面对着她该吃的各种药片。突然，她痛苦地放声大哭。她说，'哦，我有个妈妈就好了'。而她的母亲就住在几个街区之外。她们在情感上并不亲密，她母亲不会过来安慰她、帮助她或拥抱她。当时我们的家政阿姨正好在旁边清理冰箱。这个情境让她很触动，她走过来拥抱了凯特琳。这真的挺丢脸的——一个几乎不认识她的人都比她的母亲更能同情她。

　　"但我也不想责怪她的父母。你可以观察一下他们的家族史，她妈妈的父亲在她妈妈很小的时候就抛弃了家庭。没有了爸爸，妈妈（凯特琳的外祖母）只能独自撑起这个家。"

　　随后对凯特琳弟弟的访谈证实了兰迪对她童年的看法。"家里几乎没有情感支持和爱。"她弟弟说，"父亲对我们很刻薄，母亲很怕他。我们的母亲是个非常好的人，很伟大，但她永远不会处理这些问题。我父亲非常专横。我们那时候可能才五六岁，他就要求我们每周六去地下室打扫卫生。打扫完才能上来。打扫的时候我们还必须把父亲的军靴擦得锃亮。"

　　凯特琳的弟弟说，她是"一个非常温柔的人"，但对父亲来说，"她非常愚蠢"。"她上大学的事把父亲气炸了。他完全不尊重她做的任何事情。她加入了母乳协会（一个推动母乳喂养的组织）。我父亲对此嗤之以鼻。'她要母乳喂养这些孩子多久——直到他们十几岁？'"

　　即使在成年后，她的弟弟还是无法忍受那么多年来被控制的感受，最终与父亲决裂，再无联系。"凯特琳对我离开家非常担心。她不明白我为什么这么做。我努力跟她解释这是我最想做的事情，我会变成一个更好的人。但她无法理解。"

凯特琳的弟弟也哭着讲了一件事，跟之前兰迪描述的情境一样。"凯特琳在去世的前一天与我的妻子谈心——太痛苦了，那些场景。我的妻子坐在她身边握着她的手，凯特琳说：'我希望能有一个像你这样的母亲，但是我没有。'我很尊重我们的母亲，但她不是一个好母亲。她不够爱我们。"

她弟弟透露的家族史的细节，再次证明了病痛的代际传承。凯特琳和弟弟得知外祖父抛弃家庭的真相后非常震惊。当时参加外祖母葬礼的一位叔叔说出了真相，外祖父并没有早早去世，这都是家人编的故事。他其实抛弃了妻子，后来又跟她离婚了。

家人一直告诉凯特琳和弟弟，外祖父是突然去世的。"当我们问我妈妈当时发生了什么事时，她总是回答，'在我 7 岁时，他突发心脏病去世了'。我们的外祖母也是这么回答的。我们非常难过，因为我们很爱外祖母，很为她着想。得知真相对我们以及我们与她的关系来说都意义重大。但我们家一直就是这样，在家里不能谈论那些困难的问题，得把它们藏起来。"

不论是否出于好心，这样的谎言都不能保护孩子免受痛苦。当我们知道自己被骗时，内心总是难以释怀，即使这种感觉永远无法到达意识层面。被骗意味着与对方关系的切断，它会让人产生一种被排斥和拒绝的焦虑感。在凯特琳身上，这只会强化父亲的严厉和母亲的情感忽视所造成的不被人需要的感觉。

在患硬皮病之前不到一年，凯特琳遭受了家人的强烈排斥，这与她被排除在家族生意之外有关。"我姐姐从不是那种精于算计的人，"她的弟弟说，"当时也没看出来有什么反常情况。"感觉到被排斥的凯特琳极其伤心。她从未向任何人提起过这件事，除了在临终时跟弟弟说了一些。她一直坚持认为弟弟应该回到家里。"她觉得把事情处理好是自己的义务和责任。凯特琳唯一要做的事就是让一切变得更好。"

凯特琳在家庭系统中被分配了一个特定的角色，一个由家族历史代代相传遗留给她的角色。她的母亲从小就缺少同调的养育——我们推测这个家庭的问题并非从外祖父抛妻弃子那一刻才开始。我们同样可以肯定，凯特琳父亲严厉的养育方式源于他自己混乱的童年。父母许多未被满足的情感需求结合在一起，导致凯特琳不顾一切地让自己变得惹人喜爱，并时刻准备好扮演一个善良、温柔、从不抱怨、从不生气也从不坚持自我的照料者的角色。这就是孩子对感知到的父母需求的适应性反应，会在不断的重复下稳定成性格特征。

凯特琳成功地扮演了她被分配的角色，但牺牲了自己的健康，代价是毕生的压力。她的角色、她的生命，在她遭受严重排斥并失去应对的韧性后的一年内，因一种快速致命的自身免疫疾病而消逝了。

压力研究的创始人汉斯·塞利提出了"适应性能量"（adaptation energy）的概念。"就好像我们浑身上下都隐藏着储备的适应能力，或者说是适应性能量……只有当我们所有的适应能力都耗尽时，不可逆转的衰竭和死亡才会随之而来。"[7]当然，衰老是适应性能量储备逐渐耗尽的正常过程。但生理上的压力也会使我们变老——比如所谓的"一夜白头"。在凯特琳的一生中，她的大部分适应性能量都从照料自我转向了照顾他人。她的功能是由她童年期的家庭动力决定的。等到疾病来临时，她已经精疲力竭。

⁓

适应性是理解压力、健康和疾病的核心概念。适应性是对外部压力做出非刻板反应，富有灵活性和创造性，不过度焦虑也不被情绪淹没的能力。那些没有适应能力的人在没遇到烦心事时看起来一切都好，但当他们面临丧失或困难时，就会有不同程度的挫败和无助反应。他们会责备自己或他人。一个人的适应能力在很大程度上取决于家族中前几代人的分化和适应水平，也取决于外部应激源可能对家庭产生的影响。例如，数以百万计的人在大萧条时期过得非常艰难。一些家族中数代人的经历激活了某些成员的适应和应对能力，其他面临同等经济匮乏的家庭则在心理上遭受了毁灭性打击。

"一般来说，适应性强的个体和家庭较少患身体疾病，就算患病，也往往是轻到中度的。"迈克尔·克尔博士写道。

> 由于身体疾病发展中的一个重要变量是个体的适应程度，并且适应程度由多代人的情感过程决定，因此身体疾病与情绪疾病一样，是一种超越个体"患者"边界的关系过程的症状。换句话说，身体疾病是一种家庭情感系统（包括现在和过去的几代人）疾病。[8]

那些成为父母的照料者的孩子将承受终生的压抑。分配给孩子的这些角色与父母自己未满足的童年需求有关，而且会继续在代际传递。麦吉尔大学的研究人员指出："孩子不需要敲打就妥协了。"[9] 父母与孩子之间不恰当的共生关系是许多病变的根源。

儿童对家庭系统习惯性的适应性反应形成了性格特征，随着时间的推移，又演变成了"人格"。我们已经提到人格不会导致疾病——但压力会。当我们提到一种易患病的人格时，我们只是在说某些性格特征（特别是对愤怒的压抑）会增加个人生活中的压力。现在我们知道，诸如"类风湿病人格"或"癌症人格"等概念之所以具有误导性，还有另一个原因：它们假设人是一个孤立的存在，没有认识到他处于数代人的家庭系统中，并被系统塑造。正如克尔博士所建议的那样，考虑癌症的位置比考虑癌症人格更有意义。"癌症人格的概念肯定有一定的道理，但它是以人类功能的个体理论为基础的。癌症位置的概念则基于人类功能的系统理论。在家庭系统中，每个人的功能都受其他成员功能的

影响和调节。" 10

　　个体是多代家庭系统的一员，家庭和个体也是文化和社会这一更大整体的一部分。就像蜂巢中的蜜蜂一样，人类的功能无法脱离更大的社会环境。因此，不能仅仅考虑那些貌似能决定家庭成员健康的家庭系统，而不考虑塑造家庭生活的社会、经济和文化力量。

　　癌症和各种自身免疫性疾病大体是文明病。虽然按照资本主义模式构建的工业社会为其成员解决了许多问题，如住房、食品供应和卫生设施，但它也给那些不需要为生存的基础而奋斗的人带来了许多新的压力。我们已经理所当然地将这些压力视为人类生活必然的结果，仿佛人类生活以一种抽象的形式存在，与生活在其中的人是分离的。通过观察那些最近才开始体验城市文明的人们，我们可以更清楚地认识到，"进步"的好处在生理平衡方面造成了隐性成本，更不用说情感和精神上的满足了。汉斯·塞利写道："显然，在祖鲁人中，城市化的压力提高了高血压的发病率，使人们易患心脏病。在迁居科威特城的贝都因人和其他阿拉伯游牧民族中发现了溃疡性结肠炎，这可能是城市化的一种后果。" 11

　　在全球化的加速驱动下，时代趋势对主流社会经济体系下的家庭的主要影响，是破坏了家庭结构，并撕裂了过去为人类提供意义和归属感的联结。在人类的进化史中，当前儿童与抚养者相处的时间比以往任何时候都少。以前的联系以大家庭、村庄、社区和邻里为基础，而它们如今已被托儿所和学校等机构取代了。在这些机构中，孩子们更习惯于与同龄人相处，而不是与信赖的父母或父母替代者相处。即使被当作社会结构基本单位的核心家庭也处于难以负荷的压力之下。现在许多家庭的父母双方都得工作才能保障基本生存，而在几十年前靠一个人的薪水就够了。汉斯·塞利对此很有先见之明："婴儿与母亲的分离以及其他类型的位置改变使稳定的人际交往变得遥不可及。这些都是常见的感觉剥夺，可能成为主要致病因素。"

在《相约星期二》（*Tuesdays with Morrie*）中，米奇·阿尔博姆（Mitch Albom）写道，他以前的教授莫里·施瓦茨患有多发性硬化，并"决心要证明'濒临死亡'并不意味着'毫无用处'"。我下意识的反应是：为什么需要去证明这一点？无论是无助的婴儿、无助的病人还是垂死的成年人，没有人是"毫无用处"的。关键不是要证明垂死的人也是有用的，而是要拒绝人必须得有用才能被重视的霸王条款。莫里从小就明白他的"价值"取决于能否满足他人的需要。这条信念被很多人在生命早期铭刻于心，被我们社会的主流价值观严重强化。人们常常会觉得，他们只有做出实际的贡献才会受到重视，一旦失去价值，他们就会被抛弃。

医学实践中的身心分离也是我们文化中的主导意识形态。我们通常不会将社会经济结构和实践视为患病的决定因素。它们之间没有必然的关联。然而，科学数据是毋庸置疑的：社会经济因素对健康有着深远的影响。例如，虽然媒体和医学界在药物研究的启发下孜孜不倦地宣传高胆固醇继高血压和吸烟之后，成为导致心脏病的最大风险，但有证据表明，工作压力比一切致病因素合起来都危险。此外，一般来说，压力（特别是工作压力）是高血压和胆固醇水平升高的重要因素。

经济因素影响健康的最明显原因是，高收入人群更有能力负担更健康的饮食、起居和工作条件以及减缓压力的爱好。约克大学卫生政策与管理学院副教授丹尼斯·拉斐尔（Dennis Raphael）最近发表了一项在加拿大等地进行的关于心脏病的社会影响因素的研究。他的结论是："决定个体健康还是患病的最重要的生活条件之一是他们的收入。此外，北美社会的整体健康状况可能更多地取决于社会成员间的收入分配，而不是社会的整体财富……许多研究发现，社会经济环境（而非医疗和生活方式方面的风险因素）是导致心血管疾病的主要原因，且早年的生活条件尤为重要。"[12]

掌控感是社会和工作地位作为健康因素的一个不太明显但同样重要的方

面。由于压力会随着控制感的减弱而升高，因此对工作和生活更有掌控感的人活得更健康。这一原理在对英国政府的研究中得到了证实。该研究表明，尽管收入相当，但下级公务员比上级患心脏病的风险更大。[13]

认识到行为和疾病的代际传承模式，也认识到塑造家庭和人类生活的社会影响，我们就可以摒弃无益和不科学的责备态度。抛开责备使我们可以自然地走向要承担的责任，这是我们在最后几章中谈论治疗时要考虑的问题。

第 17 章

信念的生物学机制：改变信念，治愈疾病

———

斯坦福大学前分子生物学家布鲁斯·利普顿（Bruce Lipton）的科学见解对理解疾病、健康和康复有着深远的影响。不论是在公开演讲还是个人采访中，他总喜欢先向听众抛出一个问题："单个细胞的大脑是什么？"观众的回答通常是："应该是细胞核。"

当然，细胞核并不是细胞的大脑。大脑是我们的决策器官，是我们与环境的交互界面。在单个细胞的生命中，履行类似于大脑活动功能的是细胞膜，而不是细胞核。

在人类胚胎发育过程中，神经系统和皮肤都起源于同一组织，即外胚层。单个细胞的细胞膜的作用就相当于皮肤和神经系统。细胞膜像皮肤一样包裹并保护细胞的内环境。同时，细胞膜表面有数以百万计的分子受体，充当细胞的感觉器官：它们就像大脑一样，能"看"，能"听"，能"感觉"，对来自外部环境的信息进行解释。它们还能促进细胞与环境进行物质和信息的交换。细胞

的"决策"也发生于细胞膜，而非遗传物质所在的细胞核。

一旦了解了这一基本的生物学事实，我们就能够超越流行的假设，即基因能够完全决定人类行为和健康。人们有这种错误理解是情有可原的。2000年，一些科学家和政治家对研究人员即将破译人类基因组（人体的基因蓝图）这一消息表达了近乎虔诚的敬畏。"今天，我们正在学习上帝创造生命时使用的语言。"时任美国总统比尔·克林顿在白宫举行的庆祝竞相完成基因组研究的两组科研团队"休战"的仪式上说。美国医学遗传学家、《美国人类遗传学杂志》（*The American Journal of Human Genetics*）编辑斯蒂芬·沃伦（Stephen Warren）博士充满热情地表示："我相信这将给医学带来革命性的变化，因为我们将不仅了解是什么导致了疾病，还会了解如何预防疾病。"

基因组工程的实际结果必然会令人失望。所发现的科学信息本身固然重要，但我们难以预期该工程会在不久的将来带来广泛的健康益处。

第一，许多技术问题有待解决。我们目前关于人类基因构成的知识储备就好比将《简明牛津英语词典》作为威廉·莎士比亚戏剧或查尔斯·狄更斯小说的"原型"。要复制他们的作品，现在剩下的"全部"工作就是找到介词、语法规则和语音特征，然后指出两位作者是如何构思他们的故事情节、对话和卓越文笔的。"基因组是一个生物程序，"一位富有思想的科学记者写道，"但进化没有提供哪怕一个标点来显示基因的起止处，更别提关于每个基因功能的任何有用注释了。"

第二，与目前影响医学思维和公众意识的唯基因主义相反，基因是不可能被单独用于解释人类复杂的心理特征、行为、健康或疾病的。基因只是编码。它们作为一套规则和蛋白质合成的生物模板，赋予每个特定细胞其独有的结构和功能。它们就像有生命力的建筑和机械设计。这个设计能否实现不仅取决于基因本身。基因存在于生物体中并发挥作用。细胞的活动不单单取决于细胞核中的基因，还取决于生物体的整体需求，以及生物体与赖以生存的环境的相互作用。基因起作用与否是由环境决定的。因此，养育环境对人类发展、健康和行为的影响是最大的。

早期照料对塑造遗传天赋和潜力的呈现方式起到了最主要作用，那些养植物或动物的人对此肯定不会质疑。由于一些与科学无关的原因，当涉及人类的发展时，许多人却难以理解相同的概念了。这种思想的麻痹深具讽刺意味，因为在所有动物中，人类的长期功能发展受早期环境的影响最深。

在大多数疾病和健康问题中，基因起决定性作用这一说法是缺乏证据的。有鉴于此，为什么还要大肆宣扬基因组工程？为什么唯基因主义如此广泛存在呢？

我们是社会人，而科学和所有学科一样，有其意识形态和政治维度。正如汉斯·塞利指出的那样，科学家未经证实的假设往往会对未来的发现产生限制。满足于疾病（无论是精神上的还是生理上的）的主要起因是遗传这一观点可以让我们回避关于社会本质的困扰。如果"科学"能让我们忽略导致贫穷、人造毒素或忙乱紧张的社会文化等导致疾病的因素，那么我们便可以依赖简单的答案：药理学和生物学。这种方法有助于证明和维护主流社会价值观和结构。它也是有利可图的。参与基因组工程的私人公司 Celera 的股价在 1999 年至 2000 年间上涨了 1400%。

人类有机体的环境指的是，塑造我们毕生发展并影响我们与外界互动的物理和心理情感环境。单个细胞的环境指的是细胞当前的周围环境，细胞从中接收信使物质，这些物质产生于附近的细胞、被遥控的神经末梢以及向循环系统分泌化学物质的远端器官，附着在细胞表面的受体上。然后，在细胞膜中，根据细胞当时的接受程度，产生进入细胞核的效应物质，指示基因合成特定蛋白质以执行特定功能。布鲁斯·利普顿解释说，这些被称为感知蛋白（perception protein）的受体 - 效应蛋白复合物充当"开关"，将细胞的功能与其环境整合起来：

　　　　虽然感知蛋白是通过分子遗传机制生成的，但感知过程的激活由环境信号"控制"或开启……最近对干细胞[⊖]的研究强调了环境的控制性影响力。干细胞不控制自己的命运。干细胞的分化取决于细胞所处的环境。例如，我们可以创建 3 种不同的组织培养环境。如果干细胞被放在一号培养基中，它可能分化成骨细胞。将同一个干细胞放入二号培养基，它将分化成神经细胞；如果放入三号培养基，它将成熟为一个肝细胞。细胞的命运是由它与环境的相互作用"控制"的，而不受自身的基因程序控制。[1]

　　利普顿博士关于生物活动的精辟解释的关键是，细胞就像整个人类有机体一样，可以在任何时候开启防御模式或生长模式，但不能同时处于两种模式。我们对环境的感知被存储在细胞记忆中。当早期环境影响变成一种长期压力时，发育中的神经系统和 PNI 系统的其他器官会反复接收到由于外界不安全甚至充满敌意而产生的电、激素和化学信号。这些感知在分子水平上被编码储存在我们的细胞中。早期的经验会影响身体对外界的态度，并决定一个人在与外界的关系中对自我的无意识信念。利普顿博士称这一过程为"信念的生物学机制"（the biology of belief）。幸运的是，虽然信念的生物学机制在生理上根深蒂固，但人的经验和无限延伸的潜力可以使其逆转。

　　我们已经看到，压力是应激源和处理系统相互作用的结果。这个处理系统就是人类的神经系统，在大脑情绪中枢的影响下运作。在生命早期，信念的生物学机制在处理系统中习得，对我们毕生的应激反应有着至关重要的影响。我们能识别应激源吗？我们是否夸大或低估了对健康的潜在威胁？我们觉得自己孤独吗？还是觉得很无助？会觉得永远不需要帮助、不值得帮助吗？我们觉得自己被爱着吗？还是必须努力才能获得爱？会觉得自己被爱无望吗？这些都是

　　⊖　干细胞是多潜能的胚胎细胞，尚未分化成特定的组织类型。

根植于细胞层面的无意识信念。这些信念"控制"着我们的行为，不管我们在意识层面怎么想。它们让我们处于封闭的防御模式，或者让我们面向成长和健康。现在，让我们来仔细看看这些根植于心的信念。

1. 我应该强大

艾丽斯是个艺术家，热爱阅读，也相当聪明。大约 10 年前，42 岁的她被诊断为系统性红斑狼疮。艾丽斯在欧洲长大，20 岁出头随家人移居美国。她的父亲专横且难以捉摸，关于她的母亲，她说："她离开我父亲就无法生存。"

艾丽斯说："我曾经思考这个理论——当你的大脑无法说'不'的时候，身体会说'不'。我以前听过，也认同这个理论。但是轮到我自己时，我不太愿意这么想。"

"为什么不呢？"我问她。

"这意味着你不够强大……你不是无所不能的。"这些话让我想起一位卵巢癌患者，她不喜欢我提出的这个理论，因为她说，这让她看起来像个"废物"。

"如果一个人确实不够'强大'怎么办？"我说，"如果我试着举起一个 1 万磅重的东西，而有人说，'你不够强壮所以举不起来'，我肯定会同意的。"

"在这种情况下，我肯定会说，'你脑子坏了吗？'。"

"这才是重点。有时候并不是我们力量不够，而是我们对自己的要求很不现实。不够强壮又有什么错呢？"

许多慢性病患者的核心信念是必须足够强大。这是一种防御。如果孩子觉得父母无法在情感上支持他，就容易产生"我能自己处理好一切"的信念，否则，他可能会感到被拒绝。不让自己感到被拒绝的方法是永远不寻求帮助，永远不承认自己的"弱点"，相信自己足够强大，能够独自承受所有的风雨。

艾丽斯很快承认，当朋友们打电话向她求助时，她不会评判他们，也不会指责他们软弱。他们很乐意依赖她，总能从她那里获得共情和支持。显然，她对人对己有着双重标准——对自己的期待和要求更高，而这与力量无关。这与她在小时候体验到的力量缺失感有关。正因为没有力量，有些孩子才不得不变得异常坚强。

2. 生气是不对的

49 岁的静子是两个孩子的母亲。她在 21 岁时被诊断为类风湿关节炎，那时她刚到加拿大留学。她的生母在她 4 岁时去世，之后她的父亲娶了她的小姨。她说："我的继母喜欢做生意胜过孩子。"父亲满足了静子所有的物质需求和欲望，但是经常不在家。

静子 5 年前与感情疏远的丈夫离婚。"我的婚姻很糟糕。当我和丈夫生活在一起、抚养孩子时，我总是非常疲惫。（疲劳是风湿病的常见症状。）下午 3 点之前，我都会在沙发上躺一下，我丈夫总是抱怨，'你什么都不干，什么都不干'。他说我把他当一张免费餐票。"

"你生过气吗？"

"是的，我一直对他很生气。"

"你表达过愤怒吗？"

"没有……我的继母就这样把我养大，我想我不应该生气。"

3. 生气的人没人爱

艾伦患有食管癌，他的婚姻一直不幸福。读者可能还记得，他认为他的妻子"不够浪漫、体贴，无法满足我的任何需求"。

"你会如何表达自己的不满？你会因这些问题生气吗？你能感觉到自己在

生气吗？"

"这很难说，因为现在我总是生气。关于这个问题我们现在谈论得更多了。"

"在你被诊断患上癌症之前，你是怎样对待内心的愤怒的？"

"我不知道。我明白你的意思，但我确实不知道。"

"你是怎么学会压抑愤怒的？"

"这是一个好问题——我认为自己分析得还不够透彻。我想它源于对被人喜欢的渴望。如果你生气了，别人就不喜欢你了。"

4. 我要对所有人负责

55 岁的社工莱斯利也将自己的溃疡性结肠炎归因于婚姻关系中的压力。"这个问题起源于我的第一次婚姻。当时我的压力很大，而那是病情最严重的时候。病情已经很长一段时间没有恶化了。现在我有时会出血，但非常少。

"我和第一任妻子的关系总是时好时坏。我想她对婚姻并不投入。伴侣关系不是这样的。我必须为她着想。我真的快疯了，因为总是由我来考虑我们可以一起做什么。她从不告诉我她想做的事。我必须想出一部我俩都喜欢的电影，我俩可以一起看，共度开心的时光。"

"扮演这个角色难道不会让你生气吗？"

"当然会。"

"你会怎么处理这种愤怒呢？"

"只能忍着——毫无疑问。我无法反抗，否则她会说，'你看，这是一段糟糕的婚姻'。她认为发生冲突就代表这是一段糟糕的婚姻。

"我必须非常非常小心。当我开始和现任妻子伊娃约会时，我们会吵架，而我总是会微笑。我告诉她，我很享受这种状态：我们可以真正地争吵，有不同的想法，她也不会因此离开。我确实非常害怕身边人离开我，害怕被抛弃。"

　　莱斯利在距离第一次发病几个月后才去看病。"我还没有做好遇到问题后的心理准备。这与我的完美主义有很大关系，我希望自己完美无缺，没有任何问题。"

　　莱斯利 9 岁时，他的父亲死于心脏病发作，两年后，他目睹了哥哥因脑动脉瘤而猝死。"在那之后，我每晚都做一个强迫性的仪式，一个确保无人死亡的惯例——说：'不要死，不要死……'这是我控制人们不要离去的方式。

　　"有一天，我和我的精神科医生聊天。我说，'我放弃了那个仪式，我也不知道它去哪儿了'。突然，我灵光一闪，'我知道它去哪儿了。我成了一名社工，正在努力拯救世界！'。

　　"我想要拯救世界却失败了，这给我带来了很大的压力，两三年前，我因压力过大而开始休假。我终于意识到自己无法拯救世界了。我甚至和精神科医生共同想出一句咒语，'我应该成为一个向导，而不是神'。这对我很有用。"

　　"所以你认为外界的所有罪恶和混乱都是你的错？"

　　"我一直相信，无论这是不是我的错，我都会成为解决这个问题的人。"

　　"这是怎么体现在你的工作中的？"

　　"嗯，如果我的父母，我指的是救济对象，过得不好，我会觉得是自己学识不够。我需要学得更多，掌握更好的技能。我需要找到正确的解决方案，更加努力地工作，读更多的书，并参加研讨会。"

　　我们不必深究他弗洛伊德式口误的意义，把"救济对象"说成了"父母"。他不是在父亲和哥哥去世后才成为母亲的主要伴侣和安慰者的，其实他从出生起就一直扮演着这个角色。

　　"我妈妈确实希望我快乐。她总是担心我是否幸福。这也是我一直在努力做的事情，自童年起我就努力让自己快乐。我不知道什么是抑郁症，我甚至不知道什么是悲伤的感觉。

　　"妈妈曾说我是一个脾气好的孩子，我哥哥就不是。我还是小婴儿的时候脾气就很好，她可以半夜把我弄醒，跟我玩一会儿，再把我放回去，然后我就会继续睡过去。"

"她究竟为什么要那样做？"

"我猜她很孤独，或者需要一些关注。"

"所以你就得满足她……从你还是个小婴儿时就开始了。"

"我父母的婚姻很糟糕。在父亲去世之前，他们经常吵得很凶。让母亲感到快乐是我的责任。"

5. 凡事都由我掌握

唐是一名 55 岁的公务员，因肠癌切除了部分结肠。在工作中强迫自己过于认真是他长期的压力之一。"工作量的问题让我很愤怒，"他说，"我不知道愤怒这个词是否恰当，我就是感觉很挫败。那时候我连手头的工作都做不了了。"

"那你是怎么应对的呢？"

"我一下子紧张起来，通过出去散散步来让自己平静下来，然后重新投入到工作中，把它做完。"

"为什么不去找分配工作的人，指出这个工作量太大了，谁都做不完？"

"我从来没有这样做过。我能处理好任何事情，这就是原因。我的决心就是成为行业内处理文件最多、处理得最好的人。"

"为什么？"

"有几个原因。第一，竞争本能。第二，我薪水很高，因此我应该做得最好。我一直采取的方法是，你把工作交给我，我就做。如果你交给我更多的工作，我就多做，如果你少给我工作，我就少做。"

"那如果他们裁员，相同的工作量需要由更少的人来完成呢？"

"那我会做得更多。事实上，我经常把抱怨工作量太大的同事的工作接过来做。我总会为自己本应做得更好而内疚。我总觉得应该做得更多一些。我能用更少的时间做更多的工作，我为此感到自豪。"

"这和你的童年有什么关系吗？"

"有一部分是因为我母亲。如果我把一张有三个'优'和三个'良'的成绩单带回家，她准会问为什么不是六个'优'。我做的所有事都不够好。她总是自动预设我会成为某方面的专业人士。我最开始的工作是一名建筑工人，这让我母亲非常失望。"

6. 没人要，没人爱

吉尔达·拉德纳毕生都认为没人需要自己。吉尔达去世后，她的丈夫基恩·怀尔德发现了一些日记，从中我们可以看出她心灵深处的绝望。其中有一个标题是"右手问题，左手回答"，问题是她用右手写的，答案是用左手写的。这个手法和标题特别有意义：控制左手的是我们的右脑，即做出整体感知和情感反应的大脑半球。一个用右手写的问题是："癌症是你体内的母亲吗？"左手的答案是："她不希望我存在。"（她是用斜体字写下这句话的。）

7. 我必须努力证明自己存在的意义

乔伊丝是我在前文中提到过的那位患有哮喘的大学教授。她说自己在不忙的时候就会产生可怕的空虚感。我请她具体谈谈。

"空虚带来这样一种恐惧感：如果我不回应别人的需求做点什么，就不会真正存在。小时候，我不属于任何关系。我父亲和母亲、父亲和我哥哥的关系都很紧张，但我置身事外。我比哥哥小八岁，是一个完美的小女孩。所有这些状况一直在延续。那种感觉就是，除非你做点什么，否则你就不存在。"

8. 身患重病才值得被照顾

安吉拉两年前被诊断出患有子宫癌，当时她 45 岁。在此之前，她挣扎在酗酒、厌食症、贪食症、抑郁症和纤维肌痛的深渊中。为了减肥，她做了肠道搭桥吻合术。她在一年内减掉了 150 磅，但很快又胖回来了，因为她的压力水平和饮食习惯都没有改变。我在希望之家采访了安吉拉。希望之家是温哥华一家为恶性肿瘤和其他慢性病患者提供咨询和支持的中心。

"我觉得癌症对我来说是一份礼物，因为它让我离开了加拿大税务局。我当了 12 年审计员，我讨厌这份工作。从孩提时代起，当出现对抗和冲突时，我就没法不从自己身上找原因。人们在接受审计时会很烦躁，他们把对政府和税收的不满都投射到我身上。而我也接受了。"

"为什么是癌症让你摆脱了这份讨厌、负面的工作？"

"我大部分时间都很抑郁，觉得自己别无选择。我从 17 岁起就一直在工作。我知道其他类型的工作是不会接受我这个病秧子的。我病得很厉害。在政府里，人就像一个个齿轮，还有 100 多人做着和你相同的事情，所以如果你的工作没完成，上级会把它分给其他人。这就是我留下的原因，出于恐惧。"

"癌症是怎么把你拯救出来的？"

"确诊癌症之后，我开始来到希望之家找顾问交流。顾问鼓励我仔细观察自己的感受和生活。我发现自己一直在努力适应一些并非真心想做的事情。"

"你知道我正在做的项目的名字吗？"

"嗯，身体会替你说不。实际上，我严重出血都两年了，他们一直在给我做检查。做了两次活检——第二次发现了癌细胞。"

"当医生对我说'癌症'这个词时，我的直觉瞬间想到的就是加拿大税务局。这太明显了，过去 12 年来我一直知道，但我却选择了视而不见。"

"这就是我要问的。为什么癌症能让你做出改变的决定？"

"因为癌症是一种很真实的东西。我一直在想，情绪障碍不算什么，贪食症也不够格。每个人看待心理问题都会觉得，嗯，这不算什么问题。身边很多人都有自己的判断。"

"但这与大脑有关，大脑是一个身体器官。情绪障碍和子宫癌一样具有生理学意义。"

"我同意你的看法。但那只是我个人的判断，我习惯性地相信家庭和社会认可的东西。在我看来，情绪低落和因工作而生病这些事实是不够的。我非常担心其他人的想法——尤其是我的家庭。"

自从确诊癌症以来，安吉拉找到了支持系统，这使她能够面对自己的问题。"我感到了前所未有的安全感，"她说，"尤其是在我办理税务局的离职手续期间，很多人鼓励我放手去做，去做关爱自己的事，去做自己热爱的事。"

～❧

虽然对人类来说，任何事情都有可能发生，但我真的很难接受听到的这些遭遇：吉尔达的母亲亨丽埃塔真的想让女儿消失，莱斯利的母亲有意识地想让儿子对她的幸福负责，艾伦的父母希望儿子知道他只有在不生气的时候才是可爱的。大多数父母都觉得自己对孩子的爱是无条件的，希望孩子能够理解。知道这一点固然重要，但这并不是关键。重要的是孩子的潜意识感知，而这基于他对自己与世界互动的最内在的理解。这些理解植根于细胞水平，形成了信念的生物学机制，它支配着我们的感受、行为以及反应。

无意识信念引发的超负荷压力是我们讨论的所有疾病的主要致病因素。如果想要治愈疾病，就必须开始一项漫长而艰苦的任务，那就是扭转早期信念的生物学机制。无论从外部如何治疗，治愈因子都在体内。必须改变内部环境。要获得健康，充分了解健康，我们就需要探索自己信念的生物学机制的核心。

这意味着重新思考和重新认识我们的生活。

　　无论人们选择哪种治疗方式（有或没有辅助治疗的传统药物；替代疗法，如能量医学或各种心身技术；古老的东方疗法，如阿育吠陀医学、瑜伽或中国针灸；冥想技术；心理治疗；营养疗愈），治愈的关键都是个体主动、自由和基于可靠信息的选择。寻找这种人类天生的获取自由能力的途径很多，许多学说、书籍和材料中都有概述。最重要的是从充满压迫和压力的外部环境中解放出来。要想做到这一点，就只有先将自己从唯生物学机制的根深蒂固的信念中解放出来。

第 18 章

负向思考力：允许自己愤怒、焦虑与脆弱

———

温哥华肿瘤学家卡伦·盖尔蒙（Karen Gelmon）不喜欢常常被用于癌症的战争隐喻。她说："人们常常想的是，有了足够的力量你就可以控制它，有了足够的力量你就可以驱逐它。这暗示着一切都是一场战争。我不认为这是一种有用的看待癌症的方式。首先，没有相关的生理学依据。其次，我并不认为这是健康的心理。

"发生在我们身上的事情是流动的——有输入，也有输出，你无法控制它的每一个方面。我们需要了解这种流动，知道有些事情你可以改变，有些事情你无能为力。这不是一场战争，而是一种寻求平衡与和谐的、推拉式的现象，将相互冲突的力量揉进同一个面团里。"

从所谓的军事理论角度来看待疾病，就会把它当成一种敌对的力量，一种生物体必须与之战斗并击败它的外来力量。这种观点没有回答一个重要的问题——虽然在治疗急性感染时，我们能够识别入侵人体的微生物，并用抗生素

杀死它们，但为什么同一种细菌或病毒会让一个人幸免于难，却让另一个人丧命？链球菌这样的微生物，是所谓的食肉性疾病（flesh-eating disease）的罪魁祸首，它们存在于很多人的体内，却只在少数人体内引发疾病。或者它们可能在一个人的某个生命阶段里不会产生问题，但在另一个阶段里却是致命的。是什么因素导致了这样的区别？

19 世纪，医学史上两位杰出人物——微生物学先驱路易斯·巴斯德（Louis Pasteur）和生理学家克劳德·巴纳德（Claude Barnard），就这个问题进行了数十年的激烈辩论。巴斯德坚持认为微生物的毒性决定了疾病的进程，巴纳德则认为宿主身体的脆弱性是最主要原因。巴斯德在临终时放弃了他的主张。"巴纳德是对的，"他说，"微生物什么都不是，体质（即宿主）才是一切。"

临终前的巴斯德也许在相反的方向上走得太远了，但他无疑是拥有前瞻性的。从他所处的时代开始，特别是随着 20 世纪中期抗生素时代的到来，我们几乎都忘记了，疾病是在一个特定的人生命中某个特定的时期产生的。乔治·恩格尔（George Engel），心身统一医学的研究者，在 1977 年问道："为什么这个患者在这个时候得了这种病？"[1] 从各个方面来看，现代医学实践采用了一种简单化的"因果"观点。当没有发现明显的外因时（就像大多数严重疾病的情况一样），它就会举起双手，宣布病因不明。"病因不明"可能是内科教科书中最常见的短语。

虽然科学上的谦逊是受欢迎的，但疾病的因果模型本身就是一个误解的来源。它无法描述健康如何转化为疾病，而疾病又如何转化为健康。伊斯兰教传说中有一个著名的故事：12 世纪的愚人和智者。毛拉·纳斯鲁丁在路灯下手脚并用地搜寻。"你在找什么？"他的邻居问。"我的钥匙。"他回答。邻居们都加入了搜寻的行列，仔细地、有组织地在那盏灯附近的每一寸土地上翻找，但没人能找到钥匙。"等等，纳斯鲁丁，"终于有人问道，"你这把钥匙是在哪儿丢的？""在我的房子里。""那你为什么在外面找？""因为在这里的灯光下我看得更清楚。"研究孤立的病因（如微生物和基因）可能更容易（也更有利可图），但如果我们忽视更广阔的视角，疾病的成因就永远是未知的。在外面有光的地方搜寻不会给我们带来健康的钥匙。我们必须往又黑又暗的内部看。

没有一种疾病是由单因素引起的。即使可以识别出重大风险，如生物遗传引起某些自身免疫性疾病或吸烟引起肺癌，这些易感性也不是孤立存在的。性格本身也不会导致疾病，一个人不会仅仅因为压抑愤怒而得癌症，也不会仅仅因为过于友善而得肌萎缩侧索硬化。系统模型认识到，许多过程和因素在疾病和健康的形成中共同作用。我们在这本书中展示了医学的生物－心理－社会模型。根据生物－心理－社会观点，个体生物学反映了人类有机体终生与环境相互作用的历史，一种持续不断的能量交换，其中心理和社会因素与生理因素一样重要。正如盖尔蒙博士所说，治愈是一种寻求平衡与和谐的现象。

我们要经常提醒自己，"治愈"（healing）一词有一个古老的起源，意为"完整"（whole）——由此我们才将"有益身心"（wholesome）和"健康"（healthy）等同。疗愈就是为了变得完整。但我们怎样才能比现在更完整呢？或者说，为什么我们总会有些不完整呢？

让一个完整的事物变得不完整的可能性有两种：某些东西被去除了，或者内部的和谐被扰乱了，以至于各个部分不再像以前那样协同工作。正如我们所看到的，压力是身体内部平衡对感知到的威胁的反应，包括某些基本需求被拒绝的威胁。生理饥饿可能属于这样的剥夺，但在我们的社会中，威胁通常是心理层面的，比如情感需求不被满足或心理和谐的破坏。

一位患卵巢癌的妇女说："我不明白自己为什么会得癌症。我过着健康的生活，吃得不错，经常锻炼，一直把自己照顾得很好。健康达人是什么样子的，看看我就知道。"她未留心的领域是她所看不到的：与情感压抑相关的压力。她勤勤恳恳，（有意识地）尽最大努力照顾自己，却无法意识到那个她不知道的领域。这就是为什么知识和洞察力有转化的力量，为什么洞察力比建议对人们更有帮助。如果能够以诚实、关怀和清晰的眼光审视自己，我们就能找到照顾自己的适当方法。我们可以看到以前隐藏在黑暗中的自我领域。

我们每个人都拥有完整、健康的潜力，以及疾病和不和谐的潜力。疾病是不和谐的，更准确地说，这是一种内在不和谐的表现。如果将疾病看作外来的和外部的，我们可能最终会对自己发动战争。

追寻健康之路的第一步是放弃对所谓积极思考的执着。在姑息治疗的过程中，我多次与沮丧的人们坐在一起，听他们表达对患上癌症的困惑。"我一直是一个积极的思考者，"一个年近五十的男人告诉我，"我从未向悲观的想法屈服过。我凭什么得癌症？"

作为对付极端乐观主义的解药，我推荐负向思考的力量。"说真的，"我很快补充道，"我真正相信的是思考的力量。"只要我们用形容词"积极"来修饰"思考"这个词，我们就排除了现实中让我们觉得"消极"的部分。这就是大多数积极思考的人的思维运作方式。真正的积极思考始于包容所有的现实。它以我们对能够面对完整的真相的信心为指导，无论完整的真相可能是什么。

正如迈克尔·克尔博士所指出的那样，强迫性乐观是我们把焦虑束之高阁以回避它的一种方式。这种积极思考的形式是受伤儿童的应对机制。那些仍然感到受伤却不自知的成年人，将这种孩提时的残存防御变成了一种生活原则。

围绕症状的产生或疾病的诊断，我们应该提出两个问题：这种疾病对过去和现在来说意味着什么？对未来有何帮助？许多治疗方法只关注怎么治疗，而没有充分考虑是什么导致了疾病。这些"积极"的治疗方法充斥在书架和屏幕上。

为了治愈，我们必须积攒力量进行负向思考。负向思考不是一种伪装成"现实主义"的忧郁悲观的观点。相反，它是一种意愿，一种考虑什么是行不通的、什么是不平衡的、我忽略了什么、我的身体在对什么说"不"的意愿。如果没有这些疑问，导致我们缺乏平衡的压力仍会隐而不现。

更根本的是，对这些问题避而不谈本身就是压力的来源。第一，"积极思考"基于一种无意识的信念，即我们不够强大，无法应对现实。在这种恐惧的支配下，你会陷入一种童年期的忧虑状态。无论你是否意识到这种忧虑，它都是一种紧张的状态。第二，缺乏关于我们自己和我们的处境的重要信息是压力的主要来源之一，也是下丘脑－垂体－肾上腺应激反应的强力激活剂之一。第三，随着独立自主控制的增强，压力会减弱。

只要一个人被人际关系动力、内疚或依恋需求、对成功的渴望、对老板或对无聊的恐惧所驱使，他就无法保持自主。原因很简单：只要个体受到任何事物的驱使，自主就不可能实现。就像被风吹的叶子一样，被驱使的人被比自己更强大的力量所控制。他的自主意志并没有参与，即使他相信是他"选择"了具有压力的生活方式，并且享受他所做的事。他所做的选择其实都被无形的线所牵引着。他仍然不能说"不"，无法仅仅基于自己的强烈欲望行事。当他终于清醒过来时，他会像匹诺曹一样摇摇头说："当时我就像一个木偶，我多么愚蠢啊。"

患有哮喘的大学教授乔伊丝发现，虽然她说不出"不"，但她的肺会替她说。乔伊丝对"不"的恐惧，并非出于对别人的恐惧，而是源自她在不强迫自己时所感到的空虚。她说，空虚关乎这样一种恐惧感：如果她不满足别人的需求，她就不会真正存在。如果她调动起负向思考力，她就能接受自己内心可怕的空虚。她会探索空虚的体验，而不是试图用积极的行动来填补它。

39岁时被诊断出患有乳腺癌的米歇尔，曾在做白日梦的习惯中寻求解脱。"难怪我生活在一个幻想的世界里，"她回忆起童年的不幸时说，"那里更安全。你可以制定你自己的规则，你可以让它保护你，让它美好到你想要的程度。外面的世界和它截然不同。"

一项为期近两年的研究发现，倾向于做愉快白日梦的乳腺癌患者的预后比那些更注重现实的患者要差。较少报告负面情绪的女性也是如此。[2]

一份关于乳腺癌复发妇女的报告显示："在一年后的随访中发现，很少报告有（心理）压力的患者……以及那些被其他人评为'适应良好'的人的死亡可能性更高。"[3]

研究反复发现，拥有更快乐、更少烦恼的思维模式的人可能会罹患更多的疾病。这似乎有违常理。人们普遍认为，积极的情绪一定有利于健康。确实，真正的快乐和满足会提高身体的健康水平，而旨在掩盖心理不适的"积极"的心理状态只会降低个体对疾病的抵抗力。

大脑控制并整合身体中所有器官和系统的活动，同时协调着我们与环境的互动。这种调节功能依赖于对负面影响、危险信号和内部痛苦信号的清晰识别。如果孩子所处的环境长期传递着混杂的信息，他们发育中的大脑器官就会受损，大脑评估环境的能力就会减弱，包括区分有益和有害事物的能力。像米歇尔那样在小时候受过伤的人，更有可能做出进一步导致压力的决定。他们越是通过"积极的想法"、否认或做白日梦来"屏蔽"焦虑，压力在他们身上作用得就越久，对他们的伤害也就越大。当一个人缺乏感知热的能力时，被烧伤的风险就会增加。

不可避免地，诚实的负向思考会指向我们曾经回避的痛苦和冲突，这是必然的。儿童对避免痛苦和冲突的强烈需求，导致其在成年后形成易患疾病的人格特征或应对方式。

患有多发性硬化的娜塔莉，忍受着她酗酒、情感虐待的丈夫。在他两次癌症手术的恢复期，她忠诚地照顾他，容忍他任性的要求。这个背叛她的丈夫已死去多年，但她依然无法拒绝别人的期待。"5 年过去了，我仍然没有学会如何调整自己。我的身体经常对我说'不'，但我还是一成不变，我就是学不会。"娜塔莉对此的解释是："我体内的护士不允许我停下来。"她就是这么告诉自己的，就好像她体内真的存在一个强大的、控制着她行为的"护士"。当娜塔莉不能说"不"时，她会发现自己很有压力，多发性硬化也会突然发作。为了摆脱这种压力，她必须接受这样一个痛苦的现实：是她基于在童年期形成的认知所做的选择让她无法坚持自己的需求。

许多人觉得他们必须固守这样一种想象——他们有一个"快乐的童年"，而这种想象阻碍了他们的自我认识和个人成长。其实，只需一点点负向的思考便可以使他们看穿这种令他们陷入自我伤害行为模式的自我欺骗。

简今年35岁，是一名法律秘书。在24岁时，她被诊断出患有多发性硬化，出现虚弱、头晕、疲劳和膀胱问题，后来还短暂失明过。她在医疗机构、急症护理医院和康复机构里待了将近一年。从那以后，虽有几次复发，但症状减轻了很多。

简在19岁就结婚了。她的第一任丈夫是个老男人，控制欲强，是个虐待狂。"刚开始的虐待主要是情感上和言语上的，但后来发展到了身体上。他打了我，然后我就离开了。他曾经录下我和朋友的通话内容。那时我有两份工作——晚上演奏音乐，白天去日托所。我把工资都上交给他。我不喜欢在他的乐队里工作，总是要到各地演出，我很孤独。

"我在一生中的大部分时间里都患有饮食障碍。我身高一米六，入院时体重却只有89磅。我患上了厌食症。我在离开丈夫的第二天就住进了医院。"

"你忍受了一个有虐待倾向的老男人5年，这不可能是偶然的。我相信这在很大程度上能说明你的原生家庭是怎样的。"

"我完全不同意。虐待根本不可能发生在我的原生家庭中，我的家人非常支持我。我有两个兄弟和一个姐姐，还有一对幸福的父母，他们已经结婚45年了。只有关心、爱和温柔。我从来没有得到过不好的对待。"

"我没有用'虐待'这个词来形容你的家庭。我是说，你的故事告诉了我很多关于你原生家庭的事。"

"哦！（长时间的停顿）我不知道。它告诉了你什么？"

"首先我想问你，你小时候遭受过性虐待吗？"

"没有，不过……在 11 岁左右的时候，我遇到过不恰当的肢体接触，是一个和我父亲一起工作的人做的。当时我们在露营。我告诉了父母，不过不是当时，而是在几年后。

"我们在篝火旁，我穿着短裤。他告诉我我是一个多么漂亮的女孩，我受宠若惊。他把手伸向我。我想整个过程持续了大约半个小时，但当他开始抚摸我时，我就找借口离开了。我知道我感到心烦意乱。

"我都懵了。我几乎都要怀疑自己了。虽然现在我可以坦然地向你讲述这件事，但它是挥之不去的。我记得围绕这件事的感觉——肮脏、厌恶、可怕。"

"如果你有一个 11 岁的女儿，这样的事情发生在她身上，你希望她怎么做？"

"哇。我可不希望她等了好几年才说出来，真的。"

"为什么？"

"因为我希望能够跟她讨论，并帮助她理解所有的感受。"

"如果她不告诉你呢？"

"我会认为她害怕告诉我。我不知道我会怎么想……"简在强忍眼泪，但要求访谈继续。

"你说你的童年是快乐的。"

"确实。"

"能谈一下你的厌食症吗？"

"我当时差不多 15 岁。一开始我表现出的是贪食症，后来才被诊断为厌食症。那时我扔掉了午餐，也不想吃早餐了。我太瘦了。父母很担心我。"

"你知道你当时在想什么吗？"

"大部分想法是所有少女都体会过的，围绕身体形象的不安全感。我不记得我曾经认为自己很胖，我从来就没有胖过。我只是想，如果再瘦一点，我会更受欢迎。我的自我价值建立在人们是否喜欢我的基础上，我希望每个人都喜欢我。"

"我相信自我价值源于一个人感觉到的父母对自己的重视程度。"

"我觉得如果我不拿全'优'，他们就不会喜欢我。我有一个姐姐，她在小时候让父母备受折磨，却获得了所有的关注。她有血液病，所以当我们还小的时候，父母会更多关注她。她住院了，他们认为她得白血病的时间最长。"

"让我重复一遍。你是一个除非成绩是全'优'，否则会觉得父母不爱你的孩子，在 11 岁时你遭受了性侵犯。对此你感到很不舒服，但没有告诉父母。15 岁时，你患上了厌食症。但你有一个非常快乐的童年。这个叙述有问题吗？"

简笑了。"嗯，当我回首我的少年时代时，它不算太糟糕。它的确没那么糟糕。饮食失调那时才刚有苗头……"

"你注意到你在回避我的问题了吗？"

"那个叙述有什么问题？对我来说，那听起来不像是一个快乐的童年。但我不认为我有一个不快乐的童年。"

把黑暗的记忆从童年回忆中排除出去是一种典型特征。一项研究比较了多发性硬化患者与非多发性硬化对照组的认知。受试者被要求将他们童年时期的家庭生活评为不快乐、中等快乐或非常快乐。[4] 两组中都有超过 80% 的人表示，他们的家庭生活要么中等快乐，要么非常快乐。在这两组人中，绝大多数人（比例大致相当）都觉得自己有着童话般美好的童年。但是，当人们敞开心扉谈论自己的情感和生活时，就像简所做的那样，这种理想化的童年图景很少能保持完整。

"厌食症使我感觉不到自己的感受。但至于我为什么要那样处理感受，我也不知道。"

"也许你看到你的父母在忍受你的姐姐，你想保护他们。你承担了照料者的角色。你没有意识到你可能在照顾别人……你的父母、兄弟、姐姐或你的丈夫。"

"也许是所有人。如果我的丈夫生气或烦躁，即使跟我无关，我的第一个想法依然是'我该如何补救'。这对我来说是自然而然的。现在我正在想办法为他治疗前列腺癌。[⊖]我是不是很聪明？"

"你不该包办一切，你的多发性硬化可能会发作。"

"其实去年他第一次被诊断出癌症的时候我就发作过。后来他母亲生病并去世，我又一次发作了——我太担心他了，以至于忽略了照顾自己。我吃得不好，休息得也不够。我现在对我父母还是那样，保护他们不受各种事情的伤害，担心如果他们知道了就会伤心。我从来没有和他们说过有关我饮食失调的事。如果多发性硬化突然发作，我也不总是告诉他们，我会轻描淡写，因为他们太容易担心了。"

回忆原生家庭生活时，成年人常常没有考虑到小时候为了获得父母的认可和接受而不得不付出的隐藏代价。2001 年被诊断出患有肠癌的加拿大记者帕梅拉·沃林（Pamela Wallin）在她的回忆录《既然你问起》（*Since You Asked*）中对这一点做了一个很好的说明，我们在她的作品中看到了成年人的回忆和孩提时的情感现实之间的分裂。她提前警告读者："我现在警告你，接下来的内容可能读起来像是城镇游记或者是我的家庭广告，但在我看来，这是事实。我觉得我有一个近乎完美的童年。"这种理想化的观点与沃林女士（现任加拿大驻纽约高级专员）所坦率描述的某些场景完全不一致。

在一个段落中，帕梅拉回忆起她长期受到姐姐的恐吓。她压抑的愤怒沸

⊖　简的丈夫艾德就他的前列腺癌接受了访谈。见第 8 章。

腾了，以至于她报复性地弄伤了姐姐的手臂。"邦妮的胳膊上还留着那个伤疤，那是我故意在她参加一个重要约会的前一天给她弄的，她准备穿一件新的无袖连衣裙。最后她不得不借一条披肩来掩盖那个难看的伤疤。"帕梅拉写道。直到今天，她还指责邦妮让她恐惧黑暗：当男朋友来探望邦妮时，为了摆脱帕梅拉，邦妮把她赶进了卧室，关上灯并砰的一声关上了门。"她很清楚，我太害怕躲在床下的怪物了，我一定不会在黑暗中穿过房间并重新打开灯，这几乎可以保证我会在晚上剩下的时间里瑟瑟发抖，不去搅和她的好事。"她讲这个故事的口吻却带有那么一丝欢乐。

在这里起作用的是一种反向的"错误记忆综合征"：在意识层面，人们往往只记得童年的快乐部分。即使回忆起令人不安的事件，这些事件的情感方面也会受到抑制。父母的爱被理所当然地记住了，但孩子在情感上不被理解或支持的感觉却没有被记住。在这个例子里，成年人会忘记儿时被反复单独囚禁在黑暗房间里的感觉，因为向父母表达恐惧和愤怒对她而言是不安全的。这种安全感的缺失被帕梅拉在青春期经历的一起更为痛苦的事件所证实，当时她就课堂上令人不安的情况向母亲寻求帮助和干预。帕梅拉的母亲也是她学校的老师。"那是她唯一一次责备我。我们小学的一个老师在课堂上抚摸了我们刚刚发育的乳房，妈妈不愿意相信我对这位受人尊敬的同事的指控。她说了一些人们会在那个时代说的话——我应该向其他女孩解释，如果我们坐好，他就摸不到我们了。我们照做了，直到学年结束并升到高一年级后，才远离了他的骚扰……我们似乎挺过来了，都没有留下任何情感创伤。"问题就在于"似乎挺过来了"。情感上的伤疤通常是看不见的。但是，任何类型的疤痕都不如原组织那么坚固和有弹性。除非它们被识别和处理，否则它们仍是疼痛和破裂的潜在部位。

"孩子们常常发现，和父母开诚布公地交谈是很难的。"这是帕梅拉在书中用斜体强调的一句话，也是她唯一一次提及自己小时候没有被父母倾听过。但她没有描述当重要的成年人不懂倾听时，孩子沮丧的感觉是怎样的。总之，她坚称自己没有"需要驱逐的心魔"，这例证了许多关于癌症患者的研究报告——患者总是否认焦虑、愤怒和消极情绪。

$\backsim$

"屏蔽"（例如通过白日梦）能使孩子忍受一些体验，否则他的反应会使他陷入麻烦。当一个人在意识上保留了对过去事件的回忆，而不是创伤后的情感共鸣时，就是这种解离在发挥作用。它解释了许多"快乐的童年"，如患有系统性红斑狼疮的艾丽斯就坚称她有一个快乐的童年，尽管她的父亲专制独裁，母亲情感疏离。

"我父亲很容易发脾气，当他生气时，你永远不知道接下来会发生什么。他可能会砸盘子，还会踢人。"

"你被踢过吗？"

"从来没有。我是我父亲的最爱。"

"你是怎么得到他的宠爱的？"

"我让自己消失。我在生命的早期就培养了这种能力。"

"你还记得小时候的不快乐吗？"

"不快乐？没有过。"

"在那种情况下，孩子难道不应该感到难过或不开心吗？"

"你通常会变得麻木。"

"所以你并不知道当时你是否感到不快乐或悲伤，因为你会麻木自己。"

"是的。我不记得我童年的大部分事情了。"

"为什么必须麻木自己？为什么你不能直接去找人谈谈呢？你妈妈呢？"

"嗯，不，我不能和我妈妈说，因为我不想让她知道我不开心，这是一方面。另一方面，她不能脱离我的父亲独立存在，她不会给任何意见的。孩子能用言语表达的东西很少，所以我麻木了自己，我在麻木中感到快乐。"

"哦？"

"我玩洋娃娃……好吧，我不是想说这个……我其实想说我嚼过洋娃娃！"

"你说嚼它们是什么意思？"

"它们是塑料的，我会咀嚼它们的手指和脚趾！"

"你怀着压抑的愤怒肢解它们。这么说吧——我们在什么时候需要麻木自己？"

"在痛苦的时候……"

"最终，当你足够麻木的时候，你可以想象自己很快乐。你之所以快乐，只是因为你麻木了大部分的现实。也就是说，你并没有真正充分地活着。"

"同意。"

━━━━━

最后，我回到保险经纪人达琳（第 7 章曾提到她）的故事上，她在不孕症检查期间无意中被诊断出卵巢癌。在她的经历中，没有任何事情可以用哪怕是一点点痛苦来形容。正如她所说，她一生中唯一的消极经历是她的卵巢癌和它的意外复发，尽管它在很早的阶段就得到了诊断和治疗。她说，最初的预后是"可喜可贺的"，但复发是"毁灭性的"。

"我一直想掌控自己的生活，也一直很好地照顾自己。我吃得好，经常锻炼，身材很好。我从来没有任何坏习惯。"她唯一的风险因素就是不孕。达琳所描述的生活，在我听来，好得让人难以置信。关于整个童年时期，她回想不起任何不愉快的事，也没有恐惧、愤怒、焦虑或悲伤。

"我是家里三个女孩中的老大。我们三个非常亲密，我的父母也是，他们仍然健在，而且非常健康。最重要的是，我丈夫的家人和我非常亲密。我家庭幸福，和朋友的关系也非常好、非常深厚，有些朋友是我五岁就认识的。我的朋友和家人是我重要的灵感来源，我认为我在这方面非常幸运。"

达琳右侧患癌的卵巢于 1991 年被切除，她留住了左卵巢，希望将来能怀孕。一年后，她的确成功怀孕了。

"我们都在谈论的那个五年大关，我挺过来了。在我的卵巢切除术后大约 5 年半，也就是在我儿子 4 岁时，我出现了一些我认为无关紧要的症状：我很累，体重减轻了一点——不过只有 5 磅，没什么大碍。我有一个学龄前的孩子、一份事业和一个忙碌的家庭。我的腰部很疼，但我觉得那是因为我要和一个幼儿斗智斗勇，让他穿上和脱下防雪服而造成的。

"当我在 1996 年再次被诊断出癌症时，肿瘤已经转移，我们都崩溃了——癌细胞扩散到了左卵巢、子宫和下腹的部位，预后变得非常非常不同。"

"我很好奇，鉴于你的卵巢癌病史，为什么这些症状没有早点引起你的警觉。如果你的朋友有着相同的病史和症状，你会给出什么建议？"

"好吧。就算我的朋友只是脚指甲内生，我也会送他们去看医生。"

"你对待自己和对待他人方式上的差异，是你给我的提示之一：在你的生活中，并非一切都如你所述。另一个提示是，当你描述你的关系时，你说'我认为我很幸运'。'我认为'是一个修饰语——对我来说，它表示不确定性；它反映了一种内部的争论。也许你所想的并不是你所感觉的，否则，你会很肯定地说你感到很幸运。

"我还注意到，当你谈论你的痛苦和疼痛时，你会微笑，好像在试图缓和所说内容的影响。你是如何以及为何学会这样做的？我经常看到这样的反差——人们微笑着谈论身体上的疼痛、痛苦的事件或想法。然而，刚出生时，婴儿没有能力隐藏任何情感。如果婴儿不舒服或不开心，他就会哭，会表现出悲伤和愤怒。我们为了隐藏痛苦或悲伤而做的任何事都是后天习得的反应。在某些情况下，隐藏负面情绪可能是有意义的，但问题是，我们很多人一直这么做，而且自动这么做。

"不知为什么，相比于其他人，有些人在不知不觉中被训练得更多照顾他人的情感需求，并尽量减少自己的情感需求。他们对他人隐藏自己的痛苦和悲伤，甚至对自己也是如此。"

达琳若有所思地听着，既不同意也不反对。"这是一个有趣的视角，绝对应该在我的卵巢癌互助小组里提出来。我不知道现在应该怎么回应，我也不认为你真的需要我立即回应。这个视角很直观，也很发人深省，谢谢你。"

培养负向思考的勇气使我们能够真实地看待自己。在我们检视过的许多疾病中，人们的应对方式具有显著的一致性：压抑愤怒、否认脆弱、"补偿性的过度独立"。没有人故意选择这些特征或有意识地发展它们。负向思考帮助我们了解我们生活中的状况，以及这些特征是如何被我们对环境的感知所塑造的。从神经系统退行性疾病到癌症和自身免疫性疾病，几乎每一类重大疾病都以情感枯竭的家庭关系为危险因素。这么说不是为了责备父母、上几代人或配偶，而是为了让我们抛弃那些已被证明对我们的健康有害的信念。

负向思考需要我们摘掉过分乐观的眼镜。关键在于不责备他人，并对自己的关系负责。

让刚刚被诊断出疾病的人们开始审视他们的人际关系，以理解他们的疾病，这是非常重要的。对于那些不习惯表达自己的感受和不习惯承认情感需求的人来说，要找到信心和言辞，以富有同情心和自信的方式来接近他们所爱的人，是非常具有挑战性的。当他们变得比以往任何时候都更加脆弱和更加依赖他人支持时，困难就更大了。

这个困境没有简单的解决方案，但如果不解决它，就会放任应激源持续存在，导致更多疾病的产生。无论患者试图为自己做些什么，如果对自己生命中最重要的人际关系没有一个清醒的、充满关怀的评估，他所承受的心理负担就无法减轻。

正如我们已经看到的，应激源不是别人的期望和意图，而是我们对他人的感知。患有多发性硬化的简，由于担心丈夫的前列腺癌，承担起了为他提供适当医疗护理的责任，从而导致自己的病情发作。艾德痛恨简对他的"控制"，却无法与她沟通自己的感受。简认为她需要对艾德负责，艾德则认为她想要控制他，这两种看法都基于他们在童年时期构建的关系模板。

汉斯·塞利写道："我们的大部分紧张和挫败感都源于强迫性地扮演不属于我们自己的角色。"负向思考力需要我们有力量去承认我们并不像自己希望的那样强大。我们树立始终坚强的自我形象是为了隐藏一种脆弱——孩子的相对脆弱。我们不该为我们的脆弱感到羞愧。一个人可能很坚强，但仍然需要帮助；可能在生活的某些方面很强大，在另一些方面却很无助和困惑。我们无法做到我们认为自己能做到的一切。正如许多患者意识到的那样（有时他们发现得太晚了），试图塑造强大和坚不可摧的自我形象让他们产生了压力，破坏了他们内在的和谐。"我可以处理任何事情。"这是唐在患上肠癌前说的话。"（我）不能帮助所有患卵巢癌的女性康复，"吉尔达·拉德纳在卵巢癌复发后意识到，"也不可能读我收到的每一封信，因为这让我心碎。"

我们如果学会负向思考，就会停止低估丧失的情绪。在本书的访谈中，人们多次用诸如"只有一点点""可能"或"可能有"之类的词语来描述自己的伤痛和压力。回想一下患有多发性硬化的韦罗妮克，她认为与酗酒的男友分手、经济拮据和其他困难的生活事件所带来的累积性压力"不见得是坏事"。

我是按照自己最真实的想法生活，还是为了满足别人的期望而活？我所相信和所做的有多少实际上是为了自己，又有多少是服务于最初为取悦父母而创造的自我形象？玛格达患有严重的腹痛，她违背自己的意愿成为一名医务工作者——不是因为她的父母明确要求或希望她这么做，而是因为她把他们的理想变成了自己的理想。在她还没有长大到能够决定自己的人生之前，她就已经这样做了。"我所有的成就几乎在某种程度上都与我的渴望无关，而与我父亲的渴望有关。"丹尼斯·凯在死于肌萎缩侧索硬化前写道。

美国前第一夫人贝蒂·福特写道："（我）连我母亲的一半都不如。我的母亲是一个了不起的女人，坚强、善良、有原则，从来没有让我失望过。她是一个完美主义者，试图让我们这些孩子也变得完美。"[5]负向思考的力量会使福特女士扪心自问，把孩子"安排"得十全十美，是不是善意的。如果贝蒂有一些负向的思考，她会拒绝完美主义不切实际的标准，而不是为了逃避自我评判而酗酒并一直承担压力，最终患上乳腺癌。"我不是我母亲的一半，"她也许会欣喜地说，"我甚至也不想成为她的四分之一。我只想做我自己。"

患有肌萎缩侧索硬化的劳拉感到内疚，因为她不想在她的管家外出度假时，去招待预订膳宿服务的客人。她最终还是承担起了招待客人的任务，因为就算行动不便，她对内疚的恐惧也还是大于招待客人的压力。

"我总是尽力帮助别人。"患有前列腺癌的艾德说。如果他不这么做呢？"我会感觉很糟糕，像有罪一样。"对于许多人来说，内疚是他们选择为自己做了某些事的信号。我告诉大多数患有严重疾病的人，如果他们不感到内疚的话，有些事可能就会失衡。他们仍然会把自己的需求、情绪和利益放在最后。负向思考力可以让人们欣然接受他们的内疚，而不是回避它。"我感到内疚？"艾德可能会说，"那太棒了！万岁！这意味着我一定是做对了一些事，我做出了改变。"

"最大的问题是她的控制，"艾德谈到妻子简对自己慈母般的照顾时说，"我很反感。"那他是怎么应对的？"我把我的反感藏了起来。"负向思考力可以让艾德接受自己因反对妻子干涉他的个人决定而产生的内疚感，不管她的本意有多好。一位治疗师曾对我说，"如果要在内疚和怨恨之间做选择，那你每次都应该选择内疚"。从那以后，我把这种智慧传给了许多人。如果拒绝让你内疚，而同意让你怨恨，那就选择内疚，怨恨是灵魂的自杀。

　　负向思考让我们毫不畏惧地从自己的角度出发去看待那些不可行的事情。我们在一项又一项研究中发现，强迫性积极思考者更容易患病，生存的可能性更小。真正的积极思考（或者更深层地说，积极的存在）让我们知道，我们无须害怕真相。

　　"健康不仅仅是有快乐的思维。"分子研究员坎达丝·珀特写道，"有时，治愈的最大动力可能始于免疫系统被一股压抑已久的愤怒所启动。"[6]

　　愤怒，或者说对愤怒的健康体验，是治愈的七个"A"之一。这七个"A"中的每一个都涉及一种根深蒂固的内在信念，这些信念会导致疾病的发生并破坏治愈过程。我们将在最后一章讨论它们。

第 19 章

通向治愈的 7 个 "A"

———

　　恶性黑色素瘤的发病和机体从中生存的能力都涉及免疫系统。尽管大多数的预后都是死亡，但也有很多此病不治而愈的报告。在所有癌症病例中，自发缓解的情况仅占 1%，而其中 11% 都是恶性黑色素瘤。[1]

　　《癌症》(*Cancer*) 杂志曾经报道过一例 74 岁患癌男子自愈的病例。1965 年，恶性肿瘤被发现于他胸腔壁上切除的一个像痣的组织中。7 年后，癌症复发了，他的胸部又长出无数颗小痣。原来的黑色素瘤局部扩散，造成了新的病变。然而，这一次患者拒绝进一步治疗。8 个月后的随访发现，该部位的小肿瘤趋于萎缩，颜色变浅。患者同意接受活检，结果发现该部位仅有色素沉着，但无癌变。第二年的检查呈现出进一步的临床治愈迹象。

　　这些免疫学上的发现极具启发性。其中包含了三个事件：首先，淋巴细胞攻击了肿瘤；然后，更大的巨噬细胞吞噬了黑色素瘤；最后，大量的抗体涌入，参与到破坏恶性肿瘤的过程中。这个男人的身体调动了强大的免疫力来战胜癌症。

　　癌症的自发缓解引出了两个重要问题：为什么对于某些人来说，在黑色素瘤发展成临床疾病前，免疫资源无法有力摧毁最初的癌细胞呢？是什么使一些人的免疫系统即使在发病后也能战胜这种致命癌症呢？对于其他疾病，我们也提出了同样的问题：尽管病理相似，但为什么对抗同一种疾病的人会有明显不同的治疗结局？

　　在旧金山的三项系列研究中，研究人员对黑色素瘤患者压抑消极情绪的 C 型人格进行了观察。在 18 个月的随访中，他们发现压抑与复发或死亡显著相关。自然杀伤细胞攻击异常细胞，从而形成一道针对癌症的防线。自然杀伤细胞具有消化黑色素瘤的能力。就像在乳腺癌中一样，情绪压抑者体内的自然杀伤细胞活性较低。

　　其中一项研究检测了初始黑色素瘤的厚度与人格的关系。研究发现，首次活检的肿瘤厚度与预后相关：病变越厚，预后越差。C 型黑色素瘤应对方式量表高得分者的病变更厚："C 型人格的黑色素瘤患者的应对方式特点是，接受患病的事实，关心家人胜过自己，尽量不想病情，意志坚定地应对，努力保持忙碌，将情感埋在心底，让别人觉得自己坚强并且有能力处理任何事情。"[2]

　　来自旧金山的这些研究发现证实了 1979 年的一项研究结论：对诊断结果适应困难的那些黑色素瘤患者复发该病的可能性更小——换句话说，越难以接受并抗拒诊断结果的患者越不易复发。[3]

　　加州大学洛杉矶分校医学院的精神病学家 F.I. 弗兹（F.I. Fawzy）对飞行员进行的一项研究表明，即使是最基本的心理支持也会对病情产生重要影响。该研究的实验组和对照组分别招募了 34 名 1 期黑色素瘤患者。"弗兹对受试者进行了最小化的干预。在 6 周的时间里只进行了 6 次结构化团体干预，每次持续 1 个半小时。团体干预提供：①关于黑色素瘤的疾病教育和基本营养建议；②压力管理技巧；③应对技能改进指导；④来自工作人员和组员的心理支持。" 6 年后，在 34 名没有接受心理支持的患者中有 10 人死亡，3 人复发；在心理支持组的 34 人中只有 3 人死亡，4 人复发。[4] 在研究早期，支持组患者的免疫功能就得到了改善。[5]

毫无疑问，如果黑色素瘤和其他癌症患者在外界的帮助下了解自我，并在情绪应对方式上变得更加自我接纳和自信，他们逆转癌症恶化的能力就会增强。50 岁的作家哈里雅特坚信可以用自己的方式（包括密集的心理治疗）来对抗癌症，这是她右胫部恶性黑色素瘤得到缓解的原因。

“我不太信任医生的话。我做了一些研究，在提华纳市找到了一家非传统诊所。他们把黑色素瘤当作全身性疾病来治疗，我非常认同这个观点。只是在腿上做手术，不再提供进一步的治疗，我觉得这样不行。我去了墨西哥，他们给我做了一系列的治疗，包括疫苗、饮食、补药和一些用来烧患处的草药膏。一开始我每个月都过去，之后是间隔 3 个月、6 个月去一次。我逐渐开始意识到自己处理事情的方式有问题。首先，我在加拿大并没有找全科医生。我反抗医生的权威性，却接受了墨西哥医生的治疗。

“我至少应该找个全科医生，于是我找到了你。你根本就不了解我，但我一提到黑色素瘤，你就问，‘你知道黑色素瘤患者有一系列心理特征吧？’。以前从来没有人跟我提起过这些，但是我完全符合你当时的描述。你还告诉我，我应该做手术，你可以帮我安排，但手术本身对我并不会有太大的帮助，除非我能处理感受自身情感能力的不足和其他所有的问题。

“所以我做了 6 个月高强度的心理治疗。之后，我做了手术。整形外科医生见到我时很震惊，他告诉我，最初的活检显示恶性黑色素瘤已经扩散，已经是晚期，位置也很深。他做了最坏的打算。然而，当他做手术时，他发现那就是异常的色素沉着，而不再是黑色素瘤了。”

我不知道是墨西哥的治疗还是哈里雅特接受的心理治疗造成了这种变化。尽管我不熟悉墨西哥治疗的细节，但其中很可能包括刺激免疫系统的卡介苗——在一些病例中，此方法已成功地被用于治疗黑色素瘤。哈里雅特相信是所有方法的结合起了作用。"我确实认为墨西哥的治疗是有效的，但我的患处一直有刺痛感，我还是觉得有问题——胫骨还是刺痛，皮肤下暗沉。"

"你通过心理治疗发现了什么问题？"

"我得从头说起。我母亲在我蹒跚学步的时候就去世了。我是三姐妹中的老二，当时三个人都不满 4 岁，其中两个还穿着尿布。我的妹妹只有 8 个月大，而且很容易肠绞痛。我们都没得到过多少关爱，即便有那么一点点，也给了妹妹。我们四处搬家，因为我父亲是个到处出差的推销员。不到一年时间，他就娶了一个长得很像我母亲的人。她是个坏女人。她自己困扰缠身，对我们也很恶劣。最后，她把我们送到了一所由法裔加拿大人创办的女子修道院学校里。

"她不喜欢孩子——她是 14 个孩子中的老大，带大了所有的弟弟妹妹。她迫不及待地想要早点离开家。她长大后在加拿大驻哥斯达黎加大使馆当秘书。虽然她非常聪明，但直到 33 岁还是一个老处女。在我母亲死后的一年内，我父亲显然向哥斯达黎加英语区的每一位未婚女性都求过婚，但都被拒绝了。只有她答应了——她不想要孩子，不喜欢孩子。我父亲呢？婚后第一年，他只在家待了 52 天。剩下她和三个小女孩在一起，我们都得了传染病，一个接一个地被隔离起来。站在她的角度，我是可以理解她的。

"我记得我把法语诗抄了下来，当她洗澡的时候，我就把它们放在浴室门外。但她毫无反应。她从未认可过这些。"

"所以你非常努力地想跟她建立良好的关系。"

"是的，但我从来没有成功过……我的姐妹都很怕她。她把自己反锁在卧室里，把我们留给保姆。我记得当我们需要找她时——这个场景反复发生，我们三个会偷摸溜到她的卧室门口，尝试着说"妈……"，但就算站上20分钟或更久，也还是没有一个人有勇气喊出"妈妈"。然后我们又偷偷溜回去了。

"我们当时的感受是，我们不能提任何要求。这就是我学到的。我学会了没需要、不要求，因为得不到我想要的东西。如果我们提出需求，得到的就只有嘲笑。

"我最早的记忆是在三四岁的时候，那时我穿着裙子一个人玩洋娃娃。我玩得很好，但感觉自己和外界没有任何联系。周围一个人也没有。我完全是孤独的。这很安全，但没有幸福的感觉，只让我学会了如何保护自己。"

"独自一人。"

"是，就一个人待着……无依无靠。

"还有一些碎片化的记忆。很长一段时间以来，总有这样一幅画面出现在我的脑海里：我躺在像云一样的东西上，在云床上，周围是灰白色的天空。有一缕阳光照在我身上，却很冷。那种真正完全孤独的感觉，那束可能是爱的光线，也并不是爱。我渐渐明白了，为了生存，我必须学会不去感受。"

这些经历，或者说是哈里雅特从这些经历中得出的结论，使她在生活和人际关系中处于一种孤立的境地，人际关系对她而言是一种消耗，而不是滋养。密集的心理治疗旨在提高她的情绪胜任力。情绪胜任力是一种能使我们与环境保持负责任、不受伤害、不自我伤害的关系的能力。[○]它是人类面对生活中不可避免的压力、避免产生不必要的压力以及促进愈合过程所必需的内在基础。我们中很少有人能在成年前就拥有充分的情绪胜任力。认识到我们缺乏这种能力不是为了自我评判，而是为了进一步的发展和改变。

遵循通向治愈的七个"A"将帮助我们成为具有情绪胜任力的人。

○ 见第 3 章。

1. 接纳（Acceptance）

接纳就是坦然承认和接受事物本来样子的意愿。它是一种勇气，允许负向思考对我们的理解产生影响，但并不允许其局限我们对未来的看法。接纳并不代表我们会一直屈从于任何可能困扰我们的情况，而是要求我们不去否认事情的发展过程。它向我们根深蒂固的信念提出了挑战：我们不值得，不够 "好"，不够完整。

接纳也有关怀自我的含义。这意味着摒弃双重标准——正如我们所看到的那样，这种标准常常成为我们与世界关系的特征。

作为一名医生，我目睹了太多的人类苦难。要挑选出一个比其他患者遭受更多痛苦的患者是很难的。然而，如果非要我选择的话，我马上就会想到这个患者。我并没有在前面的任何一章中提及她的故事，她的病情严重到几乎可以把她写进每一章里去。我们就叫她科琳吧。她 50 岁出头，患有以下疾病：2 型糖尿病、病态肥胖、肠易激综合征、抑郁症、冠心病伴两次急性发作、高血压、红斑狼疮、纤维肌痛、哮喘以及最近诊断出的肠癌。"我吃的药太多了，"科琳说，"都不用吃早餐了。我得吃完所有的药，光是在早餐时间就要吃 13 片。"

20 年来，科琳一直找我看病。我从科琳和像她那样的患者身上学到了很多，他们和我分享了自己的经历。科琳在童年时经历了一个人可以想象到的各种对界限的剥夺和侵犯。在成年后，她不仅要长期照顾丈夫、孩子、兄弟姐妹和朋友，还要照顾任何来到她家的人。直到最近，她还是没有办法对别人说 "不"。尽管她的健康状况很糟糕，尽管她只能靠电动踏板车活动，这种痛苦仍然挥之不去。

"我觉得自己像是一个大而模糊的存在。没有形状。我看到别人身上都有光环。而我的光环是黑灰色的，没有清晰的轮廓。就像你在雾中看一个人，你只能看到一部分轮廓，却看不到整体。"

"如果你遇到一个界限不清的人，你会把他当成模糊的存在吗？"

"不会的。我认识几个超重的人，我不会觉得他们是大而模糊的存在。这更多是我作为一个人的自我印象。一谈到感情问题，我就紧张、害怕。"

"那现在是谁在跟我聊天呢？是那个大而模糊的东西在跟我说话吗？难道一点真实的存在物都没有吗？"

"我想可能有一点点吧。我不能百分百确定，我不能。"

"那我们就来探讨一下这'一点点'吧。"

"这'一点点'想要一切尽在掌控，不允许别人未经她同意就替她做决定。"

"你能多说一些关于你的事吗？你的价值观是什么？"

"我不会随便与人发生关系，我不欺骗别人，我不会说谎，我遵纪守法。我努力成为对别人来说最好的人。"

"那只是因为你不知道怎么说'不'，还是出自对别人真正的关怀？"

"应该是两者兼而有之。大多是真正的关怀。"

"那你怎么能说自己只是一个大而模糊的东西呢？"

"因为一想到对我妈妈说'不'，我就像个软软的果冻一样了。就在几天前，我还没有办法告诉她，'不，你最好在夏天来，现在别来'。我不能对她这么说。我不愿意做出这样的决定。"

"如果别人告诉你，他们很难做出这样的决定，你会怎么说？"

"我会说，你很难告诉妈妈你想对她说的话……你需要变得更坚强。"

"不必告诉他们该怎么做。你是怎样看待他们的？"

"我能理解他们的害怕：如果他们坚持自己的观点，他们会被拒绝。"

"如果你无法说'不'，那只是因为你没有给予自己这种同情的关注——一种你会自动给予别人的东西。如果你不知道怎么说'不'，你就不能强迫自己说。但至少你可以把同情的关注给予那些很难说'不'的人。"

"让我们看看你强加于自己的约束吧，"我继续说道，"一方面，你不知道如何说'不'；另一方面，你又责怪自己无法说'不'。结果，你把自己称作一个巨大而模糊的存在。如果你能充满同情地关注自己，你就会像看清别人那样看清自己——一个非常害怕的人；你就不会带着批判，而会充满同情心地说出：这个人是真的很害怕，很痛苦。她一直——我一直都难以说'不'，因为这会立刻带来被拒绝的危险。

"你不能强迫别人说'不'，你同样不能强迫自己，但你可以对自己心怀同情。"

"我会牵着别人的手帮助他们说'不'，但是我不愿意握着自己的手帮自己拒绝他人。"

"即使他们不知道如何说'不'，你仍然会接纳他们。你会说，'看，我知道这对你来说真的很难——你还没有准备好'。"

"但我不会把这句话说给自己听。我会生自己的气。"

"我相信，对你最有帮助的是赋予自己充满同情心的关注。你可以在这方面尝试一下。"

"它会恢复我身上已经消失的能量吗？"

"你把这么多的精力用在照顾别人上，剩下的又用在自我批判上。对自己这么苛刻会消耗很多能量的。客观事实是，你面临很多严重的疾病。你的处境很危险——这是毫无疑问的。我不知道事情会怎样发展。但是在处理所有事情的同时，你对自己越有同情心，你就越有能力给自己最好的生存机会。"

充满同情的自我好奇并不意味着要喜欢自己的一切，而是要不加评判地接纳自己，用我们面对任何遭受痛苦和需要帮助的人时乐于展现的姿态对待自己。

2. 觉察（Awareness）

所有寻求治愈或想要保持健康的人，都需要找回失去的识别情感真相的能力。神经学家奥利弗·萨克斯（Oliver Sacks）在他的书《错把妻子当帽子》（*The Man Who Mistook His Wife for a Hat*）中对此进行了精妙的阐述。萨克斯讲述了一则关于一群失语症患者对时任美国总统罗纳德·里根的电视讲话做出不同反应的趣事。

失语症 (aphasia) 源于希腊语（a 表示"不"，pha 表示"说"），指的是丧失说话或理解口语的能力。它是局部脑区受损的结果，就像中风一样。"他在那里，那个迷人的老演员，他那老练的口才，他的表演，他的感染力——所有患者都笑得前仰后合。好吧，并不是所有的人都这样。有些人迷惑不解，有些人义愤填膺，有一两个人焦虑不安，但大多数人都被逗乐了。像往常一样，总统打动了大家——但他显然主要是在逗乐。他们在想什么呢？他们没有听懂他的话吧？还是他们理解得太好了？"[6]

萨克斯的失语症患者对里根无意识的二类情绪表达（语调、肢体语言、面部动作）做出了反应。他们发现他的情绪和他说的话不一致：换句话说，他们看穿了他的掩饰，不管是有意识的还是无意识的。他们觉察到的是真实的情感，而不是里根脑海中编织的言语现实——他非常善于向那些同样情感封闭的人传达这些信息。"他要么是有脑损伤，要么是隐瞒了什么。"萨克斯的一位患者说。让我们回想一下里根的传记作者的评论：他真正的感受其实与他所说的相反。

动物和幼儿都非常善于捕捉真实的情感线索。如果我们在学习语言的过程中丧失了这种能力，那只是因为我们从眼前的世界接收到了令人困惑的信息。我们听到的话语告诉我们一件事，而情感信息告诉我们的是另一件事。如果两者冲突，其中一个就会受到压抑。同样地，当孩子的眼睛出现散光时，大脑会抑制一只眼睛的图像，以避免复视。如果不矫正，受到抑制的眼睛就会失明。我们压抑自己的情感理解能力，是为了避免与生活中的重要人物开展持续的斗争，一场我们不可能取胜的斗争。因此，即使获得了语言能力，我们也会失去情绪能力。失语症患者的情况则正好相反。就像盲人会发展出非凡的听力一样，失语症患者也会发展出更强的感知真实情感的能力。

"人们往往很难从骗子的行为中察觉谎言，即使从面部表情和语调中可以明显地找到说谎的线索。"一组精神病学研究人员在 2000 年 5 月的《自然》杂志上报告称，"不理解语言的人更善于从情绪上识别谎言。"

充分的觉察意味着我们将重新获得我们失去的感知情感现实的能力，并且已经准备好放弃麻痹自我的观念，即自己没有足够的能力去面对生活的真相。这并不是什么魔法。盲人比有视力的人更注意声音；失语症患者学会注意自己对话语的内在反应，因为大脑的认知区域无法再向他反馈信息的内涵。这些内在反应和直觉，正是我们在"成长"过程中丢失的东西。

显然，我们不需要为了重新学习情感感知而丢掉语言技能。不过，为了发展觉察能力，我们必须练习，不断关注我们的内在状态，学会相信这些内在的感知，而不是相信我们自己或别人的言语所传达的信息。究竟是怎样的语气，怎样的音调？眼睛是睁着还是眯着？微笑是放松的还是紧张的？我们感觉如何？我们的感觉从何而来？

觉察还意味着了解我们身体里的压力信号，以及当我们的大脑错过了这些信号时，我们的身体是如何让我们知晓的。对人类和动物的研究表明，生理上的应激反应比有意识地觉察或观察到的行为更能准确衡量生物体的真实体验。"与智力相比，脑垂体是更好的压力判断者，"汉斯·塞利写道，"不过，如果你知道要识别的对象，就可以很好地学会识别出那些危险的信号。"

塞利在《生活的压力》一书中汇总了生理危险信号。他列举了一些身体上的症状，如心跳加速、疲劳、出汗、尿频、头痛、背痛、腹泻或口干舌燥；情绪上的信号，如情绪紧张或过度警觉、焦虑、丧失生活乐趣；以及行为上的表现，如异常冲动、易怒以及反应过度的倾向。我们可以学着不仅把症状当作需要克服的问题，还把它看作需要留意的信息。

3. 愤怒（Anger）

"我从不生气，"伍迪·艾伦的一部电影中的角色曾这样说，"于是我长出了肿瘤。"通过这本书，我们已经明白这句奇怪的话道出了许多癌症患者研究的真相。我们也看到，压抑愤怒是一个主要致病因素，它增加了生物体的生理压力。

对愤怒的压抑会导致疾病，而表达出愤怒已经被证明可以促进治愈，或者至少可以延长生存期。例如，那些能够对他们的医生生气的癌症患者，比平静的病友活得更久。动物实验发现，表达愤怒造成的生理压力比压抑愤怒造成的生理压力更小。在笼中攻击同伴的老鼠的肿瘤生长速度慢于温顺老鼠的。

抛开研究不谈，我们也已经看到，前面章节中的每一位受访者都承认自己在表达愤怒方面的困难，无论他们身患何种疾病。"我继母就是这样教我的，我觉得我不应该生气。"患有类风湿关节炎的静子说。"我会遏制对愤怒的本能表达。"有严重腹痛的玛格达这样说。

显然，愤怒的问题令人困惑，有许多相关的问题。当我们看到孩子受到父母情绪爆发的伤害时，我们该怎样鼓励他生气呢？在许多病人的过往中，我们看到了类似的模式：狂暴的父母，压抑的孩子。玛格达的父亲应该压抑他的愤怒吗？唐娜的弟弟吉米死于恶性黑色素瘤，她这样说道："我一直在想父亲提高嗓门的那些时候……突然间我想起了他的声音，他的尖叫、大喊，我想，这不是我应该过的生活。这不是我们应该经历的。"

从表面上看，这似乎是一个悖论。如果表达愤怒是"好的"，那么玛格达的父亲、吉米和唐娜的父亲只是以一种健康的方式行事。然而，他们的愤怒影响了孩子的自我概念和健康。压抑愤怒可能会产生负面后果，但如果表达愤怒会伤害他人，我们还应该鼓励吗？

答案越来越扑朔迷离了。毫无节制地发泄愤怒不仅对接受者或旁观者有害，对发怒的人也可能是致命的。暴怒会导致心脏病发作。一般来说，满心敌意的人更容易患高血压和心脏病。2000 年，约翰斯·霍普金斯大学医学院对近 200 名男性和女性进行了一项研究。研究表明，对抗和寻求控制是"冠心病发病的显著独立高危因素"。[7]大量研究均证实了敌意与高血压和冠心病之间的联系。

现在我们很容易推断出，愤怒和心血管疾病之间的关系也是心理 – 神经 – 免疫系统的一种功能。交感神经在愤怒状态下被激活。过度的"战或逃"活动会导致血管收缩、血压升高、心脏供氧量减少。愤怒状态下应激反应分泌的激素会提高血脂浓度，包括血清胆固醇水平。它们还会激活凝血机制，进一步增加动脉阻塞的风险。

记者兰斯·莫罗在他的心脏病回忆录中写道："我确信，是失去理智的愤怒让我得了心脏病。还有遗传的因素。"莫罗从小在原生家庭中学会压抑的愤怒如火山般爆发，引起了心脏病的发作。

该如何解决愤怒的这种两难困境呢？如果愤怒的表达和压抑都是有害的，我们又如何有望获得健康和实现康复呢？

对愤怒的压抑和不受控制的发泄都是不正常的情绪释放，而这正是致病的根源。如果说压抑愤怒的问题在于缺乏释放，那么发泄的问题包括两个极端：过度压抑和过度发泄。我与多伦多的医生兼心理治疗师艾伦·卡尔平（Allen Kalpin）就这两种看似相反的应对方式进行了一次有趣的对话。他指出，压抑愤怒和暴怒都代表了对体验真实愤怒的恐惧。

卡尔平对真实愤怒的描述出乎我的意料，不过事实确实如此。他的解释让我意识到，我们对这种情绪的普遍理解是混乱的。他说，健康的愤怒是一种自我授权和放松。愤怒的真实体验是"不需要过度发泄的生理体验。这种体验是一股席卷全身的能量奔涌，并动员了攻击的能力。与此同时，所有的焦虑也完全消失了"。

"开始体验健康的愤怒时，你没有任何夸张的反应。你能发现的是所有肌肉紧张度的降低。嘴张得更大了，因为下巴更放松了；音调变低了，因为声带更放松了。肩膀下垂，所有肌肉紧张的迹象都消失了。"

卡尔平博士的治疗模式继承了麦吉尔大学的哈比卜·达万卢（Habib Davanloo）博士首创的方法。达万卢博士会在治疗过程中录像，这样来访者就能看到自己对情绪的身体反应。卡尔平也把一些心理治疗过程录了下来。

"在我的一位来访者的录像中，他谈到了那种贯穿全身的强大电流，但他的外在表现只是坐在那里描述它。如果关掉录像的声音，你会看到一个人看起来很专注，很放松，你甚至不会想到这个人正在生气。"

如果生气是种放松，那么暴怒是什么？当我暴怒的时候，我的脸会绷紧，我的肌肉会紧张，我确定自己一点也不放松。卡尔平博士对此做了一个关键的区分："问题是，当人们暴怒时，他们的真实感受是什么？这个问题很有意思。如果你真的去问，大多数人会描述焦虑。如果你从生理的角度来问，当他们感到愤怒时身体的感受是什么，大部分人会描述各种形式的焦虑。"

"没错，"我说，"声音发紧，呼吸短促，肌肉紧张，这些都是焦虑的表现，而不是愤怒的表现。"

"确实是的。他们的愤怒不是生理上的体验，只是表现出来的。"

通过暴怒来发泄是对焦虑的一种防御。孩子的焦虑总是伴随着愤怒。愤怒会引发焦虑，因为它与积极感受、爱和渴望接触共存。由于愤怒会导致一种攻击性能量，会威胁到依恋关系，因此，即使没有外界和父母对愤怒的表达的禁止，愤怒的体验根本上还是会引发焦虑。"攻击性的冲动会因为内疚而被抑制，而内疚只是源于爱和积极感觉与攻击性冲动同时存在。"艾伦·卡尔平说，"因此，愤怒本身并不存在于真空中。一个人对所爱的人产生攻击性情绪，会令人感到难以置信的焦虑和内疚。"

自然地，父母越是阻碍或禁止孩子生气，孩子就会越焦虑。在所有愤怒被完全压抑，或长期压抑和愤怒爆发交替出现的情况下，孩子童年早期的体验是自发的愤怒无法被父母接受。

如果一个人无意识地害怕攻击性冲动的力量，他就会使用各种各样的防御方式。一种防御是释放，可以追溯到童年早期，个体通过发泄来排解无法忍受的累积愤怒。"你看，发脾气、吼叫、尖叫，甚至打人，一个人所做的一切，都是为了防御对愤怒的体验。这种防御可以防止在内心深处感受愤怒。释放可以避免真正体验到愤怒。"

避免体验愤怒的另一种方式是压抑。因此，压抑和释放是同一枚硬币的两面。它们都代表着恐惧和焦虑，因此，无论我们是否有意识地感觉到，它们都会触发生理上的压力反应。

我们已经在前面的访谈中发现，很多人都难以对所爱的人表达愤怒。简不能告诉父母她 11 岁时被猥亵的事情，于是她将自己与父母的关系理想化，而不去承认自己的愤怒。她的丈夫艾德对她的控制行为有一种不断滋生的怨恨，但他无法坦然直接地感受到愤怒。患卵巢癌的吉尔对医生的错误诊断感到不满，但对丈夫克里斯无视她几个月来的痛苦和体重减轻毫无怨言。患溃疡性结肠炎的莱斯利"咽下"了对第一任妻子的愤怒。"毫无疑问。我无法反抗，否则她会说，'你看，这是一段糟糕的婚姻'。"他对目前的婚姻感到很满意，因为他可以表达愤怒并且这不会影响双方的关系了。

对愤怒以及其他如悲伤和拒绝等"消极"情绪的焦虑，可能会深深地扎根在身体里。最终，它通过 PNI 系统多重和复杂微妙的交叉连接，即身体和心理的统一联系，转化为生理变化。器质性疾病就此产生。当愤怒被解除时，免疫系统也会随之失去防备能力。或者当愤怒的攻击性能量转向内部时，免疫系统就会变得混乱。生理防御不会再保护我们，甚至可能会变成叛徒，转而攻击身体。

心理治疗师路易斯·奥蒙特（Luis Ormont）曾在对癌症患者的团体治疗中调动患者的愤怒情绪。他这样写道："不把癌症看作一种疾病，而是看作一种身体的生物化学信号的紊乱，这个观点非常有价值。改变这些信号会对身体的免疫防御产生影响。因此，任何旨在恢复身体健康的干预措施绝对不能仅限于从身体着手。由于情绪会极大地影响生物化学系统，所以对患者进行心理治疗是免疫治疗的一种方法。"[8]

被诊断患有癌症或自身免疫性疾病、慢性疲劳或纤维肌痛、潜在的神经衰弱的人，通常都被叮嘱要放松，积极地思考，降低压力水平。所有这些都是很好的建议，但如果没有清楚地识别和处理压力的主要来源之一——愤怒的内化，它们就不可能实现。

愤怒不需要充满敌意的发泄。首先，这是一个需要体验的生理过程。其次，它具有认知上的价值——它提供了一些基本信息。既然愤怒不存在于真空中，那么如果我感到愤怒，这一定是对我的某种感知的反应。这可能是对个人关系中的损失或威胁的反应，也可能是因自己的界限受到真正的威胁性侵犯而发出的信号。如果我允许自己去体验愤怒，去思考是什么引发了愤怒，我就会在不伤害任何人的情况下获得巨大的力量。视情况而定，我可能选择以某种方式来表达愤怒，也可能选择放手。关键是我没有压抑对愤怒的感受。我可以选择通过必要的言语或行动来表达我的愤怒，但我不需要把它表现为无法控制的愤怒。健康的愤怒是由个体掌控的，而不是失控的情绪。

"愤怒是自然母亲在我们小时候就赋予我们的能量，它让我们捍卫自己的利益并声明'我很重要'。"治疗师乔安·彼得森（Joann Peterson）在不列颠哥伦比亚省加布里奥拉岛举办的研讨会上说道，"愤怒的健康能量与情感和身体暴力的有害能量之间的区别在于，愤怒是尊重界限的。捍卫自己的利益，并不是侵犯任何他人的边界。"

4. 自主性（Autonomy）

疾病不仅有发展史，还能陈述历史。它是人一生自我挣扎经历的顶峰。

简单从生物学角度来看，生物体的生存似乎应该是自然界的终极目标。然而，自主的、自我调节的心灵似乎是大自然的更高目标。心灵和精神可以从严重的身体伤害中存活下来，而我们一次又一次地看到，当精神的完整性和自由受到威胁时，身体便开始屈服。

杰森从 5 岁起就患有 1 型糖尿病。在这种疾病中，肾脏会把血液中多余的糖过滤到尿液中。在糖尿病患者体内，胰腺的腺体细胞无法产生足够的胰岛素，而胰岛素是帮助被消化食物中的糖分进入细胞的激素。高血糖除了带来直接生理风险外，还会对许多身体器官造成潜在损害。

杰森今年 23 岁，右眼因糖尿病引起的血管损伤而失明。他还患有心肌衰弱、心脏瓣膜病和肾功能障碍。因为一种叫作糖尿病神经病的可逆性神经炎症，他会时常无法行走。杰森和他的母亲希瑟在我这里看病快 10 年了。在过去的一年里，他因心力衰竭和脑膜炎等原因多次紧急就诊。他可能活不了几年了。据他的内科医生说，他的预后得"保密"。

希瑟长期处于一种焦虑和疲惫的状态，内心充满怨恨，她认为这都是由于杰森非常固执，没有好好照顾自己，不注意合理饮食，没有密切监控他的胰岛素水平，也没有按时就诊以及保持健康的生活方式。在一个母亲看来，这一切都非常重要。她发现只要她不承担起这些责任，杰森就会犯病。多年来，她一直生活在这样一个可怕的现实中：如果她放松警惕，哪怕一天，杰森都可能昏迷，甚至出现更糟的情况。

他最近一次住院是在连续几周呕吐之后，他变得很虚弱，还有脱水和抽搐的情况。有一天杰森又发病了，希瑟正好守在他的床边。"护士、住院医生和专家都跑过来。"她说，"杰森的眼睛后翻，胳膊和腿不停地颤抖。他们向手臂上静脉注射药物时，杰森突然坐起来，睁开眼睛，直盯着我。他大声喊，'让我走吧！'，但我不能放手。我不会让我儿子死的。"

杰森却不记得这件事了。他说："当时我一定是失去理智了。"

"你当时有可能想要表达什么呢？"我问。

"我首先想到的就是让我走。我说'让我走'并不是要让我死，而只是'不要再这样压制我了，让我去吧，让我做我想做的事'。这是我的生活。我会犯错误，我妈妈必须允许我犯错。作为一个糖尿病患者，身边的人总是在控制我，这就是我大部分的生活。"

无论他母亲的动机是什么，无论他在多大程度上操控了母亲照顾他，杰森显然是缺乏自主性的。他没有能力公然坚持己见。他将对自主的渴望和对母亲的愤怒以反抗的形式表现出来——包括反抗自己的身体健康。"我感觉好窒息，"他告诉希瑟，"不管我做什么，好像都是错的。当我说'让我走'时，它的意思其实是'退后点。让我过我想要的生活。我要按照自己的方式生活，当然我也会犯错误——每个人都会犯错误。但我从没有过犯错误的自由'。"

如果说我们可以从杰森和希瑟的故事、这本书中所有人的故事和研究中学到什么的话，那就是，人际界限的模糊会让人痛苦。希瑟一生都像对待孩子一样对待杰森，她必须为他承担所有的责任，这让他远离了真实的自我。杰森像孩子一样的反应，也阻碍了自身的发展。

归根结底，疾病本身就是一个关于界限的问题。预测患病可能性的研究表明，那些在建立自主的自我意识之前就经历了严重的边界侵犯的人，患病风险最大。1998 年，《美国预防医学杂志》(*American Journal of Preventive Medicine*)发表了对不良童年经历（adverse childhood experience, ACE）研究的结果。有超过 9500 名成年人参与了这个研究项目。童年期的压力源，如家庭中的情感或性虐待、暴力、药物使用或家庭成员患精神疾病，与成年期的致病行为、健康问题和死亡相关联。原生家庭的功能失调和成年期的健康状况之间存在"显著的分级关系"，即童年期受家庭功能失调影响越大，成年后的健康状况越差，过早死于癌症、心脏病、损伤或其他各种疾病的可能性也就越大。[9]

童年生活中最常见的情况并不是边界被侵犯，而是边界这个概念根本就没有建立起来。许多父母不能帮助他们的孩子发展边界，因为他们自己在边界形成期也从未能做到。毕竟我们必须要了解这件事，才知道怎么去做。

如果和父母之间缺乏明确的界限，孩子就会被卷入父母的关系之中。这种卷入会成为他后来与外界联结方式的模板。迈克尔·克尔博士将这种卷入状态称作"缺乏分化"，它会主导一个人的亲密关系。它可以有两种形式，一种是像杰森那样逃避、阴郁、自我挫败式地对抗权威，另一种是像希瑟那样长期强迫性地照顾他人。在某些人身上，这两者可能同时存在，取决于他们面对的是谁。由于导致疾病的免疫混乱反映了无法区分自我与非自我，因此想要恢复健康，就必须建立或重拾自主性自我的界限。

我最近和心理治疗师兼团体负责人乔安·彼得森在加布里奥拉岛对此进行了讨论，她说："边界和自主对健康至关重要。"她是 PD 研讨会（PD Seminars）的教育主管，这是一个提供全面治疗的心理成长中心。"我们通过身体来体验生活。如果不能清楚地表达自己的生活经历，我们的身体就会说出那些思想和嘴巴无法说出来的话。"

"个人边界，"彼得森博士说，"是对自己或他人的一种有能量的感受。我不想用'气场'（aura）这个词，因为它是一个有新纪元运动色彩的词，但是在物理存在之外，我们还有一种充满活力的表达方式。我们不仅用语言来沟通边界，我认为还有一种非语言的有能量的表达方式。"彼得森博士在她的著作《愤怒、界限与安全》（*Anger, Boundaries, and Safety*）中更详细地解释了这一概念："界限是无形的，源于一种定义我是谁的有意识的内在感觉。问问自己，'在我的生活和人际关系中，我想要什么，想要多少，或者我不想要什么，我确定的界限是什么'，这样就开始了追寻的过程……在这样的自我定义中，我们从内在的自我参照出发，定义我们在生活中的这个特定时间里珍视和想要的东西。控制点在我们的内心。"

因此，自主就是这个内部控制中心的发展结果。

5. 依恋（Attachment）

依恋是我们与世界的联系。在最初的依恋关系中，我们会获得或可能失去这些能力——保持开放、自我照料以及保持健康。在那些早期的依恋关系中，我们学会了对愤怒的体验、恐惧和压抑。我们的自主性也因此得到发展或者萎缩。建立各种联结对疾病的治愈也是至关重要的。一项又一项研究都得出这样的结论：与社会没有接触的孤独的人患病的风险最高。不管患何种疾病，拥有真正的情感支持的人预后都更好。

自从 14 年前发现前列腺上有一个小结节以来，71 岁的德里克每年都做前列腺特异性抗原（PSA）检查。两年前，他的活检显示有癌细胞。"肿瘤学家说我是高危人群，我很害怕。所以我同意接受 6 个月的激素治疗来缩小肿瘤。这个治疗会完全消灭睾丸激素，必须每 3 个月接受一次注射。在接受激素治疗后，肿瘤学家让我继续做 7 周的放射治疗。我没有答应，我不想做，因为我读了很多相关的资料。放射治疗和手术可以暂时解决问题，但在 3～5 年之后，旧病就会复发。而且放射治疗的破坏力很大……除了杀死坏细胞之外，身体里的很多好细胞也会被杀死。"

"确诊后你的情绪怎么样？"

"嗯，你知道的，这是我的一个困扰。我没有把我生病的事告诉任何人。我没有告诉朋友们。除了我的妻子和两个女儿之外，我对谁都没有说。

"以前，我是个隐士，我很注重隐私。现在，我很外向，我喜欢周围有很多人的感觉。以前的我不是这样的。我曾想去找一个门上有锁的洞穴，然后快乐地度过余生。现在我优先考虑的事情都变了。以前，我的业余爱好是制造蒸汽机车。我曾经每天花 16 个小时在工作室里做这个，非常享受。自从我得了癌症，我已经两年没去工作室了。

"现在，我在生活中需要很多人的陪伴。癌症患者会互相支持。我们需要在一起讨论癌症。往后余生我们都会一直讨论它。这似乎是你必须要做的事情。"

"但一般来说，无论有没有得癌症，人们不是都需要支持，需要有机会分享情感，需要谈谈自己面对的困难吗？为什么你认为得了癌症你才学会了这些？"

"我自己也想知道。当我第一次被确诊时，我在自己的周围筑起了墙，不让任何人进来，因为我觉得在里面很安全。那是一个错误。在 11 个月的时间里，我把我所有的精力都投入到与癌症的斗争中。直到最后，当我认为癌症已经消失时，我才开始拆掉这堵墙，开始告诉别人我的经历——我得了癌症，我战胜了癌症。我对此感到很自豪。"

"只有战胜了它，你才能与人分享。在你与癌症斗争的时候，在你最需要支持的时候，你却不愿这样做。你为什么把你妻子排除在外呢？"

"我从不觉得她会支持我……然而……我知道她是支持我的……但我不会让她进入我的生活中。我周围有墙，我不会让任何人进来。"

我们有时会发现，感受痛苦、愤怒比让自己体验对接触的痛苦渴望更容易，那种渴望一旦被拒绝，就会产生愤怒。在我们所有的愤怒背后，都有一种被深深挫败的对真正亲密接触的需求。治愈既需要也意味着重获使我们情感封闭的最初弱点。我们不再是无助地依赖别人的孩子，不再害怕情绪上的脆弱。我们可以允许自己去尊重人类对于普遍的相互联结的需要，并挑战一种导致很多人不知不觉患上慢性病的根深蒂固的信念：我不讨人喜欢。寻求联结是治愈的必要条件。

6. 坚定（Assertion）

在完成了接纳和觉察，完成了体验愤怒和发展自主性，欣喜地发现依恋和有意识地寻求联结的能力有所发展的同时，我们还要做到坚定：对自己和世界宣告我们是谁，并且肯定自己就是这样的存在。

在这本书中，我们多次看到人们表达出这样的信念：如果无所作为，他们就会感到空虚，一种可怕的空虚。当我们处在恐惧中时，我们会错误地把现实等同于骚动，把存在等同于活动，把意义等同于成就。我们认为，自主和自由意味着能够按照我们的意愿行事或反应。从自我宣告的意义上来说，坚定不仅仅指有限的行动自主。它是对我们存在的一种声明，是对我们自身的一种积极评价，与我们过去的经历、人格、能力或外界的看法无关。坚定挑战的是一种核心信念，即我们必须以某种方式来证明自己存在的意义。

它既不要求任何行动，也不要求任何反应。它是一种存在，与行动无关。

因此，坚定可能与行动相反：不仅意味着在狭义上拒绝做违背我们意愿的事情，也意味着放弃一定要做点事情的执念。

7. 肯定（Affirmation）

当我们做到肯定自我的时候，我们是在做出一个积极的声明：我们在向有价值的目标努力。尊重以下两个基本的价值可以帮助我们痊愈和保持自我的完整。

第一个价值是我们的创造性自我。成为医生的这么多年来，我太沉迷于工作，无暇关注自我和我内心最深处的愿望。在我难得让自己停下来时，我注意到腹部有一个轻微的颤动，几乎察觉不到。一个微弱的声音在我的脑海里说：来写作吧。一开始，我分不清这种感觉究竟是胃灼热还是有了灵感。我对自己倾听得越多，那个声音就变得越来越响亮：我需要写作，通过文字来表达自己，不仅是为了能让别人听到，也是为了让我能听到自己的声音。

人们说，神按照自己的形象创造了人类。每个人也都有创造的愿望。创造欲可以通过许多渠道来表达：写作、艺术或音乐，工作中的创新，或者我们每个人独有的任何方式，无论是烹饪、园艺还是社交的艺术。关键是要尊重这种愿望。这样做是为了治愈自己和他人，否则我们的身体和精神都会死气沉沉。没有写作，我会在沉默中窒息的。

汉斯·塞利写道："我们必须要表达出自己内心的想法，否则我们可能会在错误的地方爆发，或者陷入绝望的沮丧之中。伟大的艺术是通过自然为我们准备的特定方式和特定节奏来表现我们的生命力。"

第二个价值是肯定世界本身，即我们与万物的联系。那种认为我们与世隔绝、孤独无助、缺少联结的想法是有害的。无论生活多么残酷，多么长久地显示着黑暗面，它都只不过是一种痛苦的幻觉。它形成了信念的生物学机制的一部分。

从物理学角度很容易理解，我们与世界分离的感觉是错误的：我们不是"从尘埃中来，到尘埃中去"，我们是充满生命力的尘埃。我们是世界中有短暂意识的一部分，从未与世界分离开过。"寻找"一词如此频繁地出现在心灵领域中并不是一个巧合。

面对疾病，许多人都会以令人惊讶的方式，本能地探索他们的精神自我。他们有的采取冥想的办法，有的与大自然交流，都在寻找自己由内而外通向光明的道路。对许多人来说，这不是一个简单的寻找过程。像纳斯鲁丁一样，不管我们在哪里丢失了钥匙，我们都喜欢从路灯下看得见的地方开始找。"努力吧，你一定会找到。"一位先贤说。寻找本身就是发现，因为一个人只能热切地寻找存在于他头脑中的东西。

许多人从事心理工作，却从来没有坦然面对过自己的心理需求。另一些人在寻求治愈的过程中只在乎找寻神或者宇宙本身这些灵性方面的探索，却从未意识到寻找和发展自我的重要性。健康取决于三大支柱：身体、精神和心理联结。忽视其中任何一个，都将导致失调和疾病。

说到治愈，如果只盯着容易找的地方，我们就会像纳斯鲁丁和他的邻居们一样，在路灯下一无所获。作为愚人，纳斯鲁丁会犯傻。但作为智者和导师，他明白这个道理。

我们每个人都是纳斯鲁丁，既是愚人，也是智者。

译后记

拨云见日

———

　　此时，大部分人刚刚经历或正在经历着新冠病毒感染带来的高烧、身体不适。生活和工作不得不停下来，慢下来。我们"被迫"学着去观察身体的反应，顺应身体的需要，思考并寻找工作与生活的平衡。

　　要觉察和照料的不只身体，还有心理。

　　特定心理状态往往伴随着典型的躯体反应，身体症状的"警报声"常常很响亮，而心理的痛苦信号隐晦又模糊。患者还要同时承受指责和病耻感，所以将心理与身体联系起来的过程总是充斥着抗拒与迷茫。翻译本书的日子里，我与书中人一同经历挣扎与和解，也试着在工作中同来访者一起翻译身体语言，将压抑的情感与躯体疾病和生理紊乱相联系。整合的视角让我们开始思考：压力如何影响身体反应并反作用于情绪，身体各系统器官如何协同工作和表达。

　　阅读书中的故事，我们会惊叹于如此复杂多样的心身疾病，同时思考自己的相似处境，并尝试学习如何自我接纳与关怀。最后会浮现出那个常常在心理治疗中讨论的问题："如何让自己感觉好一点儿？"

　　勇敢地说"不"，挑战试图让所有人满意的完美幻想，拨开层层云雾，倾听身体发出的诚实声音，看见"不"字背后的情感呼救。"拨云"需要坚定勇气，"见日"充盈爱与力量。当我们可以用更多方式表达时，身体表达的负担也许就会减轻。

　　感谢在本书翻译过程中各位编辑、老师的帮助和支持。本书的前言及第1～6章由侯灿翻译，第7～11章由薛飞翻译，第18章由周惠敏翻译，第12～17章及第19章由李汉婕翻译。力所不及之处，望读者朋友不吝指教。

李汉婕

2022 年 12 月 31 日于西安

参考文献

第1章 医学的"百慕大三角"：心身的统一性

1. Hans Selye, *The Stress of Life, rev.* ed. (New York: McGraw-Hill, 1978), 4.

2. M. Angell, "Disease as a Reflection of the Psyche," *New England Journal of Medicine*, 13 June 1985.

3. Interview with Dr. Robert Maunder.

4. Plato, *Charmides*, quoted in A. A. Brill, *Freud's Contribution to Psychiatry*, (New York, W.W. Norton, 1944), 233.

第2章 好到过分的小女孩：多发性硬化与压力

1. G. M. Franklin, "Stress and Its Relationship to Acute Exacerbations in Multiple Sclerosis," *Journal of Neurological Rehabilitation* 2, no. 1 (1988).

2. I. Grant, "Psychosomatic-Somatopsychic Aspects of Multiple Sclerosis," in U. Halbriech, ed., *Multiple Sclerosis: A Neuropsychiatric Disorder*, no. 37, *Progress in Psychiatry* series (Washington/London: American Psychiatric Press).

3. V. Mei-Tal, "The Role of Psychological Process in a Somatic Disorder: Multiple Sclerosis," *Psychosomatic Medicine* 32, no. 1 (1970), 68.

4. G. S. Philippopoulous, "The Etiologic Significance of Emotional Factors in Onset and Exacerbations of Multiple Sclerosis," *Psychosomatic Medicine* 20 (1958): 458–474.

5. Mei-Tal, "The Role of Psychological Process …," 73.

6. I. Grant, "Severely Threatening Events and Marked Life Difficulties Preceding Onset or Exacerbation of Multiple Sclerosis," *Journal of Neurology, Neurosurgery and Psychiatry* 52 (1989): 8–13. 多发性硬化组中有 77% 的受试者在此前的一年里在生活中经历过巨大的不幸，而控制组中只有 35% 的受试者有过这样的经历。"巨大的生活压力在发病前的 6 个月中最为明显……39 位多发性硬化病人中有 24 位（62%）报告

了一起极其有威胁性的事件，相比之下，40 位控制组受试者中只有 4 位（15%）有这样的报告……与控制组受试者相比，显著更多的病人经历了婚姻中的困难（病人组 49%，控制组 10%）……23 位初次发病的病人中的 18 位，以及 16 位复发病人中的 12 位，报告经历了巨大的不幸。"

7. J. D. Wilson., ed., *Harrison's Principles of Internal Medicine*, 12th ed. (New York: McGraw-Hill, 1999), 2039.

8. L. J. Rosner, *Multiple Sclerosis: New Hope and Practical Advice for People with MS and Their Families* (New York: Fireside Publishers, 1992), 15.

9. E. Chelmicka-Schorr and B. G. Arnason, "Nervous System–Immune System Interactions and Their Role in Multiple Sclerosis," *Annals of Neurology*, supplement to vol. 36 (1994), S29-S32.

10. Elizabeth Wilson, *Jacqueline du Pré* (London: Faber and Faber, 1999), 160.

11. Hilary du Pré and Piers du Pré, *A Genius in the Family: An Intimate Memoir of Jacqueline du Pré* (New York: Vintage, 1998).

12. Wilson, *Jacqueline du Pré*.

第 3 章　压力和情绪胜任力

1. Selye, *The Stress of Life, xv*.

2. Ibid., 414.

3. Ibid., 62.

4. Ibid., 150.

5. E. M. Sternberg (moderator), "The Stress Response and the Regulation of Inflammatory Disease," *Annals of Internal Medicine* 17, no. 10 (15 November 1992), 855.

6. A. Kusnecov and B. S. Rabin, "Stressor-Induced Alterations of Immune Function: Mechanisms and Issues," *International Archives of Allergy and Immunology* 105 (1994), 108.

7. Selye, *The Stress of Life*, 370.

8. S. Levine and H. Ursin, "What Is Stress?" in S. Levine and H. Ursin, eds., *Psychobiology of Stress* (New York: Academic Press), 17.

9. W. R. Malarkey, "Behavior: The Endocrine-Immune Interface and Health Outcomes," in T. Theorell, ed., *Everyday Biological Stress Mechanisms*, vol. 22, (Basel: Karger, 2001), 104–115.

10. M. A. Hofer, "Relationships as Regulators: A Psychobiologic Perspective on Bereavement," *Psychosomatic Medicine* 46, no. 3 (May–June 1984), 194.

11. Ross Buck, "Emotional Communication, Emotional Competence, and Physical Illness: A Developmental-Interactionist View," in J. Pennebaker and H. Treve, eds., *Emotional Expressiveness, Inhibition and Health* (Seattle: Hogrefe and Huber, 1993), 38.

12. Ibid.

第 4 章 "活埋"：肌萎缩侧索硬化与情绪压抑

1. Suzannah Horgan, *Communication Issues and ALS: A Collaborative Exploration* (Thesis submitted to the Division of Applied Psychology, University of Alberta, Calgary, 2001).

2. Wolfgang J. Streit and Carol A. Kincaid-Colton, "The Brain's Immune System," *Scientific American* 273, no. 5 (November 1995).

3. W. A. Brown and P. S. Mueller, "Psychological Function in Individuals with Amyotrophic Lateral Sclerosis," *Psychosomatic Medicine* 32, no. 2 (March–April 1970), 141–152. The countervailing study is by J. L. Houpt *et al.*, "Psychological Characteristics of Patients with Amyotrophic Lateral Sclerosis," *Psychosomatic Medicine* 39, no. 5, 299–303.

4. A. J. Wilbourn and H. Mitsumoto, "Why Are Patients with ALS So Nice?" presented at the ninth International ALS Symposium on ALS/MND, Munich, 1998.

5. Ray Robinson, *Iron Horse: Lou Gehrig in His Time* (New York: W. W. Norton & Company, 1990).

6. Michael White and John Gribbin, *Stephen Hawking: A Life in Science* (London: Viking, 1992).

7. Dennis Kaye, *Laugh, I Thought I'd Die* (Toronto: Penguin Putnam, 1994).

8. Evelyn Bell, *Cries of the Silent* (Calgary: ALS Society of Alberta, 1999), 12.

9. Lisa Hobbs-Birnie, *Uncommon Will: The Death and Life of Sue Rodriguez* (Toronto: Macmillan Canada, 1994).

10. Jane Hawking, *Music to Move the Stars* (London: Pan/Macmillan, 1993).

11. Christiane Northrup, Women's *Bodies, Women's Wisdom: Creating Physical and Emotional Health and Healing*(New York: Bantam Books, 1998), 61.

第 5 章 "永远不够好"：乳腺癌与情绪压抑

1. Jill Graham *et al.*, "Stressful Life Experiences and Risk of Relapse of

Breast Cancer: Observational Cohort Study," *British Medical Journal* 324 (15 June 2002).

2. D. E. Stewart *et al.*, "Attributions of Cause and Recurrence in Long-Term Breast Cancer Survivors," *Psycho-Oncology* (March–April 2001).

3. Sandra M. Levy and Beverly D. Wise, "Psychosocial Risk Factors and Disease Progression," in Cary L. Cooper, ed., *Stress and Breast Cancer* (New York: John Wiley & Sons, 1988), 77–96.

4. M. Wirsching, "Psychological Identification of Breast Cancer Patients Before Biopsy," *Journal of Psychosomatic Research* 26 (1982), cited in Cary L. Cooper, ed., *Stress and Breast Cancer* (New York: John Wiley & Sons, 1993), 13.

5. C. B. Bahnson, "Stress and Cancer: The State of the Art," *Psychosomatics* 22, no. 3 (March 1981), 213.

6. S. Greer and T. Morris, "Psychological Attributes of Women Who Develop Breast Cancer: A Controlled Study, *Journal of Psychosomatic Research* 19 (1975), 147–153.

7. C. L. Bacon *et al.* "A Psychosomatic Survey of Cancer of the Breast," *Psychosomatic Medicine* 14 (1952): 453–460, paraphrased in Bahnson, "Stress and Cancer."

8. Sandra M. Levy, *Behavior and Cancer* (San Francisco: Jossey-Bass, 1985), 166.

9. Betty Ford, *Betty: A Glad Awakening* (New York: Doubleday, 1987), 36.

第 6 章　"妈妈，你难辞其咎"：疾病与家族史

1. Betty Krawczyk, *Lock Me Up or Let Me Go* (Vancouver: Raincoast, 2002).

2. Betty Shiver Krawczyk, *Clayoquot: The Sound of My Heart* (Victoria: Orca Book Publishers, 1996).

第 7 章　压力、激素、压抑和癌症

1. D. M. Kissen and H. G. Eysenck, "Personality in Male Lung Cancer Patients," *Journal of Psychosomatic Research* 6 (1962), 123.

2. T. Cox and C. MacKay, "Psychosocial Factors and Psychophysiological Mechanisms in the Aetiology and Development of Cancers," *Social Science and Medicine* 16 (1982), 385.

3. R. Grossarth-Maticek *et al.*, "Psychosocial Factors as Strong Predictors of Mortality from Cancer, Ischaemic Heart Disease and Stroke:

The Yugoslav Prospective Study," *Journal of Psychosomatic Research* 29, no. 2 (1985), 167–176.

4. C. B. Pert *et al.*, "Neuropeptides and Their Receptors: A Psychosomatic Network," *The Journal of Immunology* 135, no. 2 (August 1985).

5. Candace Pert, *Molecules of Emotion: Why You Feel the Way You Feel* (New York: Touchstone, 1999), 22–23.

6. E. R. De Kloet, "Corticosteroids, Stress, and Aging," *Annals of New York Academy of Sciences*, 663 (1992), 358.

7. Rajesh K. Naz, *Prostate: Basic and Clinical Aspects* (Boca Raton: CRC Press, 1997), 75.

8. J. K. Kiecolt-Glaser and R. Glaser, "Psychoneuroimmunology and Immunotoxicology: Implications for Carcinogenesis," *Psychosomatic Medicine* 61 (1999), 271–272.

9. C. Tournier *et al.*, "Requirement of JNK for Stress-Induced Activation of the Cytochrome c-Mediated Death Pathway," *Science* 288 (5 May 2000), 870–874.

10. W. Jung and M. Irwin, "Reduction of Natural Killer Cytotoxic Activity in Major Depression: Interaction between Depression and Cigarette Smoking," *Psychosomatic Medicine* 61 (1999), 263–270.

11. H. Anisman *et al.*,"Neuroimmune Mechanisms in Health and Disease: 2. Disease," *Canadian Medical Association Journal* 155, no. 8 (15 October 1996).

12. Levy, *Behavior and Cancer*, 146–147.

13. C. Shively *et al.*, "Behavior and Physiology of Social Stress and Depression in Female Cynomolgus Monkeys, *Biological Psychiatry* 41 (1997), 871–882.

14. M. D. Marcus *et al.*, "Psychological correlates of functional hypothalamic amenorrhea," *Fertility and Sterility* 76, no. 2 (August 2001), 315.

15. J. C. Prior, "Ovulatory Disturbances: They Do Matter," *Canadian Journal of Diagnosis*, February 1997.

16. J. G. Goldberg, ed., *Psychotherapeutic Treatment of Cancer Patients* (New York: The Free Press, 1981), 46.

17. B. A. Stoll, ed., *Prolonged Arrest of Cancer* (Chichester: John Wiley & Sons, 1982), 1.

18. Levy, *Behavior and Cancer*, 146.

19. C. L. Cooper, ed., *Stress and Breast Cancer* (Chichester: John Wiley & Sons, 1988), 32.

20. Ibid.

21. Ibid., 31–32.

22. Ibid., 123.

23. J. G. Goldberg, ed., *Psychotherapeutic Treatment of Cancer Patients*, 45.

24. L. Elit, "Familial Ovarian Cancer," *Canadian Family Physician* 47 (April 2001).

25. Gilda Radner, *It's Always Something* (New York: Simon and Schuster, 1989).

第 8 章　乌云背后有光明：癌症的教训

1. G. L. Lu-Yao *et al.*, "Effect of Age and Surgical Approach on Complications and Short-Term Mortality after Radical Prostatectomy—A Population-Based Study," *Urology* 54, no. 2 (August 1999), 301–307.

2. Larry Katzenstein, "Can the Prostate Test Be Hazardous to Your Health?" *The New York Times*, 17 February 1999.

3. Study discussed in the periodical *Cancer*, 1997, cited in ibid.

4. C. J. Newschaffer *et al.*, "Causes of Death in Elderly Cancer Patients and in a Comparison Nonprostate Cancer Cohort," *Journal of the National Cancer Institute* 92, no.8 (19 April 2000), 613–622.

5. *The Journal of the American Medical Association*, 5 May 1999.

6. S. M. Levy, ed., *Biological Mediators of Behavior and Disease: Neoplasia* (New York: Elsevier Biomedical, 1981), 76.

7. T. E. Seeman and B. S. McEwen, "Impact of Social Environment Characteristics on Neuroendocrine Regulation," *Psychosomatic Medicine* 58 (September-October 1996), 462.

8. D. France, "Testosterone, the Rogue Hormone, Is Getting a Makeover," *The New York Times*, 17 February 1999.

9. U. Schweiger *et al.*, "Testosterone, Gonadotropin, and Cortisol Secretion in Male Patients with Major Depression," *Psychosomatic Medicine* 61 (1999), 292–296.

10. Naz, *Prostate*, 14.

11. Roger S. Kirby *et al., Prostate Cancer* (St. Louis: Mosby, 2001), 29.

12. Ibid., 15.

13. Levy, *Biological Mediators ...*, 74.

14. Naz, *Prostate*, 17.

15. Ibid., 87.

16. R. P. Greenberg and P. J. Dattore, "The Relationship between Dependency and the Development of Cancer," *Psychosomatic Medicine* 43, no. 1 (February 1981).

17. *New England Journal of Medicine* 340: 884–887, cited in *The Journal of the American Medical Association* (5 May 1999), 1575.

18. Andrew Kirtzman, *Rudy Giuliani: Emperor of the City* (New York: HarperPerennial, 2001).

19. Lance Armstrong, *It's Not about the Bike: My Journey Back to Life* (New York: Berkley Books, 2001).

20. A. Horwich, ed., *Testicular Cancer: Investigation and Management* (Philadelphia: Williams & Wilkins, 1991), 6.

第9章 "癌症人格" 存在吗

1. Levy, *Behavior and Cancer*, 19.

2. W. Kneier and L. Temoshok, "Repressive Coping Reactions in Patients with Malignant Melanoma as Compared to Cardiovascular Patients," *Journal of Psychosomatic Research* 28, no. 2 (1984), 145–155.

3. L. Temoshok and B. Fox, "Coping Styles and Other Psychosocial Factors Related to Medical Status and to Prognosis in Patients with Cutaneous Malignant Melanoma," in B. Fox and B. Newberry, eds., *Impact of Psychoendocrine Systems in Cancer and Immunity* (New York: C.J. Hogrefe, 1984), 263.

4. Levy, *Behavior and Cancer*, 17.

5. G. A. Kune *et al.*,"Personality as a Risk Factor in Large Bowel Cancer: Data from the Melbourne Colorectal Cancer Study," *Psychological Medicine* 21 (1991): 29–41.

6. C. B. Thomas and R. L. Greenstreet, "Psychobiological Characteristics in Youth as Predictors of Five Disease States: Suicide, Mental Illness, Hypertension, Coronary Heart Disease and Tumor," *Hopkins Medical Journal* 132 (January 1973), 38.

第10章 55% 的解决方案：心灵的自愈力量

1. Malcolm Champion *et al.*, eds., *Optimal Management of IBD: Role of the Primary Care Physician* (Toronto: The Medicine Group, 2001).

2. G. Moser *et al.*, "Inflammatory Bowel Disease: Patients' Beliefs about the Etiology of Their Disease—A Controlled Study," *Psychosomatic Medicine* 55 (1993), 131, cited in R. Maunder, "Mediators of Stress Effects in Inflammatory Bowel Disease: Not the Usual Suspects," *Journal of Psychosomatic Research* 48 (2000), 569–577.

3. G. L. Engel, as paraphrased in G. F. Solomon *et al.*, "Immunity, Emotions, and Stress," *Annals of Clinical Research* 6 (1974), 313–322.

4. G. L. Engel, "Studies of Ulcerative Colitis III: The Nature of the Psychological Process," *American Journal of Medicine* 19 (1955), 31, cited in A. Watkins, ed., *Mind-Body Medicine: A Clinician's Guide to Psychoneuroimmunology* (New York: Churchill Livingstone, 1997), 140.

5. D. A. Drossman, "Presidential Address: Gastrointestinal Illness and the Biopsychosocial Model," *Psychosomatic Medicine* 60 (1998): 258–267.

6. S. R. Targan, "Biology of Inflammation in Crohn's Disease: Mechanisms of Action of Anti-TNF-Alpha Therapy," *Canadian Journal of Gastroenterology: Update on Liver and Inflammatory Bowel Disease*, vol. 14, supplement C (September 2000).

7. H. Anisman *et al.*, "Neuroimmune Mechanisms in Health and Disease: 1: Health," *Canadian Medical Association Journal* 155, no. 7 (1 October 1996), 872.

8. Drossman, "Presidential Address," 265.

9. S. Levenstein *et al.*, "Stress and Exacerbation in Ulcerative Colitis: A Prospective Study of Patients Enrolled in Remission," *American Journal of Gastroenterology* 95, no. 5, 1213–1220.

10. Noel Hershfield, "Hans Selye, Inflammatory Bowel Disease and the Placebo Response," *Canadian Journal of Gastroenterology* 11, no. 7 (October 1997): 623–624.

第 11 章　一切尽在脑中：身与心的敏感性

1. Y. Ringel and D. A. Drossman, "Toward a Positive and Comprehensive Diagnosis of Irritable Bowel Syndrome," <*Medscape/gastro/journal*> 2, no. 6 (26 December 2000).

2. Drossman, "Presidential Address," 259.

3. Ibid.

4. E. A. Mayer and H. E. Raybould, "Role of Visceral Afferent Mechanisms in Functional Bowel Disorders," *Gastroenterology* 99 (December 1990): 1688–1704.

5. Drossman, "Presidential Address," 263.

6. Lin Chang, "The Emotional Brain, in Diagnosis and Management of Irritable Bowel Syndrome," (Oakville: Pulsus Group, 2001), 2. Highlights from a symposium held during Canadian Digestive Diseases Week, Banff, Alberta, 26 February 2001.

7. J. Lesserman *et al.*,"Sexual and Physical Abuse History in Gastroenterology Practice: How Types of Abuse Impact Health Status," *Psychosomatic Medicine* 58 (1996), 4–15.

8. Ibid.

9. M. D. Gershon, *The Second Brain: The Scientific Basis of Gut Instinct* (New York: HarperCollins, 1998), xiii.

10. Mayer and Raybould, "Role of Visceral Afferent Mechanisms in Functional Bowel Disorders."

11. Lin Chang, "The Emotional Brain ..."

12. Drossman, "Presidential Address," 262.

13. L. A. Bradley *et al.*, "The Relationship between Stress and Symptoms of Gastroesophageal Reflux: The Influence of Psychological Factors," *American Journal of Gastroenterology* 88, no.1 (January 1993), 11–18.

14. W. J. Dodds *et al.*, "Mechanisms of Gastroesophageal Reflux in Patients with Reflux Esophagitis," *New England Journal of Medicine* 307, no. 25 (16 December 1982), 1547–1552.

15. D. A. Drossman *et al.*, "Effects of Coping on Health Outcome among Women with Gastrointestinal Disorders," *Psychosomatic Medicine* 62 (2000), 309–317.

第 12 章　人未死，脑先亡：阿尔茨海默病与情绪压抑

1. M. J. Meaney *et al.*, "Effect of Neonatal Handling on Age-Related Impairments Associated with the Hippocampus," *Science* 239 (12 February 1988), 766–768.

2. D. A. Snowdon *et al.*, "Linguistic Ability in Early Life and the Neuropathology of Alzheimer's Disease and Cerebrovascular Disease: Findings from the Nun Study," *Annals of the New York Academy of Sciences* 903 (April 2000), 34–38.

3. Victoria Glendinning, *Jonathan Swift: A Portrait* (Toronto: Doubleday Canada, 1998).

4. David Shenk, *The Forgetting: Alzheimer's: The Portrait of an Epidemic* (New York: Doubleday, 2001).

5. D. A. Snowdon, "Aging and Alzheimer's Disease: Lessons from the Nun Study," *Gerontologist* 38, no. 1 (February 1998), 5–6.

6. V.A. Evseev *et al.*, "Dysregulation in Neuroimmunopathology and Perspectives of Immunotherapy," *Bulletin of Experimental Biological Medicine* 131, no. 4 (April 2001), 305–308.

7. M. F. Frecker *et al.*, "Immunological Associations in Familial and Non-familial Alzheimer's Patients and Their Families," *Canadian Journal of Neurological Science* 21, no. 2 (May 1994), 112–119.

8. M. Popovic *et al.*, "Importance of Immunological and Inflammatory Processes in the Pathogenesis and Therapy of Alzheimer's Disease,"

International Journal of Neuroscience 9, no. 3–4 (September 1995), 203–236.

9. F. Marx *et al.*, "Mechanisms of Immune Regulation in Alzheimer's Disease: A Viewpoint," *Arch Immunol Ther Exp (Warsz)* 47, no. 4 (1999), 204–209.

10. J. K. Kiecolt-Glaser *et al.*, "Emotions, Morbidity, and Mortality: New Perspectives from Psychoneuroimmunology," *Annual Review of Psychology* 53 (2002), 83–107.

11. Edmund Morris, *Dutch: A Memoir of Ronald Reagan* (New York: Modern Library, 1999).

12. Michael Korda, *Another Life* (New York: Random House, 1999).

第 13 章　我或非我：免疫系统的混乱

1. C. E. G. Robinson, "Emotional Factors and Rheumatoid Arthritis," *Canadian Medical Association Journal* 77 (15 August 1957), 344–345.

2. B. R. Shochet *et al.*, "A Medical-Psychiatric Study of Patients with Rheumatoid Arthritis," *Psychosomatics* 10, no. 5 (September–October 1969), 274.

3. John Bowlby, *Attachment*, 2nd ed. (New York: Basic Books, 1982), 377.

4. R. Otto and I. R. Mackay, "PsychoSocial and Emotional Disturbance in Systemic Lupus Erythematosus," *Medical Journal of Australia*, (9 September 1967), 488–493.

5. John Bowlby, *Loss* (New York: Basic Books, 1980), 69.

6. Bowlby, *Attachment*, 68.

7. Michael Hagmann, "A New Way to Keep Immune Cells in Check," *Science*, 1945.

8. P. Marrack and J. W. Kappler, "How the Immune System Recognizes the Body," *Scientific American*, September 1993.

9. G. F. Solomon and R. H. Moos, "The Relationship of Personality to the Presence of Rheumatoid Factor in Asymptomatic Relatives of Patients with Rheumatoid Arthritis," *Psychosomatic Medicine* 27, no. 4 (1965), 350–360.

10. M. W. Stewart *et al.*, "Differential Relationships between Stress and Disease Activity for Immunologically Distinct Subgroups of People with Rheumatoid Arthritis," *Journal of Abnormal Psychology* 103, no. 2 (May 1994), 251–258.

11. D. J. Wallace, "The Role of Stress and Trauma in Rheumatoid Arthritis and Systemic Lupus Erythematosus," *Seminars in Arthritis and Rheumatism* 16, no. 3 (February 1987), 153–157.

12. S. L. Feigenbaum *et al.*, "Prognosis in Rheumatoid Arthritis: A Longitudinal Study of Newly Diagnosed Adult Patients," *The American Journal of Medicine* 66 (March 1979).

13. J. M. Hoffman *et al.*, "An Examination of Individual Differences in the Relationship between Interpersonal Stress and Disease Activity Among Women with Rheumatoid Arthritis," *Arthritis Care Research* 11, no. 4 (August 1998), 271–279.

14. J. M. Hoffman *et al.*, "Examination of Changes in Interpersonal Stress as a Factor in Disease Exacerbations among Women with Rheumatoid Arthritis," *Annals of Behavioral Medicine* 19, no. 3a (Summer 1997), 279–286.

15. L. R. Chapman, *et al.*, "Augmentation of the Inflammatory Reaction by Activity of the Central Nervous System," *American Medical Association Archives of Neurology* 1 (November 1959).

16. Hoffman, "Examination of Changes in Interpersonal Stress …"

第 14 章　微妙的平衡：关系生物学

1. Hofer, "Relationships as Regulators."

2. Buck, "Emotional Communication, Emotional Competence, and Physical Illness," 42.

3. Seeman and McEwen, "Impact of Social Environment Characteristics …"

4. E. Pennisi, "Neuroimmunology: Tracing Molecules That Make the Brain-Body Connection," *Science* 275 (14 February 1997), 930–931.

5. G. Affleck *et al.*, "Mood States Associated with Transitory Changes in Asthma Symptoms and Peak Expiratory Flow," *Psychosomatic Medicine* 62, 62–68.

6. D. A. Mrazek, "Childhood Asthma: The Interplay of Psychiatric and Physiological Factors," *Advances in Psychosomatic Medicine* 14 (1985), 16–32.

7. Ibid., 21.

8. I. Florin *et al.*, "Emotional Expressiveness, Psychophysiological Reactivity and Mother-Child Interaction with Asthmatic Children," in Pennebaker and Treve, *Emotional Expressiveness, Inhibition and Health*, 188–189.

9. S. Minuchin *et al*, "A Conceptual Model of Psychosomatic Illness in Children, Family Organization and Family Therapy," *Archives of General Psychiatry* 32 (August 1975), 1031–1038.

10. M. A. Price *et al.*, "The Role of Psychosocial Factors in the

Development of Breast Carcinoma. Part II: Life Event Stressors, Social Support, Defense Style, and Emotional Control and Their Interactions," *Cancer* 91, no. 4 (15 February 2001), 686–697.

11. P. Reynolds and G. A. Kaplan, "Social Connections and Risk for Cancer: Prospective Evidence from the Alameda County Study," *Behavioral Medicine,* (Fall 1990), 101–110.

12. For a full discussion of differentiation, see Michael E. Kerr and Murray Bowen, *Family Evaluation: An Approach Based on Bowen Theory* (New York: W. W. Norton & Company, 1988), chapter 4, 89–111.

13. S. E. Locke, "Stress, Adaptation, and Immunity: Studies in Humans," *General Hospital Psychiatry* 4 (1982), 49–58.

14. J. K. Kiecolt-Glaser *et* al., "Marital Quality, Marital Disruption, and Immune Function," *Psychosomatic Medicine* 49, no. 1 (January–February 1987).

15. Kerr and Bowen, *Family Evaluation*, 182.

16. Seeman and McEwen, "Impact of Social Environment Characteristics ...," 459.

第 15 章　丧失的生物学机制：疾病易感性的来源

1. L. Grassi and S. Molinari, "Early Family Attitudes and Neoplastic Disease," Abstracts of the Fifth Symposium on Stress and Cancer, Kiev, 1984; cited in H. J. Baltrusch and M. E. Waltz, "Early Family Attitudes and the Stress Process—A Life-Span and Personological Model of Host-Tumor Relationships: Biopsychosocial Research on Cancer and Stress in Central Europe," in Stacey B. Day, ed., *Cancer, Stress and Death* (New York: Plenum Medical Book Company, 1986), 275.

2. Ibid., 277.

3. L. G. Russek *et al.*,"Perceptions of Parental Caring Predict Health Status in Midlife: A 35-Year Follow-up of the Harvard Mastery Stress Study," *Psychosomatic Medicine* 59 (1997), 144–149.

4. M. A. Hofer, "On the Nature and Consequences of Early Loss," *Psychosomatic Medicine* 58 (1996), 570–580.

5. "Kisses and Chemistry Linked in Rats," *The Globe and Mail* (Toronto) 17 September 1997.

6. Hofer, "On the Nature and Consequences of Early Loss."

7. S. Levine and H. Ursin, "What is Stress?" in S. Levine and H. Ursin, eds., *Psychobiology of Stress,* (New York: Academic Press, 1972), 17.

8. Allan Schore, *Affect Regulation and the Origin of the Self: The Neurobiology of Emotional Development* (Mahwah: Lawrence Erlbaum Associates, 1994), 378.

第 16 章　代际之舞：创伤、压抑与疾病的代际传递

1. M. Marmot and E. Brunner, "Epidemiological Applications of Long-Term Stress in Daily Life," in T. Theorell, ed., *Everyday Biological Stress Mechanisms*, vol. 22 (Basel: Karger, 2001), 89–90.

2. C. Caldji *et al.*, "Maternal Care During Infancy Regulates the Development of Neural Systems Mediating the Expression of Fearfulness in the Rat," *Neurobiology* 95, no. 9 (28 April 1998), 5335–5340.

3. C. Caldji *et al.*, "Variations in Maternal Care in Infancy Regulate the Development of Stress Reactivity," *Biological Psychiatry* 48, no. 12, 1164–1174.

4. L. Miller *et al.*, "Intergenerational Transmission of Parental Bonding among Women," *Journal of the American Academy of Child and Adolescent Psychiatry* 36 (1997), 1134–1139.

5. R. Yehuda *et al.*, "Cortisol Levels in Adult Offspring of Holocaust Survivors: Relation to PTSD Symptom Severity in the Parent and Child," *Psychoneuroendocrinology* 27, no. 1–2 (2001), 171–180.

6. D. J. Siegel, *The Developing Mind: Toward a Neurobiology of Interpersonal Experience* (New York: The Guilford Press, 1999), 73.

7. Selye, *The Stress of Life*, 81.

8. Kerr and Bowen, *Family Evaluation*, 259.

9. Caldji, "Variations In Maternal Care in Infancy ..."

10. M. Kerr, "Cancer and the Family Emotional System," in J. G. Goldberg, ed., *Psychotherapeutic Treatment of Cancer Patients* (New York: The Free Press, 1981), 297.

11. Selye, *The Stress of Life*, 391.

12. D. Raphael, *Social Justice Is Good for Our Hearts: Why Societal Factors—Not Lifestyles—Are Major Causes of Heart Disease in Canada and Elsewhere* (Toronto: CSJ Foundation for Research and Education, 2002), xi.

13. M. G. Marmot *et al.*, "Inequalities in Death—Specific Explanations of a General Pattern," *Lancet* 3 (1984), 1003–1006, cited in M. Marmot and E. Brunner, "Epidemiological Applications of Long-Term Stress in Daily Life," in T. Theorell, ed., *Everyday Biological Stress Mechanisms*, 83.

第 17 章　信念的生物学机制：改变信念，治愈疾病

1. B. H. Lipton, "Nature, Nurture and Human Development," *Journal of Prenatal and Perinatal Psychology and Health* 16, no. 2 (2001), 167–180.

第 18 章　负向思考力：允许自己愤怒、焦虑与脆弱

1. Kerr and Bowen, *Family Evaluation*, 279.

2. Mogens R. Jensen, "Psychobiological Factors Predicting the Course of Breast Cancer," *Journal of Personality* 55, no. 2 (June 1987), 337.

3. Levy, *Behavior and Cancer*, 165.

4. S. Warren *et al.*, "Emotional Stress and the Development of Multiple Sclerosis: Case-Control Evidence of a Relationship," *Journal of Chronic Disease* 35 (1982), 821–831.

5. Ford, *A Glad Awakening*.

6. Candace B. Pert, *Molecules of Emotion*, 193.

第 19 章　通向治愈的7 个 "A"

1. A. J. Bdurtha *et al.*, "A Clinical, Histologic, and Immunologic Study of a Case of Metastatic Malignant Melanoma Undergoing Spontaneous Remission," *Cancer* 37 (1976), 735–742.

2. Rogentine *et al.*, cited in B. Fox and B. Newberry, eds., *Impact of Psychoendocrine Systems in Cancer and Immunity* (New York: C. J. Hogrefe, 1984), 259.

3. Ibid., 267.

4. F. I. Fawzy *et al.*, "Malignant Melanoma: Effects of an Early Structured Psychiatric Intervention, Coping, and Affective State on Recurrence and Survival 6 Years Later," *Archives of General Psychiatry* 50 (1993), 681–689; cited in Michael Lerner, *Choices in Healing* (Cambridge, Mass.: The MIT Press, 1994), 159.

5. F. I. Fawzy *et al.*, "A Structured Psychiatric Intervention for Cancer Patients: Changes over Time in Immunologic Measures," *Archives of General Psychiatry* 47 (1990), 729–735.

6. Oliver Sacks, *The Man Who Mistook His Wife for a Hat and Other Clinical Tales* (New York: HarperPerennial, 1990).

7. A. F. Siegman *et al.*, "Antagonistic Behavior, Dominance, Hostility, and Coronary Heart Disease," *Psychosomatic Medicine* 62 (2000), 248–257.

8. L. R. Ormont, "Aggression and Cancer in Group Treatment" in Jane G. Goldberg, ed., *The Psychotherapy of Cancer Patients* (New York: The Free Press, 1981), 226.

9. V. J. Felitti *et al.*, "Relationship of Childhood Abuse and Household Dysfunction to Many of the Leading Causes of Death in Adults: The Adverse Childhood Experiences (ACE) Study," *American Journal of Preventative Medicine* 14, no. 4 (1998), 245–258.

心 身 健 康

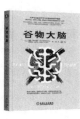

《谷物大脑》

作者：[美] 戴维·珀尔玛特 等 译者：温旻

樊登读书解读，《纽约时报》畅销书榜连续在榜55周，《美国出版周报》畅销书榜连续在榜超40周！

好莱坞和运动界明星都在使用无麸质、低碳水、高脂肪的革命性饮食法！

解开小麦、碳水、糖损害大脑和健康的惊人真相，让你重获健康和苗条身材

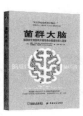

《菌群大脑：肠道微生物影响大脑和身心健康的惊人真相》

作者：[美] 戴维·珀尔马特 等 译者：张雪 魏宁

超级畅销书《谷物大脑》作者重磅新作！

"所有的疾病都始于肠道。"——希腊名医、现代医学之父希波克拉底

解锁21世纪医学关键新发现——肠道微生物是守护人类健康的超级英雄！

它们维护着我们的大脑及整体健康，重要程度等同于心、肺、大脑

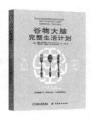

《谷物大脑完整生活计划》

作者：[美] 戴维·珀尔马特 等 译者：闾佳

超级畅销书《谷物大脑》全面实践指南，通往完美健康和理想体重的所有道路，都始于简单的生活方式选择，你的健康命运，全部由你做主

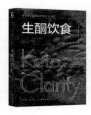

《生酮饮食：低碳水、高脂肪饮食完全指南》

作者：[美] 吉米·摩尔 等 译者：陈晓芮

吃脂肪，让你更瘦、更健康。风靡世界的全新健康饮食方式——生酮饮食。两位生酮饮食先锋，携手22位医学/营养专家，解开减重和健康的秘密

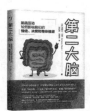

《第二大脑：肠脑互动如何影响我们的情绪、决策和整体健康》

作者：[美] 埃默伦·迈耶 译者：冯任南 李春龙

想要了解自我，从了解你的肠子开始！拥有40年研究经验、脑-肠相互作用研究的世界领导者，深度解读肠脑互动关系，给出兼具科学和智慧洞见的答案

更多>>>

创 伤 治 疗

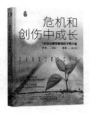

《危机和创伤中成长：10位心理专家危机干预之道》

作者：方新 主编 高隽 副主编

曾奇峰、徐凯文、童俊、方新、樊富珉、杨凤池、张海音、赵旭东等10位心理专家亲述危机干预和创伤疗愈的故事。10份危机和创伤中成长的智慧

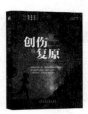

《创伤与复原》

作者：[美] 朱迪思·赫尔曼 译者：施宏达 陈文琪

自弗洛伊德以来，重要的精神医学著作之一。自1992年出版后，畅销30余年。美国创伤治疗师人手一册。著名心理创伤专家童慧琦、施琪嘉、徐凯文撰文推荐

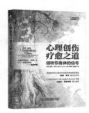

《心理创伤疗愈之道：倾听你身体的信号》

作者：[美] 彼得·莱文 译者：庄晓丹 常邵辰

美国躯体性心理治疗协会终身成就奖得主、身体体验疗法创始人莱文集大成之作。他在本书中整合了看似迥异的进化、动物本能、哺乳动物生理学和脑科学以及自己多年积累的治疗经验，全面介绍了身体体验疗法理论和实践，为心理咨询师、社会工作者、精神科医生等提供了新的治疗工具，也适用于受伤的人自我探索和疗愈

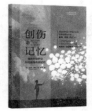

《创伤与记忆：身体体验疗法如何重塑创伤记忆》

作者：[美] 彼得·莱文 译者：曾旻

美国躯体性心理治疗协会终身成就奖得主莱文博士最新力作。记忆是创伤疗愈的核心问题。作者莱文博士创立的身体体验疗法现已成为西方心理创伤治疗的主流疗法。本书详尽阐述了如何将身体体验疗法的原则付诸实践，不仅可以运用在创伤受害者身上，例如车祸幸存者，还可以运用在新生儿、幼儿、学龄儿童和战争军人身上

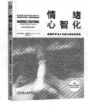

《情绪心智化：连通科学与人文的心理治疗视角》

作者：[美] 埃利奥特·尤里斯特 译者：张红燕

荣获美国精神分析理事会和学会图书奖；重点探讨如何帮助来访者理解和反思自己的情绪体验；呼吁心理治疗领域中科学与文学的跨学科对话

更多>>>
《创伤与依恋：在依恋创伤治疗中发展心智化》 作者：[美] 乔恩·G.艾伦 译者：欧阳艾莅 何满西 陈勇 等
《让时间治愈一切：津巴多时间观疗法》 作者：[美] 菲利普·津巴多 等 译者：赵宗金